ANTOINE DE STÖRCK

ÉTUDES

DE

THÉRAPEUTIQUE

EXPÉRIMENTALE

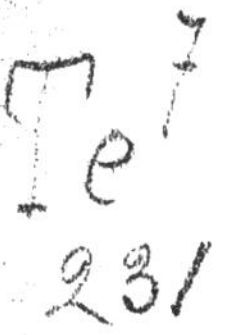

CLERMONT (OISE). — IMP. DAIX FRÈRES, PLACE SAINT-ANDRÉ, 3.

ANTOINE DE STÖRCK

ÉTUDES

DE

THÉRAPEUTIQUE

EXPÉRIMENTALE

TRADUCTION NOUVELLE, INTRODUCTION & NOTES

PAR

LE Dr H. PIEDVACHE

Ancien interne des hôpitaux de Paris.

Stramoine.	Colchique.
Jusquiame.	Clématite.
Aconit.	Fraxinelle.
Ciguë.	Pulsatille.

PARIS

LIBRAIRIE J.-B. BAILLIÈRE ET FILS

RUE HAUTEFEUILLE, 19, PRÈS DU BOULEVARD SAINT-GERMAIN.

—

1887

Tous droits réservés.

ANTOINE DE STÖRCK

(1731-1803)

—

L'œuvre de Hahnemann étant une protestation incommode contre la thérapeutique systématique plus florissante que jamais, on s'est toujours efforcé de l'isoler dans l'histoire de la médecine, et de le présenter au public ignorant comme un illuminé sans racines dans le passé, comme un dévoyé en rupture complète avec la tradition. C'est ainsi que les auteurs du Dictionnaire Nysten, Robin et Littré pensaient sans doute trouver des lecteurs crédules, lorsqu'ils définissaient l'homœopathie : « une méthode thérapeutique imaginée par Samuel Hahnemann ». D'un autre côté, il ne nous convient pas de rechercher à quel point des disciples, plus zélés qu'éclairés, du grand réformateur ont encouragé cette erreur par leur enthousiasme irréfléchi. Croyaient-ils donc grandir Hahnemann ? En vérité, ils ruinaient son influence sur la génération actuelle.

Ces idées sont rebattues dans notre école, et il suffit de lire l'*Organon* pour constater que son auteur ne s'attribuait pas la découverte de la loi de similitude, indiquée par Hippocrate, connue de Paracelse, de Van Helmont, de Stahl, de Störck, de Haller, de John Hunter, ainsi que nos illustres maîtres, J.-P. Tessier, P. Jousset, Imbert-Gourbeyre l'ont surabondamment démontré.

Dans la leçon d'ouverture de sa clinique de St-Jacques,

M. le Dr P. Jousset (1) montrait dernièrement que le grand mérite de Hahnemann, et ce mérite suffit à l'immortaliser, est d'avoir eu la claire vue du rapport de la loi de similitude avec l'étude détaillée, minutieuse et aussi complète que possible de la matière médicale, fonction par fonction et organe par organe. Son puissant génie lui fit comprendre que, non seulement la loi ne pouvait être appliquée qu'après cette gigantesque étude, mais qu'elle répondrait ensuite à presque toutes les indications thérapeutiques, absorbant le vaste champ des maladies internes. Cependant les éléments du problème étaient entre les mains des grands thérapeutistes du siècle dernier, qui se sont avancés plus ou moins loin dans leur connaissance, tant il est évident que les grandes vérités ne sont pas écloses tout d'une pièce et qu'elles se relient à la tradition par une chaîne non interrompue !

Je suis convaincu qu'il ne suffit pas d'indiquer seulement les sources auxquelles Hahnemann s'est inspiré, et qu'il importe au plus haut point, à l'avenir de la thérapeutique, de connaître avec précision les écrits des précurseurs du maître. Le jour où nos adversaires reconnaîtront que le réformateur n'a fait que développer et mûrir, en en comprenant le premier l'immense portée, les résultats de l'expérience des plus grands esprits dont s'honore la science, ce jour-là, dis-je, si la bonne foi n'est pas un vain mot, le rapprochement sera plus facile, et l'on peut deviner l'essor que prendrait le travail de tous les hommes de bonne volonté.

Les ouvrages de Störck m'ont semblé plus nécessaires à étudier, à ce point de vue, que beaucoup d'autres, parce que, non content de formuler la *loi de similitude*, il l'a

(1) Voir *Art médical*, n° de décembre 1884.

appliquée, quoique pas assez souvent, sciemment et de propos délibéré; parce que quelques-unes de ses expériences sur l'homme sain et sur les animaux sont des modèles de sagacité, et qu'il a nettement compris l'action altérante, insensible des médicaments, à dose non perturbatrice, ainsi que leur action élective. Il n'a donc manqué à ce grand médecin que de saisir la nécessité de la constitution de la matière médicale expérimentale. Nous verrons, en effet, par la suite, que ses expériences, si hardies que lui et ses contemporains ont pu les croire, n'avaient ni ce but ni cette portée. Quand il entreprit d'attaquer le délire avec le stramoine, il s'appuyait sur la toxicologie de ce médicament, telle que la lui avait léguée la tradition, et non sur ses essais personnels restés à peu près stériles.

Mais Störck, connu surtout par ses travaux sur la ciguë et les polémiques qu'ils ont suscitées, Störck était un passionné de la thérapeutique: il sut le plus souvent se dégager des préjugés sur les vertus hypothétiques des médicaments et rechercher patiemment leurs effets sur le malade, en les administrant seuls, indépendamment des mélanges habituels. Il faisait, chose unique en son temps, de la *clinique thérapeutique*, donnant des observations de traitement, détaillées et habilement commentées.

La lecture de ses écrits de matière médicale donnera à tout le monde la ferme impression que leur auteur était, avant toute chose, un honnête homme, consciencieux et scrupuleux. Dans son remarquable travail sur la *ciguë et ses principales indications*, le Dr Alph. Milcent (1) lui rend hautement cette justice, en citant des passages où la

-----

(1) *Art médical*, t. I, p. 113.

bonne foi éclate à chaque mot, dans toute sa naïveté. A ses propres citations, j'ajouterai la suivante :

« *S'il m'arrivait un jour à moi-même d'observer quelque fait qui m'en rendît l'usage suspect* (du colchique d'automne) *ou le condamnât tout à fait, je serais le premier à le déclarer publiquement; je serais le premier à fournir des armes contre moi. Que peut-on me demander de plus ?* » (Störckii, de Colch. aut., 1763, p. 72).

Störck nous apparaît donc comme une grande figure médicale d'une loyauté et d'une sincérité indiscutables ; et l'on conviendra qu'il est peu équitable de lui reprocher son enthousiasme excessif à l'endroit des vertus de la ciguë, enthousiasme qu'il sut faire partager à ses élèves, mais qui lui suscita des détracteurs acharnés. De Haen était-il plus juste, quand il jugeait les propriétés de la ciguë inférieures à celle de l'eau tiède (1), absolument comme nos adversaires, lorsqu'ils reprochent aux homœopathes de ne donner que de l'eau claire à leurs malades? Les erreurs de Störck — Milcent l'a prouvé — sont surtout des erreurs de diagnostic, et ses contemporains étaient tout aussi capables que lui de prendre des adénites et des tumeurs scrofuleuses pour des cancers.

En face de l'honnêteté de Störck, on est heureux de placer la haute probité scientifique de Hahnemann qui, très imbu des travaux thérapeutiques antérieurs, ne pouvait négliger aucun des jalons posés dans la voie future de la thérapeutique positive.

« Störck — écrit-il — qui possédait tant de sagacité, fut au moment de comprendre que l'inconvénient qu'il avait trouvé au dictame de provoquer un flux muqueux par le vagin, dérivait précisément de la même source que la fa-

____

(1) Ratio medendi, VIII, 11.

culté en vertu de laquelle cette racine lui avait servi à guérir une leucorrhée chronique.

« Störck aurait dû être également frappé de guérir une espèce d'exanthème chronique général, humide, phagédénique et psorique (en langue médicale, un eczéma) avec la clématite, après avoir reconnu lui-même que cette plante a le pouvoir de faire naître une éruption galeuse sur tout le corps. » (1).

. . . .

« Störck s'est arrêté à l'idée que la pomme épineuse dérangeant l'esprit et produisant la manie chez les personnes bien portantes, on pourrait fort bien l'administrer aux maniaques pour essayer de leur rendre la raison en déterminant un changement dans la marche de leurs pensées. » (2).

Voilà un fait historiquement considérable : la loi de similitude appliquée de propos délibéré. Aussi bien, comme l'histoire ne peut être écrite qu'avec des documents positifs, je me suis décidé à traduire tout d'abord le *Petit traité du stramoine, de la jusquiame et de l'aconit napel* (3).

(1) Organon. Ed. Jourdan, 1832, p. 61.

(2) *Ibid.*

(3) Antonii Störck. Libellus quo demonstratur : stramonium, hyosciamum, aconitum non solum tuto posse exhiberi usu interno hominibus, verum et ea esse remedia in multis morbis maxime salutifera. Vienne, 1762.

Les autres Traités thérapeutiques de Störck sont :

Libellus quo demonstratur cicutam non solum usu interno tutissime exhiberi, sed et simul remedium valde utile in multis morbis, qui hucusque curatu impossibiles dicebantur. Vienne, 1760.

Lib. II de usu cicutœ, ibid. 1761 et trad. franç. : Didot. 1762.

Supplementum necessarium. Imprimé à la suite.

Libellus quo demonstratur Colchici automnalis radicem non solum tuto posse exhiberi hominibus, sed et ejus usu interno curari quandoque morbos difficillimos, qui aliis remediis non cedunt. Ibid. 1763.

A la suite (p. 75). Appendix de cicuta.

Notre auteur sera, de la sorte, mieux connu qu'après toutes les dissertations imaginables.

On remarquera ici que Hahnemann, toujours à propos du stramoine, cite encore, dans le même chapitre de l'Organon (*Guérisons homœopathiques dues au hasard*), les dissertations de Sidren (1) et de Wedenberg (2) qui ont guéri, avec la pomme épineuse, des affections dont le délire, les spasmes, les convulsions étaient les symptômes dominants. Mais ces travaux sont postérieurs de onze années à celui du médecin de Vienne et attestent que, de son temps, il ne manqua pas d'imitateurs.

Dr PIEDVACHE.

———

Libellus, quo continentur expérimenta et observationes circa nova sua medicamenta. Ibid. 1765.

Libellus, quo demonstratur herbam veteribus dictam Flammulam Jovis posse tuto et magna cum utilitate exhiberi ægrotantibus, Ibid. 1769.

Cap. II. — De dictamo albo.

Libellus de usu pulsatillæ nigricantis medico. Ibid. 1771.

(1) Diss, de stramoni usu in malis convulsivis. Upsal 1773.

(2) Diss. de stramonii usu. Ibid. 1773.

PETIT TRAITÉ

DANS LEQUEL ON DÉMONTRE QUE

LE STRAMOINE, LA JUSQUIAME

ET

L'ACONIT

Non seulement peuvent être employés chez l'homme à l'intérieur, sans aucun danger,

MAIS SONT DES REMÈDES EXTRÊMEMENT SALUTAIRES DANS BEAUCOUP DE MALADIES

PAR

Antoine de Störck

DU STRAMOINE

Ma charge à la cour m'ayant contraint, il y a deux ans, de passer l'été à Hetzindorf et d'y prendre soin de la santé de la famille impériale qui y séjournait, je m'y promenai souvent, le matin ou le soir, à travers les près, les collines et les vallées voisines, à la recherche des plantes qui croissent dans ces parages.

Négligeant les caractères botaniques, je ne m'attachai, à propos de chaque plante connue, qu'à considérer seulement : quelle est son utilité, dans quelles maladies les médecins l'emploient, quels effets elle produit.

Je trouvai d'abord des herbes très connues pour la plupart, et admises partout à l'usage médical, éprouvées par une grande expérience et une pratique traditionnelle. Mais en juin. juillet et août, je pus voir dans les jardins impériaux d'Hetzendorf et dans les environs, du côté de Schoennbrunn, de Pentzing et d'Hietzing, pousser. croître et fleurir de grandes quantités de *Stramoine.*

Stramoine est le nom officinal de la plante : les botanistes l'appellent *Datura* : péricarpe épineux, dressé, ovoïde. *V. Linné*, Spec. Plant., p. 179. D'autres l'appellent *Solanum fœtidum* : fruit épineux, oblong, fleur blanche, infundibuliforme. (*V. de Baub.* p. 168.)

Je savais que cette plante était étrangère à tout usage médical. qu'elle était décrite par les auteurs comme extrèmement nuisible à l'espèce humaine et aux animaux.

Mais je connaissais également l'opinion des anciens sur l'usage de la ciguë ; tous proclamaient l'extrème puissance toxique de cette dernière. Cependant. la fausseté de cette opinion, à la suite d'expériences réitérées, vient d'être trouvée et démontrée. Et nous possédons, en conséquence, un médicament que l'on donne sans danger aux malades et qui fait souvent du bien.

Après y avoir longuement réfléchi, je résolus enfin de cueillir du stramoine et d'en faire un essai médical.

Il fallait expérimenter d'abord si l'on doit ajouter foi à ce que les botanistes ont écrit. Quelques-uns disent, en effet, que *l'olfaction seule du stramoine suffit à donner de l'ivresse.* L'expérience était donc périlleuse ; néanmoins je n'en avais aucune frayeur, et je me mis immédiatement à l'œuvre.

Le vingt-troisième jour de juin de l'an 1760, je sortis de grand matin de ma maison, complètement à jeun ; je me mis en quête de la plante et en cueillis une assez grande quantité.

Je frottai fortement entre les doigts les feuilles et la tige, en la flairant fréquemment : je perçus bien une odeur forte, désagréable et nauséeuse, mais ne ressentis ni étourdissement, ni ivresse. Aussi je me réjouissais et devenais plus hardi à continuer l'expérience (1).

Le troisième jour, j'eus soin de me procurer une énorme quantité de la plante. Et je la coupai moi-même en fragments ténus (rejetant seulement la racine), puis je la triturai dans un mortier de marbre, et en exprimai le suc.

Rien de mal ne m'arriva par suite, pas plus qu'à mon serviteur qui m'aidait, bien que je le questionnasse souvent et avec sollicitude.

Ce travail achevé, je dînai à merveille et, dans cette même chambre où la préparation avait été faite, je dormis tranquillement toute la nuit, les fenêtres closes.

(1) On s'aperçoit déjà que le but recherché par Störck, dans ses expériences, n'est pas de trouver les effets physiologiques du médicament, ainsi que Hahnemann devait le faire, mais de s'assurer simplement que le remède, qu'il désirait essayer sur le malade, ne pouvait être nuisible ou dangereux, à une dose déterminée. S'il n'a pas deviné le rôle de la matière médicale expérimentale, il a du moins, par ses terreurs naïves, fait voir le souci qu'il avait de la vie humaine et la volonté de ne faire courir aucun risque aux malades. Pourrait-on en dire autant de nos contemporains ?

En m'éveillant le matin, je sentis, contre mon habitude, une douleur de tête obtuse (1) ; par ailleurs, j'étais alerte, calme d'esprit et disposé au travail. Le déjeuner fit, du reste, disparaître ce sourd mal de tête.

De l'herbe divisée et broyée au mortier j'avais exprimé huit livres de suc : sur un feu doux, dans un vase de terre vernissée, en agitant à tout instant avec une spatule de bois, de peur qu'il ne vînt à brûler, je le réduisis en consistance d'extrait.

Les vapeurs qui s'en exhalaient étaient assez désagréables ; toutefois, ni moi, ni mon serviteur qui était occupé à remuer le liquide, n'eûmes la tête troublée.

L'extrait, mis dans un lieu frais, se prit en une masse noire, friable, brillante d'innombrables aiguilles salines.

De cette masse, je pris un grain et demi que je déposai sur ma langue et, comme je n'en éprouvais aucune sensation pénible, je le pressai fortement contre le palais et fis fondre la petite masse par des mouvements répétés de la langue.

C'est alors que je pus percevoir une saveur à ce point désagréable et nauséeuse que j'eusse rejeté la substance dissoute, si la passion d'expérimenter ne m'eût persuadé autrement. Enfin, j'avalai la dose tout entière.

Il persista par suite, durant un quart d'heure, un goût mauvais et fétide à la bouche, lequel se dissipa seul peu à peu.

Je demeurai alors trois heures sans boire ni manger, afin de voir ce qui surviendrait.

Mais, si attentif que je fusse, je n'observai quoi que ce soit, et me portai ce jour-là aussi bien que les autres ; ni la mémoire, ni le jugement n'étaient affectés. Je me réjouissais hautement

___

(1) Störck dut se convaincre ainsi que l'olfaction seule du stramoine peut causer des symptômes pénibles. Cette céphalalgie est le seul effet physiologique qu'il lui a été donné d'observer, et Hahnemann ne manque pas de l'enregistrer dans les *Fragmenta de viribus medicamentorum positivis* : « Störck, lib. de Stram. Acon. Vienne, 1762, p. 5 : (a vapore) dolor capitis obtusus » (Edit. de Naples, 1824, p. 238).

de ce résultat. Je craignais, en effet, en commençant, il faut l'avouer, qu'il ne m'arrivât quelqu'un des accidents que les auteurs ont attribués à cette plante; aussi bien la perte de l'esprit me paraît être plus cruelle que la mort même.

Comme après avoir fait cette première expérience sur mon propre corps je ne remarquai aucun malaise, ni ce jour-là, ni les jours qui suivirent, je tirai cette conclusion : l'extrait de *stramoine*, à petite dose, peut sans danger être employé chez l'homme.

Il s'agissait maintenant de savoir dans quelles maladies il conviendrait, et à quels malades il pourrait être utile.

Je consultai de nouveau les auteurs anciens et modernes, sans rien rencontrer qui encourageât mes essais, puisque tous écrivaient que le **stramoine** trouble l'esprit, entraîne la folie, abolit les idées et la mémoire, produit les convulsions. C'étaient là des accidents graves, et ils interdisaient jusqu'ici l'usage interne du *stramoine*.

Cependant, je partis de là pour me poser la question suivante: *Du moment où le stramoine, en troublant l'esprit, cause la folie chez les hommes sains, n'est-il pas permis d'expérimenter : si en troublant, en changeant les idées et le sensorium communs des fous et des esprits malades, il ne leur rendrait pas un esprit sain ; si encore il ne ferait pas, par un mouvement contraire, disparaître les convulsions chez ceux qui en éprouvent?* (1)

C'était une idée tirée de loin, qui cependant ne manqua pas de produire quelques heureux résultats.

____

(1) La phrase est ainsi soulignée dans le texte, ce qui montre l'importance que Störck attachait à son idée et le désir qu'il éprouvait de la faire saisir à ses lecteurs. A ses yeux, il ne s'agit donc ni d'un fait banal ni d'une idée secondaire.

Expérience Ire

Une petite fille de douze ans était folle depuis deux mois; elle répondait confusément aux questions, et ne pouvait même prononcer distinctement les mots.

Elle était d'humeur difficile, désobéissante, et ni les bonnes paroles, ni la rigueur ne pouvaient la plier à ses devoirs.

Les remèdes essayés n'avaient servi de rien. On lui donna donc le matin un demi-grain d'extrait de stramoine (sous forme de pilule), et l'on répéta la même dose le soir, en faisant boire par-dessus une tasse de bouillon de veau ou d'infusion de thé.

Après quatorze jours d'usage de cet extrait, il n'y avait absolument rien de changé dans l'état de la malade.

Mais la troisième semaine, elle commença à devenir moins maussade, répondit plus convenablement aux questions et parla assez distinctement.

Après avoir continué le même médicament, sans interruption, pendant deux mois (en augmentant la dose portée le second mois à trois pilules d'un demi-grain chaque jour), la malade commença à raisonner à merveille ; elle récita ses prières matin et soir (ce qu'elle ne pouvait faire auparavant) d'une voix claire et distincte, la mémoire redevint excellente et les facultés mentales se rétablirent graduellement.

Par là je fus convaincu que l'extrait de *stramoine* pouvait être donné sûrement, pendant longtemps, e avec un bon résultat (1).

(1) Préoccupé toujours, avant tout, de ne pas nuire, Störck s'applaudit d'avoir acquis, par ce premier essai, la preuve que le stramoine pouvait non seulement être donné sans danger, mais continué longtemps. Il s'est voué au traitement des maladies chroniques et songe à la nécessité du traitement prolongé.

Cette observation est tellement peu explicite sur les symptômes qu'il

Expérience II.

Une femme de quarante et quelques années était éprouvée par du vertige depuis deux ans déjà, et n'avait pu en être soulagée par aucun moyen.

L'esprit se troubla peu à peu ; et au vertige vint s'ajouter la démence.

C'est alors qu'on la conduisit à notre hôpital.

Les remèdes employés d'abord n'apportèrent aucune amélioration. Au contraire, cette malade commença à délirer fortement, à devenir furieuse, sortant la nuit de son lit, troublant par ses cris et frappant de terreur les autres malades ; elle chercha même à en arracher plusieurs de leurs lits.

Dans cet état, je lui donnai, matin et soir, un demi-grain d'extrait de stramoine.

La première journée, elle se montra plus calme, mais redevint la nuit aussi furieuse que la veille.

Le troisième jour, je donnai un grain de l'extrait le matin, et autant le soir.

Alors tous les symptômes se calmèrent. La malade cria encore la nuit, mais ne chercha plus à se lever, et s'endormit pendant quelques instants, à plusieurs reprises.

Le quatrième jour, elle commença déjà à répondre convenablement aux demandes, pour retomber de nouveau dans ses idées délirantes. Les jours et les nuits étaient assez tranquilles et calmes.

Le huitième jour, je fis répéter trois fois dans la journée le grain de stramoine et cette dose fut continuée jusqu'à la qua-

nous est imposible d'établir un diagnostic. Il y aurait donc témérité à attribuer la guérison au stramoine, alors que ce médicament n'a amené aucun changement pendant quatorze jours. Cependant on remarquera que le petit nombre des symptômes indiqués : confusion des idées, perte de la mémoire, difficultés des réponses et trouble de la parole, sont bien des symptômes du datura. Mais l'observation suivante va nous donner les vraies caractéristiques, au point de vue du délire.

trième semaine. A ce moment, la fureur et le délire avaient disparu, l'intelligence avait fait retour, ainsi que la parole, le jugement : la malade dormait sans interruption toute la nuit et laissait dormir ses compagnes.

Elle répondait justement à tout ce qu'on lui disait, mangeait bien, et même avec voracité ; elle avait recouvré ses forces et se promenait dans la chambre et aussi au grand air.

Cependant le vertige continua à l'affecter aussi fréquemment et aussi soudainement qu'avant l'emploi du remède, à tel point qu'il lui arriva parfois de tomber comme frappée d'apoplexie, bien qu'elle ne perdît jamais sa parfaite connaissance.

Il me suffisait de constater que l'extrait de stramoine avait guéri le délire et, comme il était évident pour moi que le vertige n'en serait pas modifié, je cessai le médicament. Les essais que je fis ensuite, pour guérir le vertige, restèrent sans aucun effet.

Pendant cinq mois, cette malheureuse femme vécut encore dans l'hôpital : toutes les fonctions étaient parfaites, mais le vertige devenait peu à peu plus intense et plus fréquent. Quand elle se tenait assise, la tête droite, elle ne ressentait rien ; mais dès qu'elle commençait à abaisser la tête ou qu'elle faisait un mouvement du corps, aussitôt survenaient l'obscurcissement de la vue, le vertige, l'anxiété.

Les forces diminuèrent graduellement, puis arriva un état apoplectique, et la mort subite.

A l'autopsie, nous trouvâmes toutes les veines du cerveau variqueuses ; le sinus falciforme à partir de son extrémité antérieure, était ossifié sur la longueur d'un pouce et demi ; les deux ventricules latéraux étaient distendus outre mesure, et remplis d'un grand nombre d'hydatides de toute grandeur et de toute forme. Dans le reste du corps, tous les viscères furent trouvés en parfaite intégrité.

De ces lésions trouvées après la mort il résulte que le vertige dont cette malade était affectée était un mal irrémédiable. Quel est, en effet, le médecin qui, alors même qu'il eût connu la véritable cause du mal, eût pu enlever les hydatides ou ramener le sinus ossifié à sa souplesse naturelle ?

Il suffit que par l'usage du stramoine, la fureur ait été calmée et le délire guéri, et qu'aucun mauvais symptôme ne se soit déclaré à la suite (1).

Expérience III.

Un paysan de 32 ans était si cruellement atteint depuis son plus bas âge, de convulsions et d'épilepsie vraie, reparaissant toutes les trois ou quatre semaines, qu'après chaque attaque il restait faible, inconscient et délirant pendant plusieurs jours.

Il fut atteint d'une fièvre aiguë, putride, qui le fit tranporter à notre hôpital. Après y avoir séjourné quatorze jours, il entra en convalescence.

Mais à la fin de la troisième semaine, au moment où il allait quitter les salles, il fut pris de convulsions et d'une violente attaque d'épilepsie dont la durée atteignit trois heures entières. A la fin de l'accès, le délire reprit sans fièvre, et les forces res-

(1) Cette observation est extrêmement remarquable, et tout le monde pensera, avec Störck, que la stramoine a fait tout le bien qu'il était possible d'attendre d'un médicament. Il s'agit, en effet, d'une lésion cérébrale irrémédiable, d'hydatides ? des ventricules, ayant causé de la méningo-encéphalite de voisinage ; et les symptômes de cette complication grave, qui ne faisaient que s'accroître, se sont améliorés si vite avec la stramoine qu'il semble impossible d'admettre une coïncidence. Mais aussi, comme le remède était bien indiqué ! Quelle concordance du délire de stramoine, délire avec fureur, agitation excessive avec le délire de la malade de Störck ! Ce grand médecin insiste sur la fureur, et comme il savait que la fureur a été observée dans les empoisonnements avec la pomme épineuse, l'intention d'appliquer la loi de similitude, de l'essayer expérimentalement, ne saurait faire de doute pour personne. La complication inflammatoire ayant cédé au stramoine, le vertige persista, sans doute parce qu'il était plus intimement lié à la lésion. Aussi bien le médicament n'était plus homœopathique à cette forme de vertige qui cessait dans la situation assise, et reparaissait dès que l'on essayait de reprendre la position horizontale.

tèrent dans un état de complète prostration. Je lui fis boire alors une émulsion camphrée, diacodée.

En vingt-quatre heures, les forces s'accrurent, le malade put s'asseoir seul, le tremblement des mains s'arrêta, mais le délire ne cessa point.

Le troisième jour, cet homme fut pris d'une telle voracité qu'il voulait arracher leurs aliments aux autres malades et dévora gloutonnement ceux qu'on lui offrit. Au délire vint peu à peu s'ajouter la fureur.

Le quatrième jour, je commençai donc à lui donner le matin une pilule (un grain) d'extrait de stramoine, et fis répéter la dose le soir.

La nuit fut calme.

Le cinquième jour, on n'observait plus de fureur ; mais l'esprit était encore profondément aliéné et l'on ne pouvait obtenir aucune réponse sensée. Le malade était cependant obéissant en toute chose, il n'avalait pas aussi gloutonnement, et sa face n'était pas aussi convulsée.

Le sixième jour, la même dose fut continuée, et les symptômes demeuraient stationnaires.

Même état le septième.

Pas de changement également le huitième.

Le neuvième jour, je fis prendre trois fois par jour une pilule d'un grain. Et ce jour-là, le patient fut extrêmement tranquille, et dormit plusieurs heures dans l'après-midi.

Les idées étaient encore tant soit peu confuses ; mais les nuits tout entières se passèrent désormais dans un profond sommeil.

Le dixième jour, il répondit le plus souvent avec exactitude et put maîtriser son appétit.

Le onzième jour, il se promenait dans la salle et causait avec les autres malades ; toutefois, quand il avait parlé quelque temps de suite, il se troublait de nouveau et proférait des paroles dépourvues de sens ; ce qui ne l'empêchait pas, l'instant d'après, de reconnaître lui-même qu'il avait divagué, de corriger sa phrase et de revenir au bon sens qu'il avait montré tout d'abord.

Le douzième jour, on ne remarqua à peu près rien de désordonné.

Le treizième jour, cet individu se portait à merveille, et avouait ne s'être jamais senti la tête si dégagée, l'esprit aussi tranquille et que, n'ayant fait que languir presque toute sa vie, il sentait bien que tout était changé, et qu'il était plein de vigueur et d'agilité.

Je le retins néanmoins à l'hôpital, afin de voir si l'attaque reviendrait à l'époque accoutumée. On lui donna trois pilules par jour et la nourriture d'une personne bien portante.

Il avait chaque jour une selle naturelle, mais l'urine était abondante et pâle. Toutes les fonctions étaient normales, saines, les forces intactes, les muscles vigoureux.

Au commencement de la quatrième semaine, il fut subitement et sans avertissement préalable pris d'un accès d'épilepsie. Celui-ci fut léger et ne dura pas au-delà d'un quart d'heure.

A la suite, le malade ne fut point abattu et n'eut pas l'esprit troublé.

Je me félicitais de ce résultat, et je fis en sorte qu'il continuât les mêmes pilules à la même dose.

Se portant bien au bout d'un petit nombre de jours, il me pria de lui donner une ample provision de ces pilules, pour qu'il pût s'en servir chez lui, promettant de revenir aussitôt vers moi, s'il remarquait le plus léger malaise.

Mais, depuis lors, je ne l'ai pas revu.

Comme il avait éprouvé un excellent effet du médicament, je crois qu'il fût revenu à l'hôpital, si la maladie l'eût repris (1).

(1) Cette nouvelle observation est encore très intéressante : 1° par la correspondance exacte du stramoine au délire avec fureur ; 2° par la cessation tellement immédiate du délire dès le premier jour de l'administration du médicament, que son action ne peut être mise en doute ; 3° par la possibilité, dans certain cas, de mettre en œuvre, et avec les

Expérience IV.

Une petite fille de neuf ans était affectée, depuis quatre semaines, de convulsions générales, revenant de temps en temps chaque jour. Les médecins les plus habiles avaient tout mis en œuvre pour guérir cette malheureuse enfant. Quoi qu'on eût pu faire, la maladie ne s'était pas améliorée.

Je conseillai de donner, matin et soir, un demi-grain d'extrait de stramoine.

Les convulsions en furent augmentées.

Le lendemain, la même dose fut répétée de la même manière, mais la maladie subit encore un grand accroissement.

On suspendit donc, pendant quelques jours, l'usage de l'extrait ; lorsqu'on voulut le reprendre, les symptômes redevenaient beaucoup plus violents.

Il résultait de là que l'on devait s'abstenir de ce médicament chez cette malade et en employer d'autres (1).

meilleurs résultats, la loi des semblables au moyen de doses pondérables : ce sont nos adversaires qui devraient lire et méditer ces observations, au lieu de tout confondre dans une aveugle et injuste réprobation; 4° par l'amélioration plus grande du malade, avec l'accroissement de la dose (ce que semblait montrer déjà l'observation II). Nous ignorons d'ailleurs l'activité de l'extrait préparé par Störck. Mais l'expérience clinique acquise par notre école nous autorise à supposer que le meilleur effet du nouveau dosage est plus vraisemblement dû à la répétition du médicament trois fois par jour, au lieu de deux fois, qu'à l'augmentation absolue de la quantité pondérable prise en 24 heures. 5° L'observation est encore très remarquable par l'amélioration des attaques épileptiques ; 6° Et aussi par le symptôme *boulimie* qui est un effet alternant du stramoine.

(1) Il semble que Störck ait eu mission de donner, dans ce chapitre, un enseignement complet. Dans l'obs. III, il réussit avec une dose pondérable, même croissante. Dans l'obs. IV, il observe une aggravation obstinée, cessant et reprenant, suivant qu'on suspend ou qu'on prend le remède. Par là, il fut à même de toucher du doigt l'écueil de la loi

Expérience V.

Un jeune homme de vingt et quelques années était affligé, depuis plusieurs années, d'une épilepsie très cruelle. Il ignorait la cause de la maladie.

L'attaque venait brusquement, tous les jours, quatre, cinq, six ou sept fois, et durait toujours une demi-heure et au delà. Par suite, les forces décroissaient, l'intelligence s'hébétait, le visage était triste et sombre.

Aucun remède ne put apporter un soulagement quelconque.

Je me décidai donc à donner, trois fois par jour, un demi-grain d'extrait de stramoine.

Quatre jours d'usage du remède à cette dose n'amenèrent aucun changement appréciable.

Je donnai ensuite, trois fois le jour, un grain tout entier.

Alors les accès devinrent moins fréquents, plus légers, plus courts. Graduellement l'esprit se faisait plus tranquille, le visage plus gai, la parole plus libre, alors qu'auparavant elle était difficile et embarrassée.

Le vingtième jour, je donnai quatre grains. Et la maladie fut rendue tellement légère que l'on n'observa plus qu'un ou deux faibles accès chaque jour. Les forces s'accrurent et la tristesse disparut peu à peu.

Le trentième jour, je fis prendre cinq grains.

Le trente-unième, on ne notait que deux légers accès.

de similitude, et il fut arrêté. Hahnemann fit les mêmes observations : les doses pondérables tantôt réussissant à guérir, tantôt aggravant, fait expérimental ; il eût cette idée de génie, *l'atténuation des doses*, et la loi de similitude devint possible à appliquer dans tous les cas. Störck n'eut pas cette idée, et il est resté un précurseur.

Il est entendu que nous ne voulons pas dire que le stramoine *atténué* eût réussi dans ce cas d'éclampsie. Les détails manquent pour juger s'il était indiqué ou non.

Les trente deuxième et trente-troisième se passèrent sans aucune crise.

Le trente-quatrième jour, il y eut deux attaques, et beaucoup plus violentes que le trente-unième.

Les trente-cinquième et trente-sixième, le malade se porta bien, mangea de bon appétit et fut gai.

Le trentre-septième, il eut deux fortes attaques.

Le trente-huitième, on vit trois légers accès, qui ne durèrent u'un moment, sans perte de connaissance ; tandis que, dans les précédents, il y avait abolition de la mémoire et du sentiment.

Le trente-neuvième jour, le malade alla bien. Je donnai six grains d'extrait de stramoine.

Cette dose fut continuée encore un mois entier, et le malade était presque guéri ; mais le médicament me fit défaut, et nous étions en hiver, saison où on ne pouvait en préparer de nouveau. Cette expérience, suivie d'un si bon succès, dut donc être interrompue.

Je conseillai au malade de prendre d'autres remèdes, mais quand il vit que je ne pouvais lui continuer les pilules, il refusa tout (1).

(1) L'amélioration de cette épilepsie (?) est digne encore de fixer l'attention, mais les caractères qui, d'après les enseignements de la théra·peutique positive, précisent l'indication, ne sont pas mentionnés. On sait, en effet, que le stramoine convient surtout aux convulsions tétaniques excitées par le toucher (voir *Tr. él. de mat. méd. expér.* du Dr *P. Jousset* ; t. I, p. 351). La production, le 38ᵉ jour, d'accès sans perte de connaissance permet de conserver quelques doutes sur la diagnostic épilepsie. Quoi qu'il en soit, l'amélioration réelle de l'état du malade coïncide avec l'augmentation de la dose, sans répétition plus fréquente. Le même effet se fût-il produit, si on eût maintenu seulement la dose primitive ? Nous l'ignorons, et ne pouvons qu'insister sur le soin que prenait Störck d'éviter de produire des effets physiologiques, avec le stramoine, comme avec l'aconit, la jusquiame, la ciguë. Il ne met en œuvre que l'action insensible des médicaments : c'est la médication altérante.

Chapitre II

DE LA JUSQUIAME

Cette plante a une racine épaisse, rugueuse, multifide, brune à l'extérieur, blanche en dedans et se distingue par des feuilles molles, larges, lanugineuses, fétides ; sa tige est haute de deux coudées, épaisse, rameuse, couverte d'un duvet serré ; ses fleurs sont monopétales, divisées en quatre parties obtuses, d'une couleur jaunâtre, semées de quelques veines pourpres : elle croît autour de tous les villages et sur le bord des chemins.

Son usage interne est prohibé par plusieurs auteurs. On trouve, il est vrai, dans les formulaires, plusieurs formules dans lesquelles entre l'extrait de jusquiame. Mais ce n'est, dans tous les cas, qu'en proportion tellement petite que l'effet en doit être tout à fait nul.

Je pris donc la résolution d'expérimenter ce que produirait, sur le corps humain, l'extrait employé seul (1).

Le suc exprimé de la plante fraîche (privée de la racine) fut épaissi, sur un feu doux, en consistance d'extrait.

C'est sur un chien de moyenne taille que je fis ma première expérience, en lui faisant ingérer un bol du poids de dix grains de l'extrait ainsi préparé.

Aucun changement quelconque ne fut observé sur cet animal qui continua à courir avec vivacité, et dévora avidement ce qui lui fut présenté.

Le troisième jour, je lui donnai vingt grains avec de la viande et des os, et il ne survint encore aucun symptôme.

Le sixième jour, je fis avaler au chien deux drachmes de l'extrait. Pendant quelques minutes, il parut effrayé, puis se

---

(1) Telle est la règle adoptée par Störck, dans toutes ses études thérapeutiques, et cela montre quelle intelligence il avait du médicament.

mit à boire de l'eau en grande quantité et dévora la viande qu'on lui offrit.

Une demi-heure après, il devint très abattu, tint les yeux largement ouverts, montra une énorme dilatation de la pupille ; il avait une démarche titubante, se heurtait aux obstacles et avait presque entièrement perdu la vision. A la fin, il se roula pour dormir.

Son sommeil était anxieux, et l'épigastre agité de mouvements convulsifs, violents et rapides.

Deux heures plus tard, il commença à vomir tout ce qu'il avait ingéré ; debout, il tremblait fortement et était très faible.

Après avoir vomi trois fois, il eut cinq évacuations alvines, liquides, noirâtres, très abondantes et d'une fétidité repoussante.

Les yeux demeuraient immobiles, les pupilles tout à fait dilatées et la vue presque abolie.

Le chien recommença ensuite à dormir, les secousses de l'épigastre diminuèrent, puis cessèrent peu à peu tout à fait. Au bout de quatre heures de sommeil, l'animal reposait tranquillement, n'ayant plus l'agitation des membres dont il était tourmenté tout à l'heure.

Au réveil, les yeux étaient revenus à l'état naturel, il distinguait à merveille les objets, avait recouvré ses forces, son entrain, et mangea avec voracité.

Je gardai ce chien en observation pendant plusieurs semaines, et il se montra éveillé et agile (1).

(1) Cette expérience sur le chien est d'autant plus à retenir que, depuis Störck, on l'a très rarement répétée. LEMATTRE (*Recherches expérimentales et cliniques sur les alcaloïdes de la famille des solanées* — in *Arch. méd.* 1865, vol. II. p. 39 et 178) n'en rapporte pas. TARDIEU ne donne qu'un seul exemple d'empoisonnement chez l'homme. NOTHNAGEL et ROSSBACH, dont le *sans-façon* a fait école, écrivent qu'il est « inutile d'étudier les effets physiologiques de l'hyosciamine, puisqu'ils « se confondent avec ceux de l'atropine ». Cependant les cas d'empoisonnement accidentel chez l'homme sont extrêmement nombreux, et on en trouvera l'indication dans l'*Encyclopédie* de ALLEN (vol. V, p. 25.)

On remarquera dans l'expérience de Störck l'amaurose passagère, les

Je voyais par là qu'à petite dose l'extrait de jusquiame ne pouvait nuire, mais que donné en grande quantité, il excitait de sérieux désordres et de l'anxiété.

En conséquence, j'en pris moi-même, pendant huit jours, un grain le matin à jeun. Je me portai tout aussi bien, sans remarquer aucun trouble dans ma santé ni aucun changement dans la vision ; ce symptôme, observé chez le chien, excitait cependant mes craintes. Ces jours-là même où je pris le médicament, le ventre était plus libre, et l'appétit beaucoup plus grand.

Après ces huit jours d'essai sans aucun inconvénient, je fus convaincu qu'on pouvait employer la jusquiame chez les ma-lades, mais dans les cas seulement où les autres médicaments n'avaient servi de rien.

Bientôt vint s'offrir le cas suivant.

Expérience I.

Une femme de 37 ans était affectée, depuis plus de six mois, et presque chaque jour, de convulsions très fortes, qui n'étaient jamais généralisées à tout le corps ; très mobiles, elles occu-paient tantôt la poitrine, tantôt le ventre, tantôt les pieds ou les bras, etc.

Cette malade était en proie à de vives douleurs ; les forces étaient profondément prostrées, l'appétit perdu et la privation de sommeil absolue ; survinrent ensuite des vomissements abon-dants de bile foncée.

Lorsque les convulsions tenaient le bas-ventre, le sphincter anal était si violemment contracté qu'aucun effort ne pouvait parvenir à introduire une canule à lavement ; alors aussi il y

mouvements convulsifs des membres, la démarche titubante et la *trépi-dation convulsive* notée parmi les symptômes toxiques les plus impor-tants. Et aussi ce chien, qui se heurtait aux obstacles, était complète-ment anesthésique, symptôme plus prononcé avec la jusquiame qu'avec les autres solanées.

avait strangurie du côté de la vessie, et un ténesme rectal continu et extrêmement douloureux.

Les remèdes recommandés soit par les anciens, soit par les médecins contemporains, éprouvés contre les convulsions par de nombreuses expériences, ne furent d'aucune efficacité.

L'opium seul, à forte dose, diminua les accès, engourdit les douleurs et réprima à la fin les mouvements convulsifs ; mais il n'empêchait pas le mal de reparaître à bref délai, et il produisit une constipation tellement opiniâtre que les lavements restaient sans effet.

Comme j'avais épuisé en vain les remèdes connus, je donnai l'extrait de jusquiame, dont la malade prit un grain le matin, un autre une heure avant le dîner et un troisième le soir.

Dans l'espace de quatre jours, on vit l'appétit revenir, les selles devenir plus faciles, en même temps que les accès se montraient moins violents.

J'augmentai alors la dose et donnai, trois fois par jour, deux grains d'extrait.

Huit jours se passèrent à la suite, sans aucune convulsion ; l'appétit était bon ; les selles venaient seules, abondantes, en bouillie ; le sommeil était calme et réparateur.

Le huitième jour, parut une légère atteinte au ventre et aux pieds, qui fut rapidement supprimée par l'opium.

Je fis prendre neuf grains par jour, et l'intestin resta relâché, l'appétit satisfaisant. Cette dose fut continuée deux mois, et comme on ne remarquait aucun signe de convulsion, on cessa l'usage du médicament (1).

(1) La jusquiame a agi efficacement chez cette malade, qui était une HYSTÉRIQUE, conformément à la *loi de similitude*. Le médicament produit, en effet, des spasmes convulsifs mobiles, de la contracture et du ténesme anal, de la strangurie et du ténesme vésical (comme aussi la *belladone*). Mais il faut faire ici deux parts dans ses effets : 1° Il s'est montré antagoniste de l'opium, par le développement de son action pathogénétique qui est de produire la diarrhée à forte dose ; 2° il a guéri définitivement, par son action homœopathique, les spasmes hystériques que l'opium ne réussissait à pallier que pour un moment.

Expérience II.

Une jeune fille de 24 ans avait depuis cinq semaines un tremblement convulsif dans le pied droit ; par suite, elle ne pouvait ni être couchée à l'aise, ni se servir du pied, et encore moins marcher.

Après avoir essayé divers remèdes, je lui donnai enfin, matin et soir, un grain d'extrait de jusquiame ; puis le cinquième jour, je fis répéter la dose trois fois le jour.

Dans l'espace d'un petit nombre de jours, le tremblement diminua, et en trois semaines le mal disparut tout à fait.

Pendant l'usage des pilules, cette malade allait tous les jours à la selle, tandis qu'auparavant ce n'était que tous les deux ou trois jours qu'elle évacuait des cybales avec de grands efforts.

On avait aussi observé, dans l'urine, un changement de couleur : elle était toujours limpide, aqueuse et inodore. L'usage des pilules lui rendit sa couleur naturelle ; quelquefois même elle devint d'un rouge foncé, et laissait alors déposer au fond du vase un nuage épais et gélatineux.

Mais le fait qui mérite le plus d'attirer l'attention est celui-ci : la malade, une demi-heure après avoir pris chaque pilule, commençait toujours à sentir du froid et un frisson par tout le corps ; il survenait de l'anxiété, une moiteur presque froide, de l'affaiblissement de la vue et le sentiment d'une défaillance imminente.

Ces symptômes ne duraient pas plus de deux ou trois minutes ; après quoi la malade se portait tout aussi bien, ne se sentait pas plus faible et voyait diminuer l'affection du pied. C'est pourquoi je continuai l'usage du médicament, sans cependant augmenter la dose.

Par ce moyen, la guérison fut complète (1).

(1) Sur cette observation, deux remarques suffisent :

A. Il s'agit encore d'une hystérique et d'un spasme convulsif locālisé, d'un *mouvement choréiforme* pour lequel la jusquiame est spécia-

Expérience III.

Chez un homme âgé de soixante ans, affecté depuis six mois
de soubresauts involontaires des tendons dans les deux pieds,
et auquel aucun remède n'avait apporté de soulagement, j'employai également l'extrait de jusquiame, en augmentant graduellement la dose, jusqu'à ce qu'il eût pris douze grains par
jour.

L'esprit devint plus gai, mais la maladie demeura dans le
même état, bien que le médicament eût été continué fort longtemps.

Il convient de remarquer que cette affection s'était déclarée à la suite d'une contusion des vertèbres lombaires. Aussi
n'avais-je jamais eu l'espoir de guérir cet homme avec mes pilules, que je ne voulus essayer qu'à cause de l'insuccès de tant
d'autres médicaments. J'étais d'ailleurs satisfait de voir que la
jusquiame n'avait eu aucun effet nuisible (1).

ment indiquée. (Voir Dr P. Jousset ; *Tr. él, de mat. méd. exp.*; t.
1, p. 351.)

B. Si la loi de similitude, ainsi que M. le Dr *Cretin* ne cesse de
l'enseigner, est souvent applicable avec les doses pondérables, même
fortes, il n'en est pas moins vrai que c'est en traversant parfois ce
qu'à tort on a appelé des *aggravations*, c'est-à-dire des accidents pathogénétiques ou toxiques provoqués par le médicament. Si ces accidents sont légers et de courte durée, l'amélioration de la maladie traitée peut se déclarer immédiatement après. Ces conditions sont précisément celles de la deuxième observation de Störck, qui en acquiert
une inestimable valeur. Voyez ce phénomène presque mathématique : une
demi-heure après la prise, symptômes toxiques de la jusquiame, puis
amélioration de l'affection. Ces symptômes sont bien exactement ceux
de la jusquiame, et on voudra bien remarquer l'*affaiblissement de la
vision* qui semble plus marquée avec elle qu'avec les autres solanées.

(1) C'est parce qu'il rapporte des insuccès que Störck mérite notre
entière confiance.

Expérience IV.

Une jeune fille de quinze ans était très tourmentée de palpitations chroniques du cœur, et ne pouvait se mouvoir sans une anxiété excessive, des menaces de suffocation ou une défaillance. Les remèdes de toutes sortes, qui furent employés, bien que démesurément vantés dans cette maladie, augmentèrent plutôt le mal, sans apporter jamais aucun soulagement.

Je donnai donc un grain d'extrait de jusquiame le matin et un autre le soir.

Le mal en fut rapidement soulagé, et la malade put faire des mouvements beaucoup plus librement.

Je fis prendre ensuite trois fois par jour la même dose d'un grain, et au bout de dix-huit jours, les symptômes avaient complètement disparu.

Avant l'usage des pilules, la malade éprouvait, toute la matinée, une soif inextinguible qui cessa aussitôt que se calmèrent les palpitations cardiaques.

On vit aussi disparaître un flux d'urine excessif, cette enfant rendant auparavant, presque chaque heure, une très grande quantité d'urine tout à fait claire. L'appétit s'accrut également.

J'essayai, à plusieurs reprises, d'augmenter la dose du médicament et de donner deux grains à la fois. Mais cette dose ne put être supportée : toutes les fois, en effet, qu'elle prit deux grains, elle était affectée de coliques douloureuses qui ne furent cependant jamais trop cruelles ni longues (1).

(1) Encore une hystérique sans doute : et nous pouvons dire, même aujourd'hui, que la jusquiame était certainement mieux indiquée que les autres solanées. Elle produit surtout des palpitations cardiaques excessives, des suffocations hystériques, des défaillances, de sorte que la conformité de la guérison à la loi de similitude ne saurait être plus évidente.

Il en est de même de la diminution de l'appétit, de la soif, plus marquée encore pour la jusquiame que pour la belladone. Le plus systématique de nos adversaires ne pourra prétendre que trois grains d'ex-

Expérience V.

Un homme de trente et quelques années, tomba, à la suite de peines morales, dans une mélancolie qui augmenta peu à peu et devint à la fin une véritable manie.

L'appétit avait disparu, les nuits se passaient sans sommeil ; il y avait un délire avec frayeur et presque continuel, les forces diminuaient et le malade éprouvait un sentiment de frisson et de froid, le long de la colonne vertébrale, dont il se plaignait vivement, quand il avait un intervalle lucide.

On lui fit des saignées, quand on crut remarquer de la pléthore sanguine ; on lui donna des purgatifs et d'autres remèdes, sans aucun changement favorable. Et le mal se faisait plus obstiné.

Les parégoriques et les opiacés, bien qu'employés à haute dose, n'amenaient pas de sommeil ; les nuits, au contraire, en devenaient plus inquiètes, l'esprit plus anxieux, et la fièvre s'allumait. Je conclus alors à essayer l'extrait de jusquiame, que je fis prendre aussitôt à la dose d'un grain, trois fois par jour.

La première nuit fut déjà plus tranquille et, le second jour, l'appétit reparut.

Le troisième jour, le malade prit six grains. Alors cessèrent le frisson et le froid qui remontaient de la colonne vertébrale à la tête et augmentaient les craintes du patient. Le délire commença aussi à se calmer ; les selles, qui étaient auparavant rares et très dures, devinrent faciles, féculentes et se répétèrent deux ou trois fois dans la journée.

trait de jusquiame par jour auront pour effet physiologique de diminuer la soif.

Quant à la cessation de la diurèse chez la malade, elle ne relève pas aussi sûrement de la loi homœopathique, bien que le flux d'urine soit un effet *alternant* du remède : elle a plutôt suivi la détente de l'ensemble des autres symptômes, lorsque la guérison s'est produite.

Le sixième jour, je donnai neuf grains. Au bout de dix jours le malade semblait presque rétabli.

Mais, à mon insu, il interrompit à ce moment l'usage des pilules et son **état empira** de nouveau. Sentant bien et avouant lui-même qu'il avait **retiré un** grand soulagement du médicament, il le reprit aussitôt, et le **continua** encore trois semaines, à raison de quinze grains d'extrait chaque jour. Ensuite il se portait tout à fait bien et put de nouveau **vaquer** à ses affaires (1).

Expérience VI.

Un homme de trente-trois ans rejetait, depuis plusieurs semaines, des crachats striés de sang et était affligé d'une toux excitée par une titillation marquée dans les voies aériennes, avec anxiété nocturne. Je me donnai beaucoup de peine pour essayer de guérir cette maladie ; mais, quand le mal paraissait diminuer un jour, le même tableau se reproduisait le lendemain.

Dans ces conditions, j'administrai un grain d'extrait de jusquiame matin et soir.

La nuit suivante fut beaucoup plus tranquille, et le malade crut qu'on lui avait donné de l'opium.

Le second jour, les crachats sanglants étaient déjà diminués, et la nuit fut encore calme.

(1) La jusquiame est une des solanées que l'école homœopathique emploie le plus souvent dans la *folie* ; son action curative a été ici rendue incontestable par cette circonstance, que l'interruption prématurée du médicament a provoqué une rechute. Les détails de l'observation sont trop peu explicites pour rétablir *a posteriori* les indications positives de la jusquiame. Störck y a cependant vérifié cliniquement l'utilité d'un symptôme du médicament, noté cinq fois par *Allen*, je veux parler du *frisson, avec froid, remontant le long de l'épine dorsale jusqu'à la nuque*. Allen cite ce symptôme d'après *Hartlaub et Trinks* (empoisonnement d'un enfant de quatre ans), *Lindermann* (expériences avec 3 à 50 gouttes de teinture), *Donaldson* (empoisonnement), *Frank* (id.).

La disparition rapide de ce symptôme chez le malade de Störck doit peut-être encourager à le rechercher comme indication de la jusquiame.

Le troisième jour, je fis répéter trois fois le grain d'extrait.

Alors disparut toute trace de sang dans les crachats, qui devinrent jaunâtres, bien cuits : et en même temps la poitrine était très dégagée.

Puis j'augmentai la dose, et le sixième jour j'arrivais à neuf grains, à savoir trois le matin, trois vers le midi, et le reste le soir. Cette dose fut continuée pendant quatre semaines.

Les crachats étaient bien cuits, la poitrine était libre, l'appétit excellent, les selles venaient molles trois ou quatre fois le jour, les forces étaient bonnes.

Et comme la toux avait entièrement disparu et que la santé était parfaite, on cessa l'usage des pilules (1).

EXPÉRIENCE VII.

Une dame noble, âgée de 47 ans, fut prise d'une hémoptysie, à la suite d'une violente colère.

Après avoir employé la saignée et des remèdes variés suivant l'indication, la quantité du sang rendu diminua certainement, mais les crachats demeuraient teints de beaucoup de sang. Les astringents, les opiacés, les détersifs supprimèrent l'expectoration, arrêtèrent la toux, en excitant de l'angoisse dans la poitrine, de la fièvre et du délire.

Cependant, le mal n'était pas soulagé ; car peu de temps après, une plus grande quantité de sang était rejetée par des efforts de toux très violents.

(1) Nous voici dans une autre sphère, celle des maladies respiratoires, au sujet desquelles Störck et ses contemporains ne pouvaient faire ni diagnostic, ni pronostic précis. Quelque influence qu'ait pu avoir, dans ce cas, la jusquiame sur l'heureuse issue de la maladie, elle répondait bien à cette toux nocturne continuelle, titillante, anxieuse ; aussi la calma-t-elle instantanément. Il ne faut pas oublier qu'aucun autre médicament n'avait pu soulager cette toux. C'est au demeurant une expérience facile à répéter dans des cas semblables et qui pourrait contribuer à vaincre bien des résistances à l'admission de la *loi de similitude.*

J'essayai l'extrait de jusquiame, en donnant un grain trois fois par jour. Et le même jour je pus observer que les crachats contenaient moins de sang et que la malade se sentait la poitrine soulagée. Toutefois, la toux nocturne sèche et fatigante dut être réfrénée par l'opium.

Le lendemain, on continua les pilules à la même dose. Les crachats devinrent alors visqueux, jaunâtres, et on n'y voyait plus qu'un petit nombre de stries ou de points sanglants.

Le troisième jour, on fit prendre deux grains, répétés trois fois par jour. Par suite, l'appétit se releva, l'intestin, auparavant paresseux et resserré, se vidait sans effort, en expulsant beaucoup de mucus. Il ne reparut plus de sang dans les crachats qui étaient abondants et bien cuits, et les forces augmentèrent.

Le septième jour, j'étais déjà arrivé à 9 grains par jour, l'expectoration était facile, et la malade n'éprouvait plus ces spasmes qui, avant l'usage des pilules, produisaient une telle constriction de la poitrine et de la gorge que l'on redoutait la suffocation.

Le onzième et le douzième jour, la malade remarqua qu'un quart d'heure après avoir pris les pilules, il venait toujours une légère colique : elle allait aussitôt à la selle, rejetant beaucoup de mucus et quelque chose qui ressemblait extrêmement aux crachats. Elle se plaignit en conséquence d'être plus souffrante et affaiblie ; aussi je lui conseillai de suspendre les pilules pendant plusieurs jours. Mais alors je vis l'appétit diminuer, l'angoisse pectorale revenir en peu de jours, le ventre se resserrer.

La malade me pria donc de lui redonner son médicament. Elle prit encore trois grains chaque jour, pendant trois semaines, et l'appétit devint excellent, les garde-robes régulières, en même temps que les forces se restauraient (1).

(1) Il est difficile d'apprécier l'influence de la jusquiame sur la terminaison de cette hémoptysie (*de l'âge critique*), parce que la jusquiame

Expérience VIII.

Un homme de 30 ans, par suite d'une colère et d'une frayeur subite, devint si mélancolique et si craintif qu'il se cachait dans tous les angles, s'effrayait même du vol des mouches et s'enfuyait sans cesse.

Il se tenait, en même temps, dans un mutisme absolu, et ni les promesses agréables, ni les menaces de coups ne pouvaient lui arracher une syllabe. L'appétit était perdu, l'insomnie complète, les forces amoindries ; cet homme était en état de démence, incapable de toute occupation et semblait avoir moins de raison que l'animal.

La saignée et plusieurs remèdes qui furent essayés parurent plutôt aggraver la situation. Les distractions que le malade goûtait beaucoup autrefois ne servaient de rien, et les menaces de mauvais traitements augmentèrent tellement son effroi que l'on pouvait craindre des convulsions ou quelque autre chose.

Mais l'extrait de jusquiame procura, dès la seconde nuit, un sommeil tranquille ; le regard et le visage se montrèrent beaucoup plus rassurés.

En huit jours, la frayeur diminua beaucoup : il ne cherchait plus les angles de la chambre pour s'y blottir, il ne fuyait plus la société, mais ne proférait pas encore une parole.

La troisième semaine, il recommença avec succès son travail habituel, bien que celui-ci demandât une attention soutenue.

A la fin du mois, il répondait aux questions, mais ne parlait jamais le premier à personne.

Le second mois, il reprit à rire et à parler, et parut, dès lors, complètement revenu à la santé.

ne compte pas l'hémoptysie au nombre de ses symptômes connus, et que les déviations menstruelles de la ménopause guérissent spontanément. Quant au soulagement éprouvé par la malade, on ne peut s'empêcher de le rapporter en partie à la cessation du traitement précédent.

Au début du traitement, on avait donné chaque jour trois grains en trois prises ; le quatrième jour on alla à six grains, et on augmenta tous les trois ou quatre jours, jusqu'à ce qu'il prît vingt grains par jour (1).

Les cas suivants ont été observés, dans notre hôpital, par le très savant maître *Collin*, qui m'en a donné les observations écrites.

EXPÉRIENCE IX.

Anne-Marie Kaltenckerin, 30 ans, était accusée de vol, durement traitée et menacée, le deuxième jour de septembre. Elle en fut assez troublée pour tomber dans un délire continuel, roulant uniquement sur des sujets effrayants. Et elle ne revint pas de ce délire, bien qu'elle eût été déclarée innocente et que son accusateur mensonger eût demandé pardon de sa faute.

---

(1) La guérison de ce cas de *folie* (var. lypémaniaque) doit être rigoureusement rapportée à *Hyosciamus niger*, dont aujourd'hui, avec les connaissances acquises depuis Storck en matière médicale, nous pouvons établir les indications d'après les caractères suivants : frayeur excessive, *impulsion à fuir, mutisme*, affaiblissement général. Il serait peut-être permis de supposer, chez le malade de Störck, un certain degré d'anesthésie.

M. le Dr P. JOUSSET (*Mat. méd. exp.*, t. 1, p. 341) pense que la jusquiame est plus souvent indiquée que la belladone dans le traitement de la folie ; il donne l'impulsion à s'échapper comme une bonne caractéristique.

M. le Dr HERMEL (*Rech. sur le traitement de l'alién. ment.*, p. 61, 75) ne cite pas Störck, mais rapporte plusieurs observations de guérison de folie par hyosciamus à dose infinitésimale. Suivant lui, « *hyosc. est un des médicaments les plus précieux dans le traitement de l'aliénation mentale* » (p. 74). Ce médicament agit très heureusement sur une espèce de torpeur (*stupeur*) qu'il regarde comme liée à *l'anesthésie* : le *mutisme*, la *faiblesse générale* sont encore, pour M. le Dr Hermel, de précieuses indications.

Il va sans dire que la jusquiame est encore indiquée et efficace dans d'autres formes de folie : hallucination, agitation, fureur, etc... (On le verra dans l'obs. suivante). Mais, nous le répétons, les indications rencontrées dans l'Exp. VIII sont très sûres.

Conduite vers nous le onze septembre, elle n'avait pas un moment de repos et criait continuellement qu'elle voyait le démon, niant qu'elle eût volé ni qu'elle fût sorcière. Puis elle tremblait de tout le corps, cherchait à s'échapper avec tant d'opiniâtreté que plusieurs gardiens ne pouvaient réussir à la retenir au lit, dans lequel nous fûmes contraints de l'attacher.

En même temps le pouls et la respiration variaient constamment, suivant la nature des hallucinations qui occupaient son esprit; la langue était très humide, les yeux étaient menaçants, furieux ; il y avait incontinence tout à fait inconsciente des matières fécales.

Nous fîmes, jusqu'au 18 septembre, tout ce qui était au pouvoir de l'art, essayant d'apporter quelque soulagement : la déception fut complète et la malade n'éprouva aucun changement : nous pouvions bien, il est vrai, en lui donnant deux grains d'opium à la fois, lui procurer un sommeil très court, mais au réveil, elle était beaucoup plus agitée.

Je fis prendre alors l'extrait de jusquiame. Pendant les trois premiers jours, la malade prit deux pilules qui parurent la rendre plus calme : ensuite ce furent trois pilules par jour, à savoir, une le matin, une vers midi, et la troisième le soir. Elles ramenèrent peu à peu la tranquillité d'esprit.

A la fin d'octobre, cette femme sortait de l'hôpital parfaitement guérie.

Notre illustrissime doyen l'avait vue le onze octobre, ainsi que plusieurs médecins célèbres (1).

EXPÉRIENCE X.

Thérèse Liedmayerin, âgée de 18 ans, vint nous trouver le 16 juillet, après avoir éprouvé plusieurs accès d'épilepsie.

(1) Les caractères qui justifient l'indication et expliquent le succès de la jusquiame, dans cette nouvelle observation, sont même plus classiques que pour la précédente : agitation, hallucinations mobiles et effrayantes, un certain degré de fureur; incontinence de matières fécales;

Comme elle n'avait jamais été menstruée, je mis tout en œuvre pour faire venir les règles qui coulèrent, pour la première fois et assez bien, au commencement d'août, après qu'elle eût eu huit attaques d'épilepsie. J'espérais un peu que la malade en serait délivrée après l'établissement de la menstruation ; mais peu de jours s'étaient écoulés que cette cruelle maladie reparaissait, se montrant presque chaque jour, sans être modifiée par aucun médicament.

Au commencement de septembre, elle eut de nouveau ses règles assez abondamment pendant trois jours, durant lesquels elle tomba plusieurs fois dans la journée.

Enfin, à la fin de septembre, le corps était si violemment agité par les paroxysmes convulsifs que les assistants croyaient continuellement que tantôt les articulations, tantôt la colonne vertébrale allaient être brisées par la violence des convulsions.

C'était le cas d'expérimenter si les pilules d'extrait de jusquiame, qui avaient été si efficaces chez la malade précédente, nous rendraient service dans ce cas très grave.

Les premiers jours, la malade prit trois pilules ; mais le mal en était peu soulagé, les accès étaient aussi violents, et je ne voyais cependant les pilules causer aucun symptôme fâ - cheux.

encore ce symptôme si important : impulsion irrésistible, obstinée à s'échapper ; et *idées de possession démoniaque.* Ce dernier signe, nous le retrouvons pour les trois solanées, mais M. le docteur P. Jousset semble croire qu'il est surtout caractéristique de la jusquiame.

Les deux observations que l'on vient de lire sont donc encore très intéressantes au point de vue de la clinique thérapeutique moderne. Ce sont bien des cas de folie récents, curables, susceptibles sans doute de guérison spontanée ; mais l'amélioration a suivi de si près l'administration du médicament que l'action déterminante de celui-ci sur la guérison est indéniable.

Störck donnait évidemment des médicaments un peu au hasard ; il n'a pas dû avoir toujours le bonheur de tomber sur des indications aussi précises : d'où il est légitime de supposer qu'i n'a livré à la publicité, à part quelques rares relations d'insuccès, qu'un *choix* d'observations soigneusement triées.

Alors, je donnai, trois fois le jour, deux pilules du poids d'un grain dont l'effet fut tel, que le vingt octobre les attaques cessèrent de se produire.

La jeune fille continua le remède jusqu'à la fin de novembre où, se portant très bien, elle refusa de rester plus longtemps à l'hôpital. Après cette époque, je l'ai vue plusieurs fois : le 24 mars dernier, elle est encore venue me voir à l'hôpital et me remercier de lui avoir rendu la santé.

Pendant l'usage des pilules, je dus plusieurs fois avoir recours aux purgatifs, à cause de la paresse de l'intestin (1).

EXPÉRIENCE XI.

Eléonore Gallapin (22 ans) vint nous trouver à l'hôpital le 18 août, se plaignant de ne pas avoir eu ses règles depuis quatre mois, d'une grande douleur de tête et de vertiges depuis deux semaines.

La malade avait le visage d'une personne bien portante, bon appétit, des selles naturelles quotidiennes, une soif non exagérée ; cependant, le pouls était plus plein sous le doigt, plus accéléré tous les matins, et le vertige ne permettait pas à la malade de quitter le lit.

J'eus recours à la saignée et à d'autres modes de traitement, grâce auxquels les règles reparurent à la fin d'août, avec quelque soulagement pour la tête.

J'espérais donc un prompt retour à la santé, lorsque le trois

(1) La violence des convulsions, l'extrême fréquence des accès pendant longtemps, leur multiplication à l'époque menstruelle, la guérison facile se réunissent pour nous faire penser qu'il s'agit non pas de l'épilepsie, mais de la *grande hystérie* (hystéria major, hystéro-épilepsie). Les détails manquent pour juger de la valeur des indications précisées surtout, dans les cas analogues, par la *pâleur de la face et l'aggravation des convulsions par l'action de boire.*

Nous voyons arriver ici la constipation, au lieu de la diarrhée habituelle ; la première est un effet aussi fréquent de la jusquiame. (Voir les pathogénésies du docteur *P. Jousset,* de *Roth,* d'*Allen.*)

septembre, vers dix heures du matin, la malade commença à
se refroidir des extrémités ; la tête devint ensuite brûlante,
puis la chaleur descendit aux membres ; elle se mit à chanter. A l'approche de mon assistant, elle poussa de grands cris
et se couvrit les yeux, tandis que le gardien et les autres femmes lui faisaient beaucoup moins peur.

Cela dura environ deux heures ; après quoi elle dormit trois
heures, la peau très chaude, la respiration courte et accélérée,
et eut une sueur abondante pendant son sommeil.

En s'éveillant, elle ne se souvenait de rien de ce qu'elle avait
fait avant de s'endormir.

Le lendemain, lors de ma visite du matin, elle m'avertit
qu'elle était dans le même état que la veille, au moment du
début de l'accès. Je me livrai en conséquence à un examen
complet : elle ne se plaignait d'aucune autre partie du corps
que de la tête, la respiration était bonne, le pouls inégal, un
peu petit, les yeux humides, la figure rosée, la langue humide
le ventre tendu, mais indolent.

Au bout d'une demi-heure, la chaleur était déjà générale :
elle redoutait la vue d'un homme, et cependant paraissait gaie,
riait souvent et se prit à chanter plusieurs chansons d'amour,
puis parla de beaucoup de choses, sans aucune suite, et finalement s'endormit. Le pouls, à ce moment, était développé, plein,
rapide, quelquefois inégal, la respiration pénible, l'abdomen
moins tendu. S'étant éveillée une heure après, la malade avait
le pouls normal, et ne savait plus ce qu'elle avait fait avant de
s'endormir.

Je lui fis prendre une décoction laxative, pendant six jours :
elle eut, dans cette période, un ou même deux accès par jour.

La tête s'affaiblissait beaucoup dans les accès et était souvent vertigineuse : je lui donnai donc l'*écorce du Pérou*, trois
onces en nature en quatre jours, sans qu'il en résultât la moindre modification à son état.

Voyant que le quinquina ne faisait rien, je prescrivis la dé coction de feuilles d'oranger, dont elle usa pendant huit jours, sans aucun changement.

Je donnai alors les remèdes antihystériques accoutumés avec une forte dose de laudanum et fis appliquer sur l'abdomen un emplâtre aromatique avec addition de laudanum et d'huile de menthe, après quoi les accès devinrent moins fréquents. Mais, quand ils venaient, ils duraient plus longtemps et laissaient, à leur suite, une faiblesse beaucoup plus grande que celle qui suivait les précédents accès, bien que plus fréquents.

Je continuai cependant la même méthode jusqu'à la seconde semaine de novembre, espérant que la maladie céderait enfin aux médicaments ; mais mon espérance fut vaine, la maladie continuant de revenir tous les jours et, au moins tous les deux jours.

Je m'adressai alors aux pilules d'extrait de jusquiame dont elle eut à prendre trois par jour.

Ce jour-là, l'accès manqua; celui des jours suivants fut léger et il n'en revint pas d'autre jusqu'au huit novembre, qui fut marqué par un accès très faible et très court.

La même dose fut continuée pendant cinq semaines, sans qu'aucune atteinte de la maladie se montrât de nouveau ; mais je retins la malade longtemps encore à l'hôpital, attendant qu'elle demandât elle-même sa sortie que je lui accordai facilement quand elle fut vigoureuse et bien portante. Je lui remis une provision de pilules, pour être prises plus tard.

Le trois mars, elle est venue à l'hôpital, toujours en bonne santé, et disant que, depuis sa sortie, elle n'avait éprouvé aucun malaise (1).

(1) Il paraît impossible de ne pas attribuer à la jusquiame la guérison de cette fièvre intermittente rebelle au quinquina, sans que nous sachions cependant si celui-ci a été donné aux heures convenables. La malade était une hystérique, ce qui permet toujours de mettre en doute le diagnostic de fièvre paludéenne : ce sont bien, en effet, des symptômes hystériques qui appellent l'attention pendant l'accès (*hystérie fébrile*). Collin montre, d'ailleurs, qu'il avait diagnostiqué l'hystérie.

Expérience XII.

Reine Ehrhardtin, 20 ans, fut apportée à l'hôpital le 27 avril.
Lorsque j'arrivai près d'elle, l'abdomen était déjà, depuis une
demi-heure, continuellement agité de violentes convulsions,
qui paraissaient aussi atteindre le diaphragme : la poitrine se
dilatait en effet tout d'un coup excessivement, les côtes mon-
taient,   puis descendaient très rapidement. Par intervalles
arrivait un hoquet, un rire sardonique ; la malade perdait la
voix, avalait très difficilement les boissons qu'on lui offrait ; le
pouls était plein, fort, accéléré.

Je conclus à saigner immédiatement, il sortit du sang de
couleur et de consistance normales, et la respiration fut un peu
soulagée.

Comme médicament, je donnai une émulsion réfrigérante
avec sirop diacode, un lavement émollient qui, gardé une heure,
fit expulser des matières dures. Sur la région de l'estomac on
appliqua un écusson stomachique fait d'emplâtre *diabota-
num* (1), de laudanum pur et de camphre.

Dans l'après-midi, il se produisit une rémission sensible de
tous les symptômes, et le sommeil fut assez bon de minuit à
cinq heures du matin.

Le matin, la malade était très faible et disait qu'il lui sem-

Quoi qu'il en soit, Collin, comme Störck, son maître et son ami, recherchait les indications empiriques de la jusquiame, et il l'a employée ici en
désespoir de cause.

Les circonstances qui peuvent, dans ce cas, nous rendre compte du
succès du médicament sont : le peu d'élévation probable de la chaleur,
l'inégalité du pouls et surtout le délire gai, presque maniaque, avec *bavardage incohérent* (Roth), chants d'amour (id.), rire, actions bizarres.

Ce succès prouve encore que *l'horaire* du médicament, indication
utile, n'est pas toujours nécessaire.

(1) Emplâtre composé d'herbes diverses, décrit par Galien (*De com-
positione medicamentorum per genera*, liv. 6, c. 2). *Vide* Castelli
Lexicon.

blait sentir tout le devant de la poitrine et l'épigastre comme meurtris de coups. Le pouls était quelquefois inégal.

Elle nous raconta que déjà depuis quatre jours, sans cause aucune, elle avait été prise par intervalles de difficulté à respirer, d'angoisse, mais qu'elle n'avait jamais eu d'attaque aussi vive que celle qu'elle avait subie, lorsque nous la vîmes le jour précédent. A la place de l'émulsion, elle prit alors une décoction émolliente et un nouveau lavement: le jour et la nuit suivante se passèrent assez bien.

Mais le trente avril, en m'approchant d'elle le matin, je la trouvai en aussi mauvais état que le vingt-sept ; la fièvre, toutefois, semblait plus modérée et la déglutition plus facile. Je recommandai de lui offrir très souvent du bouillon chaud ; l'écusson stomachique resta appliqué à l'épigastre, et l'usage de la décoction émolliente fut continué.

Cependant, on préparait une mixture avec une once d'écorce du Pérou, pour être prise, aussitôt la fin de l'accès, dans les vingt-quatre heures.

La nuit fut agitée, et le premier mai au matin, la malade se plaignait d'une grande anxiété, accusant une douleur déchirante à la région précordiale.

Je prescrivis un lavement, et en outre de la mixture avec l'écorce du Pérou, on fit prendre une décoction de racine de salep.

La nuit suivante, il y eut un peu de sommeil ; et vers quatre heures du matin, survint un nouvel accès beaucoup plus intense que n'avait été le précédent.

Vers midi, le mal cessa ; mais la malade était très faible, et commença à prendre une nouvelle dose de cinchona.

La nuit, elle éprouva un autre accès. Voyant que l'écorce ne faisait qu'aggraver tous les symptômes, je donnai, le trois mai, deux pilules d'extrait de jusquiame, à renouveler trois fois le jour, et recommandai de faire prendre très souvent du bouillon chaud.

Reine E. eut la nuit plus calme et le lendemain un accès plus léger : elle continua de prendre les pilules à la même dose. Elle eut une selle naturelle et dormit parfaitement. Chaque pilule était d'un grain.

Le cinq mai, dans l'après-midi, accès de deux heures; mais la parole était possible, le bouillon était avalé facilement, les convulsions aussi étaient moins fortes.

Des paroxysmes irréguliers et faibles revinrent irrégulièrement, tantôt tous les jours, tantôt de deux jours l'un, jusqu'au quinze mai ; depuis ce jour, on n'observa plus rien. Les pilules furent encore continuées jusqu'à la fin du mois.

Le quatre juin, notre illustre doyen la vit en pleine santé.

Tout le temps de la maladie, l'urine fut trouvée fortement colorée, avec un dépôt gagnant le fond du vase (1).

Expérience XIII.

Julienne Gruberin, 27 ans, entrait le 14 juin à l'hôpital, disant souffrir, depuis quatre semaines, de contractions de l'estomac, d'anxiété respiratoire et, depuis quinze jours, de difficulté dans la déglutition.

Lorsque je la vis pour la première fois, cette femme était totalement émaciée et tellement épuisée, qu'elle ne pouvait avaler que quelques cuillerées de potage, deux onces à peine, et au prix de beaucoup d'efforts.

L'inspection de la gorge ne me fit découvrir aucune lésion, le pouls n'offrait d'autres désordres que de l'irrégularité l'abdomen et les hypochondres étaient souples, les garde-robes ve

---

(1) Il semble évident que Collin a eu affaire ici à des attaques hystériques. Le spasme du pharynx était très prononcé ; peut-être même les convulsions étaient-elles *excitées par l'action de boire,* ce qui est une des meilleures caractéristiques de la jusquiame.

Quoi qu'il en soit, les observations rédigées par Colin nous font regretter celles de Störck, qui manque souvent de détails précis, mais au moins n'est jamais diffus. Le texte des observations de Collin est même tellement incorrect que la traduction en est des plus pénibles.

naient tous les jours ou tous les deux jours : l'urine était aqueuse ; il n'y avait pas de soif. La malade était couchée, avec agitation le jour et la nuit, dormant à peine.

Avant d'être transportée à l'hôpital, elle avait pris de nombreux médicaments, d'après les conseils de plusieurs médecins, sans soulagement.

Je pensai aussitôt à l'extrait de jusquiame, mais je voulus essayer auparavant, pendant trois jours, quel serait l'effet des remèdes nervins, antihystériques usités en pareil cas, et en même temps j'enveloppai tout le cou d'un cataplasme émollient.

Néanmoins, aucune amélioration ne résulta de cette manière de faire.

Le dix-huit juin on donna, trois fois le jour, deux pilules d'extrait de jusquiame.

Dès le dix-neuf, la malade éprouvait du soulagement, et le vingt-deux, la déglutition était facile.

Il revenait, de temps à autre, une légère difficulté pour avaler et des contractions spasmodiques de l'estomac.

Du vingt-trois juin à la seconde semaine de juillet, les selles se répétaient trois ou quatre fois le jour, et la santé paraissait parfaite. Nous la retînmes encore plusieurs jours à l'hôpital sans que rien ne survînt, puis nous la renvoyâmes tout à fait bien portante.

Il y a encore ici, en observation, plusieurs malades atteints de diverses affections nerveuses, chez lesquels j'emploie les pilules de jusquiame ; mais comme leur guérison n'est pas encore complète, je rapporterai leur histoire une autre fois (1).

(1) Ce dernier cas (*gastralgie* et *pharyngisme* ou *œsophagisme hystérique*) n'est pas le moins remarquable, parce qu'il était grave, en raison de l'amaigrissement et de l'affaiblissement considérables et que la guérison a été rapide. L'emploi des solanées est, pour notre école, tout à fait classique dans ces circonstances ; la belladone est la plus employée, mais la jusquiame paraît avoir été mieux indiquée ici par la faiblesse excessive et l'absence du symptôme hydrophobie. Y avait-il anesthésie étendue, signe très important pour la jusquiame?

CHAPITRE III.

DE L'ACONIT.

L'*Aconit*, autrement dit *Napel*, fleur bleue, à capuchon, etc., est l'aconit de Linné, dont les divisions des feuilles sont linéaires, plus larges dans le haut, creusées d'une ligne apparente (*Spec. plant.*, p. 532) (1).

Cette plante a été comptée jusqu'ici au nombre des poisons les plus violents.

Cependant le célèbre Linné a vu, dans un coin de la Suède septentrionale, les feuilles de l'aconit, cuites dans un peu de graisse, être mangées impunément par une femme, son mari, deux enfants et une femme âgée (*Flora lapon.*, p. 179). On le cultive partout dans les jardins, comme plante d'ornement.

Je songeais, depuis plusieurs années, à expérimenter les propriétés de l'aconit ; mais l'occasion me manquait et j'étais retenu, d'autre part, par d'autres travaux. Ceux-ci mis en ordre tant bien que mal, je trouvai enfin quelques loisirs pour exécuter mon projet.

Pour que les expériences fussent bien conduites, et exemptes d'inconvénients, je laissai de côté toutes les idées que j'avais pu puiser dans les auteurs de matière médicale et ne voulus retenir que ceci, à savoir que la plante était suspecte. La nature seule m'indiquant la voie et guidé simplement par la raison, je fis les essais suivants.

Les feuilles et la tige furent pulvérisées. J'appliquai sur la langue une petite quantité de cette poudre, qui excita une sensation de brûlure persistante, et des élancements passagers, mobiles, parcourant la langue à intervalles rapprochés ; il

---

(1) On est généralement d'accord pour croire que Bergius s'est trompé quand il a affirmé que les essais de Störck ont été faits avec l'*Ac. Cammarum*.

n'en résulta du reste aucun mal, et la poudre laissée en place pendant deux minutes ne causa ni inflammation ni rougeur.

Tout le temps que la brûlure se fit sentir à la langue, il se produisit une abondante salivation ; par ailleurs, aucun malaise ne fut observé.

Je saupoudrai ensuite, avec cette poudre, un ulcère fongueux, afin de voir si elle jouissait d'une propriété caustique pour détruire les chairs.

Le premier jour, il en résulta une légère suppuration, sans que le malade ressentît ni douleur, ni brûlure. Les second, troisième, quatrième et cinquième jours donnèrent lieu aux mêmes remarques, et les fongosités ne furent point entamées.

Il me fut donc permis de conclure que les propriétés caustiques et destructives de la plante ne sont pas énergiques.

J'exprimai le suc et préparai un extrait à feu lent, suivant la méthode accoutumée.

Appliqué sur la langue, il n'excitait qu'un très léger chatouillement. Pensant que l'accoutumance aux expériences empêchait la langue d'être impressionnée comme elle le devait, j'eus l'idée de déposer un grain d'extrait sous la paupière inférieure. Je n'en fus pas plus affecté que d'un corps étranger quelconque : après l'avoir laissé deux minutes, il y eut un flux abondant de larmes, sans aucun sentiment particulier d'ardeur. Je lavai à l'eau froide et ne remarquai désormais aucune incommodité.

Après avoir fait ces premiers essais, je recherchai quels effets produirait l'extrait ingéré et avalé, et l'on confectionna dans ce but une poudre composée de deux grains d'aconit et deux drachmes de sucre blanc ; le tout mêlé et trituré longtemps dans un mortier de marbre, afin d'obtenir une poudre extrêmement ténue (1).

(1) C'est bien la trituration, telle que Hahnemann devait en généraliser l'emploi. C'est une atténuation faite dans le but d'éviter l'action

J'en pris six grains, le matin à jeun, attendant attentivement ce qui surviendrait. Mais je n'observai aucune perturbation, ni rien d'insolite.

Le second jour, je pris huit grains, sans être affecté davantage. Et il en fut de même le troisième jour, où j'avalai dix grains.

Devenu plus hardi, j'absorbai vingt grains le lendemain matin. Aucune fonction ne fut troublée et je ne remarquai qu'une chose, c'est que les extrémités et la surface entière du corps étaient couvertes d'une sueur plus abondante que de coutume.

Le cinquième jour, je pris la même dose et fis la même observation que la veille : de même, le sixième et le septième.

Le huitième jour, je suspendis le médicament et la transpiration remarquée les jours précédents fit défaut.

Le neuvième, je recommençai les vingt grains et ne cessai pas d'être, toute la journée, couvert de sueur. La même chose arriva les onzième, douzième et treizième.

N'ayant rien pris le quatorzième jour, je n'en observai pas moins les mêmes phénomènes que les jours précédents.

Je pus donc conclure que :

1° Cette poudre provoque la transpiration et la sueur ;

2° Comme elle ne m'a occasionné aucun trouble sérieux, on peut, en toute sécurité, l'employer chez les malades, en commençant par une dose très petite ;

3° Elle convient dans les maladies où la matière peccante peut être expulsée par la voie de la sueur (1).

irritante de la drogue. Je n'ai point à faire ici l'histoire de la trituration, procédé fort ancien, puisqu'il est mentionné par Galien, sous le nom de Τρυψις, en latin Tritio, Tritus ou Tritura : le sujet prêterait à d'intéressantes recherches.

Examinons la dose : deux grains (soit 0,10 centigr.) d'extrait pour deux drachmes (soit 8 grammes) de sucre blanc. Le rapport du médicament au sucre est donc celui de 1 à 80 : atténuation au 80me, très voisine de notre première atténuation centésimale.

(1) Ce sont les feuilles et la tige, c'est-à-dire les parties les moins

Pendant que j'y réfléchissais, le cas suivant se présenta parmi mes malades.

Expérience I.

Un homme, de trente et quelques années, fut affecté d'une

actives de l'aconit qui ont servi aux expériences de Störck : aussi les
effets locaux directs sur la muqueuse buccale, sur la conjonctive oculaire, furent-ils peu prononcés, bien que la poudre de la plante, appliquée sur la langue, ait déterminé de la salivation. On conçoit que
l'extrait ait été beaucoup moins actif encore que la poudre de la plante
elle-même et qu'il n'ait donné qu'un léger chatouillement à la langue. En dehors de la floraison, la préparation eût même été tout à fai
inerte.

C'est cependant avec cet extrait qu'ont été faites les expériences d'ingestion par la bouche, premières études scientifiques sur l'aconit
ainsi que le fait observer M. P. Jousset, dans son Traité de Matière
médicale.

Le seul symptôme observé par Störck sur lui-même fut donc la
sueur. « Il prit, disent MM. P. Jousset et J. P. Tessier (loc. cit., p. 48)
l'aconit à doses progressives jusqu'à production de sueurs ». Mais
s'est-on rendu compte de ce que sont ces doses progressives ?

L'auteur débute par 6 grains de sa trituration, soit 0,30 centigrammes, divisée par 80, ou 0 g. 00375, c'est-à-dire approximativement trois
milligrammes et demi d'un mauvais extrait de feuilles d'aconit ; pour
arriver à la dose maximum de 0 gr. 01205, ou pas beaucoup plus de
un centigram. de ce même extrait. C'est à cette dose, sans contestation, et suivant la plus haute estimation, cinq ou six fois moins active
qu'une bonne préparation de la racine ou de la plante entière, que se
produisent les sueurs, qu'elles se maintiennent et, à la fin même, se
manifestent encore 24 heures après qu'on a suspendu le médicament. Qui ne voit, en conséquence, qu'on peut obtenir des effets
physiologiques avec des quantités plus que minimes d'un médicament
mais aussi que ces symptômes, requérant, pour se manifester ainsi,
une prédisposition intense, sont forcément très limités de nombre
chez le même sujet ? Störck n'observe donc que ce seul symptôme,
la sueur : mais je ne crois pas qu'on ait remarqué jusqu'ici la faible
dose de la substance en expérience. Je devais le faire observer
pour montrer une fois de plus, et à combien de titres, Störck mérite
d'être considéré comme précurseur de Hahnemann. Le mérite du
grand réformateur de la thérapeutique n'est en rien diminué. Le génie ne consiste-t-il pas surtout à mettre en œuvre des idées et des observations dont la portée n'avait pas été mesurée auparavant.

fièvre quarte, au mois d'octobre 1761, en fut guéri et se rétablit assez bien.

Mais dans le mois de novembre, il fut pris d'une énorme douleur qui s'étendit à tout le côté droit du corps, avec une telle violence qu'il ne pouvait remuer ni la main, ni le pied ; l'appétit était perdu et l'insomnie complète.

Pendant quatre mois, des remèdes de toute espèce, les plus doux, comme les plus énergiques, tant à l'extérieur qu'à l'intérieur furent appliqués, sans qu'aucun bon effet s'en suivît, l'état de la maladie en étant au contraire aggravé et le patient ne pouvant plus quitter le lit.

Les douleurs étaient parfois assez violentes pour lui arracher d'abondantes larmes, et le faire crier à la façon des gens que l'on soumet à la torture. Puis elles s'étendaient aux os eux-mêmes et aux parties tendineuses.

Voyant donc que les remèdes employés ne servaient de rien, j'eus recours à la poudre décrite plus haut, composée de sucre blanc et d'extrait d'aconit, à la dose de dix grains matin et soir, en recommandant de boire par-dessus du bouillon ou une infusion quelconque.

La première nuit, le malade eut une sueur copieuse, ce qui ne lui était pas encore arrivé.

Le jour suivant, je répétai la même dose, et les douleurs devinrent beaucoup plus supportables : même sueur nocturne, très fétide, sans que le malade en fût affaibli.

Le troisième jour, je donnai trois fois dix grains de poudre : la nuit, la sueur se produisit, et l'on continua ainsi jusqu'au douzième jour. Pendant toute la durée de la nuit, le corps était couvert de sueur, et il en était de même le jour, lorsque le malade restait au lit.

Dès le sixième jour, il était délivré de toute douleur, pouvait se lever et marcher, avait de l'appétit, dormait tranquillement faisait chaque jour une selle naturelle, urinait plus abondamment que de coutume, et l'urine contenait beaucoup de flocons et de filaments muqueux.

Le treizième jour, le malade, se trouvant tout à fait bien, suspendit la poudre pendant trois jours : il s'aperçut alors que les membres s'affaiblissaient et redevenaient un tant soit peu douloureux. Aussi je lui conseillai de persévérer sans interruption, pendant trois semaines, dans l'usage de trente grains du médicament.

Mon conseil fut exactement suivi, et la maladie si bien guérie que les fonctions furent restaurées dans leur intégrité et que l'émaciation, qui était générale, disparut.

Les deux dernières semaines de l'administration du remède, on n'observa plus de sueur. La douleur n'a pas récidivé lorsqu'on a cessé la poudre, et quatre mois se sont déjà écoulés depuis lors (1).

(1) Ainsi, en s'assurant, au moyen d'expérimentations sur lui-même, de l'innocuité de l'aconit à doses minimes, Störck trouve un effet physiologique du médicament : la production abondante et facile de la sueur. Assurément imbu des idées de son temps, il songe immédiatement à utiliser ces propriétés sudorifiques, dans les cas où la sueur provoquée passait pour capable d'amener une solution heureuse, conformément aux idées humorales régnantes, et il choisit un cas de rhumatisme de longue durée, extrêmement douloureux (il n'est pas dit si les articulations étaient tuméfiées). Le résultat répondit à son attente ; car la guérison fut rapide, et — ce qui confirma Störck dans sa théorie thérapeutique — la sudation fut abondante, dès la première nuit : par là il devenait évident pour lui que l'effet physiologique produit était la cause, le mécanisme de la guérison.

Nous sommes d'un avis entièrement opposé, et là où l'auteur voit un rapport de cause à effet, nous ne découvrons qu'une coïncidence.

En effet, il a soin de nous avertir que toutes les médications imaginables internes et externes, avaient été employées tout d'abord, et il est impossible qu'avec les idées thérapeutiques alors en vigueur, on n'eût pas déjà provoqué des sudations énergiques : on peut tenir le fait pour absolument certain. Si donc ensuite l'aconit a réussi, c'est qu'il a agi autrement, indépendamment de son effet visible.

J'en appelle, d'ailleurs, de Störck à Störck lui-même, car nous verrons plus loin (obs. XI) qu'il constate que la guérison d'une goutte noueuse, avec tophus considérables, se fit sans sueur, sans évacua-

4.

Expérience II.

Un homme de de 27 ans était tourmenté, depuis six semaines, d'une très grande douleur à la hanche; la douleur envahit ensuite le bras droit avec une violence si grande que le malade poussait des cris déchirants le jour aussi bien que la nuit.

Malgré le soulagement apporté par les remèdes internes et externes, le mal demeura stationnaire ; les souffrances, après de courts intervalles de répit, reparaissaient encore plus fortes et beaucoup plus intolérables.

Je prescrivis matin et soir vingt grains de la poudre indiquée plus haut.

La première nuit, ce malheureux s'endormit aussitôt comme par miracle et ne ressentit aucune douleur. Non seulement celle-ci ne revint pas le lendemain, mais le corps entier, particulièrement vers les organes génitaux, fut affecté d'un prurit très cruel, et il se fit une éruption générale de pustules rouges remplies d'une humeur âcre.

Par suite, le malade recouvra la santé, eut bon appétit, vit

tions alvines ni flux d'urines; et il ne peut pas plus douter ici de *l'action insensible* du médicament qu'il ne l'a fait pour le stramoine et la jusquiame.

En réalité, l'aconit agit en vertu de la loi de similitude, et la production d'effets physiologiques n'est rien moins que nécessaire. Ce médicament produit des douleurs articulaires avec gonflement léger ou nul, aggravées par le mouvement.

Le malade a éprouvé un autre effet physiologique de l'aconit, la *diurèse* qui, comme on le sait (et c'est une des plus curieuses particularités de notre grand polychreste), coïncide souvent avec des sueurs profuses et même une diarrhée abondante.

Un mot sur la dose : Störck donne d'abord celle qui lui a réussi sur lui-même à produire la sueur, c'est-à-dire une quantité de trituration équivalente à 12 milligrammes par jour d'extrait de feuilles d'aconit; puis il arrive à 18 milligrammes. On ne dira pas qu'il est nécessaire d'avoir recours à des doses fortes, aussi bien pour provoquer la diurèse que pour la sueur : c'est une question de susceptibilité individuelle.

s'accroître ses forces; il offrait une douce moiteur par tout le corps, mais non cette sueur nocturne si copieuse que présentait le sujet de la précédente expérience.

Après avoir donné pendant huit jours la même dose de poudre, je fis prendre une purgation de cinq onces d'eau laxative de la Pharmacopée de Vienne, avec une drachme de sel polychreste. Cela produisit sept garde-robes, les pustules disparurent, le prurit diminua et les forces augmentèrent.

La poudre fut encore continuée quatre semaines, sans qu'on observât rien d'insolite. Vers la fin, le purgatif précédent fut réitéré, et la guérison fut dès lors complète. Voici maintenant cinq mois, il n'est pas survenu de récidive, malgré l'extrême inclémence de l'atmosphère.

Cette poudre dissout-elle la matière âcre adhérente aux plus petits vaisseaux qui avoisinent les tendons et les os, et obstruant ces vaisseaux ? Après avoir dissous ces âcretés, le médicament les chasse-t-il vers la périphérie ? C'est ce que semblent nous montrer les deux faits que je viens de rapporter (1).

(1) Störck n'abandonne pas l'hypothèse de l'expulsion de la matière morbifique, bien que les sueurs aient été ici plus que légères. Pourquoi s'en étonner? Les microbes n'ont-ils pas remplacé la matière âcre et ne dit-on pas qu'ils s'éliminent par les éruptions survenant au déclin de la maladie ? Mais il faut pénétrer plus avant la pensée de l'auteur. En disant que l'aconit dissout l'âcreté fixée autour des jointures, il commence à saisir *l'action élective* du médicament. S'il gâte tout en cherchant une explication enfantine de cette action, il obéit à la tendance instinctive de l'esprit humain, qui cherche à tout expliquer, et dont personne n'est jamais bien certain de se débarrasser.

La guérison de ce malade fit presque crier au miracle, et elle nous intéresserait encore plus, s'il était possible de faire un diagnostic rétrospectif : y avait-il des arthrites multiples, ou une sciatique, avec névralgie brachiale ? L'effet fut immédiat, et on pourrait proposer le cas en exemple à nos adversaires thérapeutiques ; car cette sédation complète et presque instantanée fut obtenue, après avoir pris 40 grains de la trituration au 80e, soit 24 *milligrammes d'un mauvais extrait de feuilles.*

Quelle est la nature de cette éruption secondaire ou critique ?

Expérience III.

Un jeune homme de dix-neuf ans fut, il y a trois ans, affecté d'une fièvre quarte tellement rebelle qu'elle ne cédait à aucun médicament. Cependant l'Ecorce du Pérou, donnée à haute dose et longtemps continuée, diminua la violence des accès, mais ne put les faire disparaître. Et aussitôt que fut cessé l'usage de l'Ecorce, les accès fébriles redoublèrent.

A mesure que l'amaigrissement se prononçait et que la cachexie faisait des progrès, les membres, toutes les jointures, l'épine dorsale étaient le siège, durant les accès de fièvre, d'une douleur violente, dilacérante et brûlante (aux extrémités).

Je donnai à ce malade dix grains matin et soir de poudre d'extrait d'aconit.

Le premier jour, il se produisit trois selles, et le second jour quatre.

L'accès fut beaucoup plus léger le troisième jour, on n'observa que très peu de douleurs et, à la fin seulement, une sueur profuse. Les forces, cependant, n'étaient pas diminuées.

Le troisième, le quatrième et le cinquième jour, la diarrhée se montra encore assez souvent sans prostration des forces, bien plus, avec un sentiment accusé de soulagement.

Le sixième, on ne remarqua a .tre chose qu'un très léger frissonnement, un mouvement de chaleur vague et court et bientôt ensuite une sueur très abondante.

Le septième jour, la diarrhée cessa et les selles devinrent solides.

Il en fut de même le neuvième : en même temps, l'appétit reparut, les nuits se firent tranquilles et, avec le sommeil, les

Est-elle pathogénétique, comme l'a cru Hahnemann qui l'enregistre? Ce qui porte à le croire, c'est qu'elle était accompagnée de *prurit*, symptôme important d'aconit.

forces se restaurèrent. Ce jour-là, il y eut bien une faible sueur et une chaleur passagère dans les membres, mais, par ailleurs, un bien-être complet.

Passé ce moment, il n'arriva plus d'évacuation sensible, ni par l'urine, ni par l'intestin, ni par la peau. La poudre fut continuée à la même dose pendant trois semaines, et à cette époque le malade était parfaitement guéri. Deux mois se sont écoulés depuis, et la fièvre ne s'est pas reproduite.

L'*Aconit* a donc fait ce dont ni l'Ecorce du Pérou, ni aucun remède n'avaient pu venir à bout (1).

EXPÉRIENCE IV.

Une jeune fille, de vingt et quelques années, présente depuis quatre ans une tumeur de consistance véritablement osseuse, occupant presque tout le côté gauche de la face. Elle est immobile, et l'on jurerait qu'elle a son origine dans le squelette.

(1) Ce cas est en effet fort curieux, et nous regrettons d'autant plus la pauvreté de détails de l'observation sur les symptômes particuliers de cette *fièvre intermittente*, que nous sommes loin d'être fixés sur les indications de l'aconit dans cette maladie ; il peut cependant s'y montrer efficace, et Gubler rapporte aussi deux guérisons empiriques. L'expérience clinique positive nous manque certainement sur ce sujet (voir *Mat. Méd.* du Dʳ P. Jousset, t. I, p. 63), et on ne peut que s'en rapporter provisoirement aux caractères bien connus du mouvement fébrile d'aconit.

On ne paraît pas avoir dépassé ici la dose de 6 milligrammes d'extrait d'aconit : la diarrhée qu'elle provoqua d'abord s'éteignit ensuite d'elle-même. Je suppose que Störck n'eut jamais la pensée d'attribuer la guérison à cette évacuation, puisqu'il savait l'impuissance des purgatifs dont l'abus lui était familier.

Pour en finir avec la valeur des observations de Störck, il faut distinguer sa véracité qui est hors de doute et la précision clinique, pour laquelle — étant donné le temps où il écrivait — il convient de se montrer moins exigeant. Aussi ne saurions-nous partager l'opinion du Docteur *Dudgeon* qui déclare (MATERIA MEDICA : *Londres*, 1884, vol. I, p. 6) que la relation de Störck est exagérée et non scientifique.

Sous la mâchoire inférieure on remarque de nombreuses glandes tuméfiées, et très dures. Aussi le mouvement de la mâchoire était-il très limité, difficile et douloureux.

Les médications les plus résolutives, les mercuriaux, appliqués intus et extra, non seulement n'amenèrent aucune amélioration, mais excitèrent d'assez grandes souffrances pour empêcher le sommeil.

La ciguë, employée à forte dose durant plusieurs mois, n'augmenta ni ne diminua le mal.

Voici trois mois que cette malade use de la poudre d'extrait d'aconit et de sucre, et la tumeur n'a pas été seulement rendue plus molle et par suite plus mobile, mais elle a perdu beaucoup plus de la moitié de son volume, et la mâchoire est bien plus libre dans ses mouvements.

La nuit, il se produit des sueurs copieuses, suivies d'un sentiment de soulagement; par ailleurs, aucune évacuation apparente. L'appétit est bon, les forces intactes et le sommeil paisible.

Chaque jour on donne *une drachme et demie* de la poudre ; il n'en résulte aucun effet fâcheux, et le volume de la tumeur diminue progessivement.

Le ventre est paresseux, c'est pourquoi toutes les trois semaines on fait prendre une purgation composée de vingt grains de sel polychreste et de quarante grains de poudre de racine de jalap (1).

Expérience V.

Une femme de quarante ans et plus, était depuis plusieurs

---

(1) De quoi s'agissait-il ? D'un *enchondrôme*? Quoi qu'il en soit, l'action de l'aconit sur les tumeurs est, pour nous, chose tout à fait inconnue. Malgré l'absence de données pathogénétiques, ne serait-il pas intéressant de reprendre expérimentalement les essais de Störck ? La dose employée a été de 0,07 centigrammes de son mauvais extrait.

mois traitée par la ciguë d'une tumeur très dure, grosse comme
un œuf d'oie, attachée au-dessous de la parotide droite. Mais
cet hiver, elle a été prise de douleurs rhumatismales si violentes et si rebelles qu'elle ne pouvait dormir, ni déglutir les aliments à cause des souffrances, et les médicaments employés
ne purent la soulager.

Elle eut enfin recours à mes conseils, et je lui donnai aussitôt la poudre d'extrait d'aconit, à la dose de dix grains matin
et soir.

Le premier jour, le traitement procura huit selles : bientôt
après, les douleurs diminuèrent ; le quatrième et le cinquième,
la malade pouvait mouvoir tous les membres sans douleur et
se sentait tout à fait bien.

Je lui prescrivis cependant de prendre encore la poudre plusieurs semaines, de peur que les douleurs ne vinssent à récidi-
ver. Elle suivit mon avis, et remarqua la troisième semaine
que la tumeur, contre toute attente, était plus petite, plus mobile
et plus molle. On fit donc prendre quotidiennement trente grains
de la poudre : aucune évacuation manifeste ne s'est produite,
toutes les douleurs ont disparu, l'embonpoint renaît, et la tumeur s'amoindrit graduellement (1).

<h2 style="text-align:center">EXPÉRIENCE VI.</h2>

Je répète le même essai sur une jeune personne de vingt ans
passés, qui a pris la ciguë pour des tumeurs squirrheuses du
cou, pendant trois mois, sans beaucoup d'effet : sous l'influence

---

(1) Encore une tumeur qui s'est bien trouvée de l'aconit ! Mais la
disparition rapide de ce rhumatisme articulaire aigu (?) est encore
plus remarquable. Il ne se produisit pas de sueur ; il semble du moins
que Störck n'eût pas manqué de nous l'apprendre. Nous sommes également fixés sur le rôle négatif de la diarrhée. Dose pour le rhumatisme : 0,012 milligrammes.

Comme indication précise de l'aconit, on ne voit que l'intensité des
douleurs, qui est certainement un signe de quelque importance.

de la poudre d'aconit, les tumeurs diminuent et deviennent mobiles.

Le second mois touche à sa fin, et il ne persiste que peu de traces de l'affection. Les cinq dernières semaines, il a été pris tous les jours une drachme entière de la préparation : l'appétit est bon, le sommeil calme, les forces entières.

Il en résulte que le médicament n'a fait aucun mal et s'est montré fort utile (1).

Expérience VII.

Chez une autre jeune fille, de vingt-deux ans, j'ai employé le même médicament, pour une vaste tumeur dans la région iliaque droite. J'avais voulu auparavant me servir de la ciguë, mais la susceptibilité particulière de la malade ne lui permit pas de la supporter : il en résultait de l'anxiété et des vomissements. Elle prit matin et soir dix grains de la poudre d'aconit, et il y eut deux ou trois selles par jour.

Cette demoiselle avait depuis six mois un dégoût prononcé pour la viande qui lui faisait faire des efforts de vomissement, dès qu'elle en sentait seulement l'odeur. Mais après trois jours de traitement par l'aconit, elle commença à sentir de l'appétit pour la viande, elle en mangea et digéra parfaitement.

La troisième semaine de la médication, le volume de la tu-

(1) Comme pour la plupart des tumeurs dites squirrheuses que Störck traite par la ciguë, il a eu, sans doute, affaire ici à des *adénites scrofuleuses*, pour lesquelles l'emploi de l'aconit a quelque droit de nous étonner. Cependant il a eu des imitateurs ; on sait, en effet, que R. Hughes a compulsé, pour le grand ouvrage de Allen, les sources où a puisé Hahnemann. Or le célèbre homœopathe anglais nous apprend que parmi les 9 expériences pathogénétiques de Greding, 4 d'entre elles ont été faites sur des femmes affectées d'adénites scrofuleuses. D'un autre côté, Dudgeon (loc. cit., p. 138) rapporte à Greding, comme à Störck, des guérisons d'engorgements ganglionnaires : quelques-uns des quatre sujets d'expériences, cités tout à l'heure, ont donc bénéficié de l'aconit dans une mesure plus ou moins grande.

C'est une question à reprendre.

meur était beaucoup diminué, et il s'écoula par le vagin une
grande quantité de liquide épais et jaune.

Au bout de deux mois, la tumeur avait presque entièrement
disparu : l'appétit est excellent, les forces augmentées ; cependant le même liquide jaune et épais continue à couler abondamment des parties génitales (1).

Expérience VIII.

Une personne de trente ans passés s'est aperçue, depuis plusieurs années, du développement, dans les deux seins, de tubercules de diverses grandeurs, mobiles : ils devenaient douloureux par intervalles, et la douleur cessait chaque fois spontanément, sans aucun remède. Habituée à d'autres misères encore, elle négligea cette affection.

A la longue, le volume des tubercules s'accrut et ils se réunirent, dans chacune des mamelles, en une seule masse dure, plus grosse que le poing d'un homme vigoureux ; les douleurs arrivèrent à être si grandes et continues que la malade dut s'aliter.

Des deux côtés, la peau bleuâtre sur toute la surface des tumeurs s'ulcéra, et il s'écoula un liquide âcre, brûlant, corrosif pour les surfaces voisines.

Mais la ciguë, à laquelle on s'adressa, n'imposa pas seulement des limites au mal, elle guérit les ulcérations, fit résoudre la tumeur en des tubercules plus petits, fit disparaître plus de la moitié de ceux-ci et calma les douleurs. Cette transformation si rapide et heureuse n'avait demandé que quatre semaines. Puis l'effet cessa d'être aussi apparent et prompt, si

(1) Abcès de la fosse iliaque droite, ou pelvi-péritonite suppurée, ouverte dans le vagin.

Le rôle de l'aconit se borna à soulager la malade efficacement. La cessation du dégoût pour la viande en fut l'effet le plus notable, et l'on n'ignore pas que l'*anorexie persistante* est un des symptômes les plus constants de l'aconit.

bien qu'après avoir continué le médicament huit mois, le mal se retrouva au même point.

Cependant la malade ne voulait pas interrompre, satisfaite du merveilleux effet des premières semaines du traitement, lesquelles avaient rendu son affection si supportable qu'elle avait pu reprendre son travail.

Aux approches du printemps, elle fut prise d'une toux très violente, à tel point qu'il fut nécessaire de lui faire plusieurs saignées et de l'obliger à garder le lit quelques semaines. La toux fut soulagée par les remèdes accoutumés; mais les tubercules mammaires reprirent à être extrêmement douloureux, et il s'y produisit de petites ulcérations, laissant suinter une humeur âcre.

Comme, pendant qu'elle toussait, elle avait absorbé beaucoup de médicaments et qu'en les avalant elle ressentait déjà des nausées, je ne voulus plus employer la ciguë; aussi lui fis-je prendre la poudre de sucre et d'extrait d'aconit qui est bien tolérée et réussit à petite dose.

Il y a maintenant deux mois que la malade la prend, et toutes les ulcérations sont recouvertes d'une cicatrice solide, les douleurs ont cessé tout à fait, les tumeurs squirrheuses si douloureuses qu'un long usage de la ciguë avait laissées stationnaires ont perdu plus de la moitié de leur volume. On constate de la vigueur, de l'appétit, le bon état de toutes les fonctions, sans qu'on ait eu occasion d'observer d'évacuation apparente et de quelque durée (1).

(1) Rien à dire au sujet des tumeurs ulcérées, de ces petits noyaux (tubercules) réunis en une seule masse, puis dissociés de nouveau, et nous disions tout à l'heure que l'action de l'aconit sur les tumeurs avait besoin d'être réétudiée. Mais il est fâcheux que Störck ne l'ait pas essayé au moment de cette *toux* quinteuse et violente. Le hasard ne l'a pas dirigé vers les maladies des voies respiratoires, comme il l'avait fait pour la jusquiame.

Remarquons que c'est parce qu'il est *bien toléré* et *réussit à petite dose* que l'auteur a donné l'aconit à une malade qui ne supportait plus la ciguë. Que n'a-t-il cherché à donner à de telles doses tous les médicaments ?

Expérience IX.

Une femme, âgée de 43 ans, était affectée d'une si atroce douleur dans le bras et dans le pied droit qu'elle criait jour et nuit, et aucune préparation d'opium n'avait pu amener de sommeil. J'eus aussi recours pendant quinze jours à divers médicaments, sans presque aucun soulagement : les forces tombèrent tout à fait, et la prostration devint considérable.

C'est alors que j'essayai la poudre mixte d'extrait d'aconit, en donnant vingt grains le matin et autant le soir ; il y eut un peu de diarrhée. Mais les douleurs furent rendues plus supportables, et dès la seconde nuit, la malade put dormir paisiblement trois heures. On continua donc, en répétant trois fois par jour la dose de vingt grains.

Le sixième jour, on vit apparaître, sur toute la surface du corps, des pustules larges, rouges, pruriantes, et à ce moment-là même, toute douleur disparut.

Après avoir continué encore l'aconit pendant trois jours, on fit prendre une purgation de six onces d'eau laxative de la Pharmacopée de Vienne, avec une drachme de sel polychreste. Il s'ensuivit douze garde-robes qui soulagèrent beaucoup, et à dater de ce jour, les douleurs ne reparurent plus, le bras et le pied recouvrèrent la liberté de leurs mouvements qui étaient impossibles avant l'usage de la poudre d'aconit (1).

Expérience X.

Il se trouvait, dans notre hôpital, un homme de trente et quelques années, couché depuis plus de neuf mois pour une

(1) Rhumatisme aigu ou névralgies ? Toujours est-il que, faute de renseignements, nous ne trouvons encore comme indications de l'aconit que la très grande intensité de la douleur. Il n'y eut pas de sueur.

S'agit-il d'une éruption cutanée pathogénétique ou critique ? Hahnemann a adopté la première opinion en indiquant ces pustules, d'après Störck, dans sa pathogénésie (voir obs. II), et son opinion est probablement exacte.

terrible affection goutteuse, à laquelle les remèdes internes et externes, employés à haute dose et pendant longtemps, ne servirent de rien.

Toutes les articulations du corps étaient tuméfiées et très douloureuses ; les mouvements des extrémités étaient impossibles ; de plus, insomnie et inquiétude nocturne.

Malgré les médications les plus variées et les plus utiles en d'autres cas, la maladie ne fut aucunement touchée, et aussi bien les symptômes semblaient s'exaspérer. La ciguë même, prise exactement à forte dose pendant quinze jours, n'apporta aucun soulagement.

Comme, en cet état lamentable, il ne restait pour ainsi dire plus de médicament qui pût faire espérer une guérison, j'engageai le docteur *Collin*, mon très savant collègue, à administrer à ce malade la poudre d'extrait d'aconit.

Peu de jours après, nous demeurâmes stupéfaits de l'admirable effet produit : non seulement toutes les douleurs étaient apaisées, mais les membres avaient repris quelque mobilité.

Au bout de deux semaines, le gonflement des articulations était déjà considérablement diminué ; les mains et les doigts étaient indolents, plus flexibles et avaient recouvré des mouvements spontanés. A la fin de la troisième semaine, le malade put se tenir debout et marcher avec des béquilles. Délivré de ses douleurs, il dormait à merveille, avait bon appétit, reprenait des forces et, quoique souvent interrogé à ce sujet, n'accusait aucun malaise provenant de l'usage de la poudre.

Vers le commencement du second mois, cet homme marchait sans béquilles, fermait la main gauche complètement et assez vigoureusement, mais ne pouvait en faire autant de la main droite, parce qu'il existait encore de la tuméfaction autour du poignet.

Après la fin du second mois, les membres avaient tous recouvré la liberté de leurs mouvements à un degré satisfaisant ; il n'y avait plus de douleur, et toutes les jointures avaient à

peu près leur volume et leur flexibilité normales. Cependant
la sensibilité des parties, auparavant distendues par la tuméfaction douloureuse, était restée plus vive ; mais cela est compatible avec l'état sain.

Le troisième mois terminé, ce malheureux quitta l'hôpital
en parfait état de santé.

Quelle satisfaction le savant Collin et moi retirâmes de cette
expérience, quiconque a du cœur le comprendra facilement.

Neuf mois, en effet, de soins assidus et tous les médicaments
possibles ne servirent de rien au malade : seule la poudre
d'extrait d'aconit parvint à le sauver et à le guérir, alors que
déjà nous le tenions pour perdu.

Les deux premières semaines, il prit quinze grains le matin
et autant le soir ; au commencement du second mois, on fit
prendre la même dose quatre fois, et il n'y eut pas besoin de
l'augmenter, attendu que l'effet désiré était obtenu. Pendant
ce traitement, on donna trois purgatifs dont chaque fois le malade se trouva bien (1).

Expérience XI.

Une femme de 40 ans souffrait cruellement des membres et
de toutes les jointures. Dans le principe, la douleur était errati-
que, puis elle se fixait sur une articulation ou sur une autre,

(1) S'agissait-il réellement ici de la goutte? On ne saurait le discuter
utilement. Nous avons traduit le mot *arthritis* de Störck par goutte :
c'est le sens que lui donnait Sydenham. Toujours est-il que la guérison
a été merveilleusement rapide et complète, *quoique le gonflement des
articulations affectées fut très marqué*. Notre école n'est donc pas
fondée absolument à dire que l'aconit ne convient qu'aux arthrites dépourvues de tuméfaction.

Il n'y eut aucune évacuation, ainsi que Störck le remarque avec sa
profonde honnêteté. Et, voyez combien est puissant l'esprit de systè-
me : il ne revient pas sur sa théorie thérapeutique humorale que cette
seule observation suffisait à condamner sans retour !

L'amélioration décisive a été obtenue avec une dose équivalente à
0,018 milligrammes d'extrait de feuilles. Puis cette dose a été augmentée, sans motifs, alors que le malade allait beaucoup mieux.

les parcourant toutes successivement et plusieurs fois ; enfin,
elle disparut à peu près entièrement pendant quelques jours.

Peu à peu s'étaient développés, aux articulations des mains
et des doigts, des nodosités et des tophus très durs ; ce qui pendant une année tout entière empêcha la malade de jouir d'une
bonne et solide santé.

Voici maintenant trois mois que les douleurs ont fixé leur
siège aux pieds et aux mains, parfois avec une telle intensité
qu'elle ne peut se tenir debout ni remuer les mains sans une
souffrance excessive ; la flexion des doigts est devenue impossible.

Mais, outre cet obstacle apporté aux mouvements par l'a-
cuité des douleurs, il existe aux articulations phalangiennes
des tophus (ressemblant à de véritables exostoses), dont le volume dépasse une grosse noix, qu'on ne peut toucher, tant ils
sont sensibles, et l'insomnie s'en est suivie. C'est dans cet état
que la malheureuse a été apportée à notre hôpital.

Comme, pendant tout le temps écoulé, elle avait usé des remèdes les plus variés sans en obtenir aucun effet, mon habile
collègue Collin crut qu'il était à propos de lui faire prendre
de suite la poudre d'extrait d'aconit.

C'est avec la plus vive satisfaction que, dans l'espace de trois
ou quatre jours, nous vîmes les douleurs cesser à peu près
complètement dans quelques endroits et diminuer dans les
autres, à tel point que les nuits étaient calmes, et l'appétit revenu, alors qu'auparavant il était complètement perdu.

Dès la seconde semaine, les mouvements des pieds et des
mains étaient déjà plus faciles. A la fin du premier mois, les
douleurs des mains avaient presque entièrement disparu, les
tophus étaient moins gros et supportaient une assez forte pression : les doigts pouvaient se fléchir.

Nous ne constations aucune évacuation provoquée ni par
l'urine, ni par la voie de la sueur ; la malade, auparavant
triste et affaiblie, reprenait de la gaîté, se tenait assise dans son
il, causait volontiers avec ses compagnes.

Le second mois terminé, il n'existait plus de douleurs aux mains : quelques-uns des tophus s'étaient résorbés ; les autres étaient ramollis et réduits à moins du tiers de leur volume primitif. Les mains pouvaient se fermer complètement et la vigueur s'accroissait chaque jour.

Tout le troisième mois, elle continua de prendre de la poudre ; les tophus se sont réduits pour ainsi dire chaque jour, et les souffrances ont cessé dans tous les membres et toutes les articulations. Le mois terminé, elle dit adieu à l'hôpital, parfaitement guérie par le seul usage de la poudre d'aconit (1).

Expérience XII.

Une servante, de vingt et quelques années, était affligée d'une affreuse maladie vénérienne.

Il s'était développé sur la tête des tophus qui dépassaient en grosseur un œuf de poule. Les glandes sous-maxillaires et les parotides s'étaient gonflées et concrétées en une seule masse volumineuse, de consistance osseuse. Ces parties tuméfiées et indurées, les articulations du corps entier et les membres étaient si douloureux que la malheureuse ne pouvait ni manger, ni reposer à l'aise et encore moins dormir ; la déglutition était très difficile et la mastication impossible. Il y avait enfin danger de mort, quand cette malade fut apportée à l'hôpital.

Le cas examiné comme il faut, et après avoir discuté tous les symptômes, ni M. Collin, ni moi, n'osâmes essayer les mercuriaux : il fallait une amélioration rapide, sous peine de voir la malade s'éteindre, soit par l'excès des douleurs, soit à

(1) Voilà une *goutte noueuse* (ou arthrite noueuse) au développement de laquelle l'auteur nous fait assister : la marche est aiguë et l'affection très douloureuse. Evidemment le mot tophus ne doit pas être pris à la lettre, il s'agit des nodosités spéciales à cette forme morbide. La dose n'est pas indiquée. Le succès fut si étonnant que nous devons penser que *c'est à tort que nous n'employons pas l'aconit dans l'arthrite noueuse.*

cause du défaut de nourriture et de sommeil et de la perte des forces.

Lorsque nous eûmes vu les excellents effets de la poudre d'extrait d'aconit et acquis, à la suite de nombreuses expériences, la conviction qu'on pouvait sans danger l'employer chez les malades, nous n'hésitâmes pas à y recourir sans délai.

Le second et le troisième jour, les douleurs commencèrent à s'apaiser, puis arrivèrent le sommeil, l'appétit et une déglutition beaucoup plus facile. La poudre détermina, d'autre part, de la diarrhée, plusieurs fois par jour, et une augmentation de la transpiration générale.

Dans l'espace d'un mois, non seulement les tophus diminuèrent, mais la masse indurée des glandes sous-maxillaires et parotides se ramollit beaucoup : nous doutions au début de la possibilité du fait, car le toucher aussi bien que le son, quand on percutait ces tumeurs avec un instrument léger, révélaient la dureté du tissu osseux.

Il n'y avait plus de douleur, les forces augmentaient chaque jour, le sommeil était excellent ainsi que l'appétit, et la mastication des aliments se faisait sans obstacle.

Le second mois, le tophus adhérent au milieu de l'os frontal s'ouvrit et donna issue à beaucoup de liquide ichoreux mêlé de sang. Quant aux autres tophus, on ne pouvait presque plus rien en voir ni en sentir au toucher.

Au commencement du troisième mois, l'induration glandulaire était résolue, les forces étaient restaurées et toutes les fonctions paraissaient être revenues à leur état naturel. Quelques traces de la tumeur qu'on observe encore du côté des joues diminuent tous les jours, de telle façon que cette malade semble devoir être délivrée de ses misères dans peu de temps.

L'ulcère résultant de l'ouverture du tophus du front était tout d'abord repoussant, avec les bords renversés, de mauvais aspect : on le recouvrit de charpie imbibée d'une infusion de ciguë, et il se remplit de bourgeons charnus qui donnèrent naissance à une cicatrice complète et solide (1).

EXPÉRIENCE XIII.

Un homme de plus de quarante ans, affecté d'une ankylose vraie de l'articulation du coude gauche, vint à notre hôpital.

Toute l'articulation était le siège, depuis plusieurs mois, d'une tuméfaction considérable, extrêmement douloureuse. Les remèdes externes et internes employés successivement pendant longtemps n'apportèrent aucune modification ; quelques-uns même augmentèrent beaucoup les douleurs.

On essaya la poudre d'extrait d'aconit, et en quinze jours la douleur disparut, en même temps que la tuméfaction, et l'articulation reprit sa mobilité normale.

EXPÉRIENCE XIV.

Une femme de 34 ans souffrait depuis quatre mois de douleurs très intenses dans la cuisse et le pied droit. Il n'y avait ni gonflement, ni changement de couleur de la peau.

Des remèdes de genre varié, à l'extérieur et à l'intérieur, étaient restés sans effet. la malade dut garder le lit, et les souffrances empêchaient le sommeil. Mais la poudre d'extrait d'aconit ne tarda pas à calmer les douleurs, à procurer le sommeil ; la guérison fut parfaite en trois semaines (2).

(1) Est-ce bien une *syphilis*, comme l'ouverture de la tumeur (gomme) du front le laisse supposer ? On voit encore que le mot *tophus* est pris par Störck pour synonyme de tumeur dure. Ce traitement nous est aujourd'hui bien inconnu, bien que Biett et Brera l'aient essayé.

(2) C'était vraisemblablement une « sciatique », et notre littérature est aussi pauvre sur le traitement de cette névralgie par l'aconit qu'elle est riche quand il s'agit de la prosopalgie. La clinique de Beauvais (de St-Gratien) ne contient qu'un essai à ce sujet, et il a été infructueux. Nous concluons toujours qu'il importe de reprendre les essais de Störck.

Des expériences que je viens de rapporter il résulte évidemment que l'extrait d'aconit est un médicament inoffensif et très efficace.

A faible dose, il obtient quelquefois ce que n'ont pu faire d'autres remèdes très violents et employés pendant longtemps (1).

La matière âcre qui s'attache aux articulations, aux tendons et aux os, irrite les nerfs et excite des douleurs si intenses, il la dissout, la met en mouvement et la fait expulser par l'urine, ou un flux diarrhéique, ou une transpiration insensible (2).

Il ramollit les tumeurs squirrheuses, les tophus et les nodosités et parfois les fait disparaître.

Il calme et enlève les douleurs atroces des jointures et des parties indurées.

Les ulcères rebelles aux autres médicaments sont par lui détergés et recouverts d'une cicatrice solide.

Dans certains cas, l'aconit surpasse la ciguë et peut guérir des maladies auxquelles celle-ci ne convient pas, ou sur lesquelles elle n'a pas eu d'action.

Cependant, il arrive aussi que l'aconit reste sans effet, et souvent alors la ciguë soulage et guérit la maladie (3).

(1) Il semble que cette constatation des merveilleux effets des « petites doses » aurait dû être le point de départ d'une « révolution thérapeutique ». Mais Störck se borne à être étonné du fait et n'a aucune envie de généraliser.

Il faut se souvenir, en effet, qu'il avait peur de l'aconit et l'essayait timidement : par hasard il avait à ce sujet une susceptibilité marquée, et obtint de la sueur. Dès lors, voulant guérir en provoquant les sueurs, il ne cherche pas à dépasser beaucoup la dose qui la lui avait fait obtenir sur lui-même. Et le fait demeura un cas particulier.

Van Helmont avait cependant (voir « Butler ») compris la raison des petites doses, et d'après les mêmes motifs qui auraient dû convaincre Davaine, quand il inoculait les virus à doses infinitésimales. Mais je renvoie à Van Helmont.

(2) Comme les évacuations médicamenteuses manquent souvent, Störck invente la transpiration insensible.

(3) Cette dernière catégorie d'observations fait défaut dans notre traité. L'auteur ne nous donne donc que le dessus du panier des observations de l'aconit. Cela est fâcheux à tous les points de vue.

On peut donc toujours dire, avec vérité, de la ciguë, qu'elle est un médicament extrêmement efficace dans des affections d'une cure très difficile.

Depuis l'époque où j'ai publié mon *Supplément sur la Ciguë*, beaucoup de nouvelles et très belles expériences ont été faites par nous.

De vrais squirrhes, invétérés et douloureux, disparaissent, de dangereux ulcères sont guéris, qui avaient été rebelles à toutes les autres médications. Un squirrhe de la mamelle, du volume d'un poing d'homme, recouvert d'une ulcération du plus mauvais aspect, gagnant continuellement en largeur et en profondeur, tomba en gangrène par l'emploi de la ciguë, et se détacha en totalité par suite de l'élimination de l'escharre : il en résulta une grande cavité qui, en continuant l'usage interne du médicament et faisant des lavages avec la décoction d'Ecorce du Pérou, fut bientôt comblée par des bourgeons charnus de bon aloi, puis fermée par une si belle cicatrice que le sein reprit tout à fait son volume et sa forme naturelle.

On guérit aussi entièrement de graves ulcérations de la langue et de la gorge, et l'on voit s'apaiser, par l'usage seul de la ciguë, les douleurs rhumatismales et goutteuses les plus invétérées (1).

Un vomissement chronique, ne cédant à aucun remède, fut à diverses reprises parfaitement enlevé par le même médicament.

Des cas de gale, de lèpre dangereuse de la face (traités précédemment sans succès par beaucoup de substances très énergiques) ont été guéris par la ciguë (2).

Des articulations gonflées, douloureuses et roides ont été,

(1) L'opposition des deux mots : *rheumatici et arthritici* montre que, comme je l'ai dit plus haut, Störck entend bien, par ce dernier, désigner la goutte.

(2) Il est, bien entendu, impossible d'être fixé sur la nature de ces affections chroniques de la peau ; tout au plus peut-on supposer que le mot de lèpre couvre un lupus.

chez beaucoup de malades, ramenées à leur état naturel et totalement guéries par les applications extérieures et l'usage intérieur de la ciguë. Les exemples les plus remarquables, parmi ces cas, seront décrits par mon très savant collègue Collin.

Ces expériences, et d'autres encore (1), sur l'usage de la *ciguë*, *du stramoine*, *de la jusquiame* et de *l'aconit* n'ont pas été pratiquées en secret, mais bien dans un hôpital ouvert au public, où un grand nombre de médecins très instruits et de chirurgiens furent à même de suivre les malades du commencement à la fin.

Nous nous félicitons surtout que le très illustre et libéral Baron Van Swieten (appréciateur équitable de ces questions) vienne souvent visiter notre hôpital, qu'il examine les malades servant aux expériences, observe avec attention le déclin des maladies et les progrès de la cure, de manière qu'il ne peut demeurer aucun doute sur la sincérité des faits, lorsqu'il a été ainsi témoin oculaire de plusieurs guérisons.

Nous *Lui* devons donc des remerciements infinis pour avoir daigné prendre cette peine ; *Sa* présence nous inspirait toujours un nouveau zèle pour continuer et rendre plus parfaites de nouvelles expériences.

REMARQUES.

Que celui qui veut employer ces médicaments chez les malades, commence toujours par les plus petites doses, en augmentant graduellement.

S'il survient le plus petit symptôme mauvais de l'usage d'un semblable remède, il faut s'en abstenir aussitôt.

Mais s'il n'en arrive aucun inconvénient, on doit augmenter

(1) Il n'y a donc aucun doute sur ce point que Störck ne nous a légué que ses plus brillants succès.

la dose d'une main lente et prudente, jusqu'à ce qu'on ait obtenu l'effet désiré ; il n'y a ensuite nul besoin de l'augmenter davantage, tant que le même effet continue.

Si quelqu'un a appris à connaître, par la pratique et l'expérience, quelque autre remède d'une puissance analogue à celle des miens, mais encore plus efficace et plus sûr, je le prie de l'employer de préférence.

Mais, au cas où il n'en existerait plus de pareil, chacun reste libre ou de donner l'un des miens, ou de le laisser de côté, en abandonnant le malade à son malheureux sort.

Personne ne pense cependant qu'il n'est pas du devoir de tout le monde d'examiner ce que lui dicte sa conscience, ce que lui commande l'amour que nous devons à notre prochain.

J'ai démontré quelle méthode devait être employée pour que ces remèdes puissent être donnés aux malades avec sécurité.

Il ressort aussi des expériences la connaissance des maladies dans lesquelles ils peuvent rendre des services. Cela suffit, en attendant que des travaux ultérieurs donnent davantage.

Le savant *Max. Locher*, médecin du grand hôpital *St-Marc*, a déjà essayé mes médicaments chez plusieurs malades : il n'en a observé rien de fâcheux et en a, au contraire, éprouvé les excellents effets ; quand il aura recueilli un plus grand nombre d'observations, il les publiera avec exactitude.

Le célèbre *Lehmacher*, dans une fièvre intermittente et dans une gonorrhée très ancienne, a vu réussir ma poudre de sucre et d'extrait d'aconit, après que tous les autres remèdes eurent été employés pendant très longtemps, sans aucun résultat.

Georges Hasenöhrl, médecin très expérimenté d'un hôpital d'Espagne, a donné à ses aliénés l'extrait d'aconit, à la dose d'une demi-drachme et d'une drachme entière en vingt-quatre heures, sans inconvénients, et il a obtenu de grandes améliorations.

Ces faits se répéteront-ils avec la même constance ? C'est ce que l'avenir nous apprendra.

Quoi qu'il en soit, j'ai préparé un champ qu'il nous faut

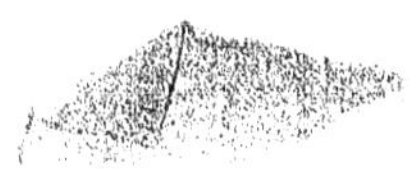

labourer et travailler, afin que les infirmités et les souffrances des malades arrivent à être diminuées, soulagées, guéries.

Au nom de l'humanité, je viens donc adjurer tous les bons médecins de vouloir bien aider mes efforts de leurs travaux, et faire progresser une œuvre qui paraît devoir être si salutaire à l'homme souffrant et malade.

Si d'aventure le siècle où nous sommes regarde nos travaux d'un œil dédaigneux, que cela ne nous décourage pas. La postérité nous jugera avec plus d'équité et nous en aura une re co naissance méritée.

PETIT TRAITÉ

DANS LEQUEL ON DÉMONTRE QUE

LA CIGUË

Non seulement peut être employée à l'intérieur avec la plus grande sécurité

MAIS EST EN MÊME TEMPS UN REMÈDE EXTRÊMEMENT UTILE DANS BEAUCOUP DE MALADIES QUI JUSQU'ICI ÉTAIENT RÉPUTÉES INCURABLES

PAR

ANTOINE DE STÖRCK

PRÉFACE

Il existe beaucoup de maladies que ni les médecins anciens
ni les modernes, même les plus habiles dans leur art, n'ont pas
su guérir, parce qu'on n'avait découvert aucun remède suffisant pour en triompher. Concentrer toutes nos forces vives vers
ce but de la découverte de semblables remèdes, c'est ce que la raison nous conseille et que notre devoir nous commande. Est-ce
que, par hasard, les plantes dont nous ignorons les propriétés,
ou que nous tenons pour suspectes, ne tiendraient pas en réserve une telle puissance ?

Oui, il me paraît que la *Ciguë*, que j'ai essayée comme médicament, devra être très utile pour résoudre des squirrhes invétérés et guérir des cancers. Cependant, je ne viens pas préconiser ici la vertu spécifique de cette plante pour ambitionner la
gloire d'avoir découvert quelque chose ; mon seul désir est que
mes efforts tournent à l'utilité des malades et aboutissent à un
résultat pratique. C'est pourquoi je ne voudrais pas qu'on vînt
troubler mes expériences par envie ou ambition (1).

Le présent opuscule est divisé en trois chapitres. Le premier
renferme la description de la plante et la préparation du remède. Le second passe en revue les cas dans lesquels celui-ci
a été employé. Le troisième ajoute quelques corollaires.

------

(1) Les travaux de Störck sur la ciguë sont ceux de cet auteur qu'on
a le plus contestés dans tous les temps. Mais l'accord est établi pour
proclamer la grande honnêteté de cet illustre médecin. On ne peut le
reconnaître en meilleurs termes que ne l'ont fait MM. A. Ollivier et J.
Bergeron dans l'article *Ciguë* du Dictionnaire de Jaccoud.

CHAPITRE I.

DE LA CIGUE.

Dans les lieux ombragés et humides, près des fossés, des talus et des clôtures des champs, croît cette *Ombellifère* qui fleurit en juillet. Les feuilles, attachées à des pétioles longs, épais et creux, se divisent irrégulièrement, comme celles du cerfeuil musqué, en plusieurs folioles étroites et d'un vert foncé. La tige haute, analogue à celle de la Férule, glabre, lisse, épaisse, fistuleuse, d'un vert glauque, mais parsemée cependant de quelques taches rougeâtres comme la peau des serpents, dépasse fréquemment trois coudées (1). Les ombelles sont rassemblées au sommet, et les fleurs blanches. Les semences qui leur succèdent ressemblent à celles de l'anis, mais sont un peu plus pâles. La racine, longue de neuf pouces, de l'épaisseur du doigt au niveau de la naissance de la tige, de pleine qu'elle était d'abord, devient fistuleuse : son odeur est désagréable et fétide. (Voir *Morisson*, t. III, p. 290.)

Cette plante a été appelée par les botanistes *Cicuta vulgaris*, et en allemand *Schirling* (2).

Pline écrit qu'on a souvent mangé impunément la tige à l'état frais.

Ray raconte que quelqu'un du nom de *Boulle* donnait la racine de ciguë, à la dose d'un scrupule, dans les fièvres malignes et quartes, la préférant à tous les diaphorétiques.

Reneaulme (Obs. 3 et 4) employait depuis un scrupule jusqu'à deux drachmes de racine de ciguë en nature, pour résou-

---

(1) C'est donc bien le *Conium maculatum*, grande *Ciguë* dont *Störck* s'est servi.

(2) Ainsi que l'a rappelé le *prof. Imbert-Gourbeyre* (*De la mort de Socrate*), le nom de *Cicuta* était autrefois commun à toutes les ciguës, le genre *Conium* ayant été créé par Linné. La langue française a retenu, sous le nom de ciguë, plusieurs genres différents.

dre les squirrhes (1) du foie, de la rate, du pancréas ; la racine se donnait en infusion.

Beaucoup d'emplâtres et de liniments renferment du suc de ciguë. Malgré tout, cette substance est mise à l'index par presque tous les auteurs ; elle est rangée parmi les poisons, son emploi est condamné, de sorte qu'elle a totalement disparu de la thérapeutique. Si la ciguë se trouve partout en abondance, elle n'a point accès dans nos jardins, elle ne sert pas à la nouriture des animaux et restait inusitée dans la médecine humaine. Elle poussait donc en vain, et se desséchait sans profit.

Cependant, comme nous avons tous appris que le *Dieu très bon* n'a rien créé qui ne fût bon et utile, je me suis déterminé à expérimenter les propriétés de cette plante avant toutes les autres, après avoir relu et consulté plusieurs écrivains anciens et modernes.

J'ai bien trouvé dans mes lectures qu'elle avait été employée à l'extérieur, surtout dans l'antiquité, pour dissiper les tumeurs froides, résoudre les squirrhes et calmer les douleurs du cancer. Mais il n'y avait qu'une voix pour la regarder comme un très redoutable poison à l'intérieur. Aussi c'était par l'usage externe qu'il convenait de commencer les essais.

A cet effet, ayant enfermé des feuilles de ciguë desséchées et concassées dans un sac de toile à mailles peu serrées, je les plongeai pendant quelques minutes dans un vase rempli d'eau bouillante, et après avoir exprimé le liquide superflu, j'appliquai ce cataplasme tout chaud sur les parties affectées.

Par ce moyen, je pus arrêter plusieurs fois les progrès de gangrènes graves, en sollicitant l'escharre à se séparer des parties vivantes. Pour les personnes qui ne pouvaient supporter ce cataplasme préparé à l'eau, soit à cause de son odeur désagréable, soit parce qu'il déterminait du prurit, je le fis faire avec du lait bouillant. Elles le supportèrent aisément ainsi et, loin d'en éprouver aucun mal, en retirèrent toutes du soulagement.

(1) Voir plus loin, p. 68, en note, la signification du mot *Squirrhe.*

Chez un sexagénaire, tourmenté depuis plusieurs années par des douleurs de goutte, des applications locales semblables, non seulement apaisèrent bientôt les douleurs, mais ramollirent entièrement et firent disparaître les tophus. Par suite, la maladie, dans ses attaques ultérieures, ne se montra ni si violente, ni si prolongée (1).

Dans le rhumatisme chronique et les douleurs goutteuses, j'ai quelquefois réussi, avec les pilules que je décrirai plus loin et les applications locales de ciguë, à donner aux malades un grand soulagement et à en délivrer entièrement quelques-uns. Il s'en est trouvé cependant que, malgré la persévérance dans le traitement, je n'ai jamais pu améliorer ; à aucun d'eux toutefois, autant que j'ai pu le savoir, le médicament n'a été nuisible.

Dans les écrouelles squirrheuses (2), les indurations des

(1) L'absorption par la peau n'étant pas douteuse à la suite de l'application des cataplasmes à demeure, le sexagénaire dont il est question recevait en fait des doses très petites de ciguë. M. le Dr P. Jousset est donc tout à fait fondé à dire (*Mat. méd.*, t. I, p. 551) que ce médicament est non seulement propre à calmer les douleurs articulaires, mais est de plus parfaitement indiqué dans la goutte par sa pathogénésie. La ciguë, en effet, a une action élective sur les articulations préférées par la goutte ; elle y produit de la douleur, de la fluxion, des craquements. C'est donc en vertu de la *loi de similitude* qu'elle a pu faire disparaître des tophus, éloigner et mitiger des attaques de goutte. Malgré l'insuffisance de son diagnostic et ses théories humorales, Störck voyait souvent juste, et nous sommes encore appelés à profiter de ses travaux.

(2) « *In Strumis Scirrhosis* » : C'est Laënnec qui a définitivement détourné le mot *Squirrhe* et l'adjectif qui en dérive du sens général qu'ils avaient chez les anciens, pour l'appliquer à une variété de cancer. (Galien définissait le squirrhe : une *tumeur dure, rénitente, indolente* (de ratione victus in acutis) ; Störck distingue si bien le squirrhe du cancer qu'il dit dans sa préface : « résoudre des squirrhes et guérir des cancers ». *Écrouelles squirrheuses* signifie donc pour lui : tumeurs scrofuleuses dures, rénitentes, indolentes. L'association des deux mots était familière aux anciens ; nous trouvons, en effet, dans Castelli, la définition suivante du mot *Strumd* : « idem quod *Scrophula*, est que *tumor scirrhosus glandularum*, vel in collo, vel sub alis, aut inguinibus, etc... » (*Lexicon*, ed. Genève 1746, p. 690). Cette définition tranche la question

glandes, des mamelles et les plus mauvais cancers, j'en ai vu
et éprouvé des effets considérables.

Là où il existe des tumeurs inflammatoires ou des œdèmes
aigus, on en retirera moins de profit. Les cataplasmes de ciguë
peuvent trouver place dans des cas de cette nature, après que
se seront produites les évacuations nécessaires (1).

Les emplâtres dans lesquels entre le suc de ciguë ont aussi
une grande utilité en médecine pour résoudre et dissiper des
affections qui ont résisté à tous les moyens. Je fus ainsi conduit à me demander si le suc de ciguë ne tiendrait pas en réserve une puissance résolutive, pénétrante et curative ?

J'exprimai le suc de la ciguë (2), et le fis épaissir en consistance d'extrait dans un vase de terre, sur un feu très doux.

Essayer immédiatement cet extrait sur l'homme eût été
coupable. Aussi je fis choix d'un chien de petite taille, affamé,
auquel je donnai trois fois lejour un scrupule d'extrait avec
un morceau de viande. Puis je me préparai à suivre avec le
plus grand soin et une attention minutieuse les changements
qui pourraient survenir chez le chien. Mais cet animal demeura bien portant, vif, attendant impatiemment sa pâtée.

et permet d'être plus équitable envers Störck. Scrofule, d'ailleurs, à
cette époque et plus tard, est surtout synonyme d'induration glandulaire
du cou, de l'aisselle, de l'aine.

Squirrhe cependant, pour les Anciens, voulait quelquefois dire : cancer dur, peu douloureux, à marche lente ; mais alors on ne manquait
jamais d'adjoindre à ce mot l'épithète de *verus*, ou *perfectus*, ou *ex-
quisitus*, ou *legitimus* (Vide GALIEN, DE METHODO MEDENDI, l. 14, ch. 6).
Et nous verrons que Störck s'exprime toujours ainsi lorsqu'il croit à
l'existence d'un cancer.

Störck convient d'abord qu'il n'a pas été le premier, dans des cas
semblables, à donner la ciguë, même à l'intérieur. Il aurait pu citer
Arétée, Avicenne, Etmuller, etc...

(1) Il faut ici lire sous les mots et la théorie : la ciguë est très utile
pour résoudre les indurations qui succèdent à l'ouverture d'un abcès ou
à la délitescence d'un phlegmon ; c'est une indication confirmée par la
clinique moderne.

(2) Voir plus loin, p. 72 : l'extrait de STÖRCK est préparé avec la
partie verte de la plante.

Le second jour, même quantité d'extrait et même observation.

Le troisième, je ne remarquai pas davantage de mauvais symptôme.

Devenu par là plus hardi, je tentai l'expérience sur ma propre personne. Soir et matin, je pris un grain d'extrait, buvant par-dessus une tasse d'infusion de thé, et observai un régime un peu plus sévère, afin de m'apercevoir de suite s'il surviendrait dans mon économie quelque chose d'insolite. La même dose fut continuée pendant huit jours, et je n'en ressentis aucune incommodité, continuant à être agile, robuste, en possession d'une excellente mémoire, d'un appétit parfait et d'un sommeil paisible.

La semaine suivante, j'augmentai la dose et absorbai matin et soir deux grains à la fois, sans qu'il en résultât rien de mauvais, ni aucun trouble fonctionnel quelconque. J'étais, dès lors, autorisé en toute conscience à essayer ce médicament sur les autres (1).

Quelles propriétés pouvaient résider dans la racine de ciguë ? Je voulus aussi le savoir.

La racine récente, quand on la divise, laisse échapper un suc laiteux dont le goût est âcre et amer. J'en goûtai une ou

______

(1) Quel respect pour la vie et la santé de ses semblables ! Avec quelle prudence Störck procède ! D'abord les animaux, puis lui-même, enfin les malades. Jamais la terrible responsabilité du médecin ne fut mieux comprise.

L'extrait ainsi préparé avec les feuilles contient, dit-on, près de la moitié de son poids de substances inertes, et il ne retient guère de *conicine*, dont la plus grande partie se volatilise. De l'extrait de suc de feuilles, même beaucoup mieux préparé que celui de Störck, on a souvent donné plus de 1 gramme, sans provoquer de symptômes physiologiques, si ce n'est chez quelques sujets doués d'une susceptibilité toute particulière. Un pharmacien de Clermont-Ferrand a même assuré à M. *Imbert-Gourbeyre*, qu'il avait avalé, sans aucun effet, 6 grammes d'un extrait préparé par lui-même (*loc. cit.*). Réveil a vu donner 15 grammes d'extrait à un enfant. C'est donc une préparation très incertaine.

deux gouttes sur la langue. Bientôt elle devint d'une rigidité singulière, augmenta de volume, fut le siège de douleurs vives et ne me permit plus l'articulation d'un seul mot.

Epouvanté de ce fâcheux accident, je demeurai très anxieux. Mais je me rappelai avoir lu dans les auteurs que les acides corrigent efficacement les effets de médicaments semblables et affaiblissent leur causticité. En conséquence, j'arrosai toute la surface de la langue de suc de citron et en frottai la pointe : je ressentis aussitôt après un grand soulagement, les douleurs disparurent, ainsi que la tension, et je pus balbutier quelques mots. Au bout d'un quart d'heure, je répétai le même moyen et commençai à parler un peu plus librement. Ce n'est toutefois qu'après avoir appliqué du jus de citron à diverses reprises, pendant deux heures, que la langue eût recouvré sa liberté complète et que toute crainte s'évanouit.

N'est-ce donc pas dans le suc de la racine que se cache le poison le plus énergique ? Desséchée et réduite en poudre, la racine est cependant moins dangereuse ; car j'en ai avalé plusieurs fois un grain ou deux sans inconvénients (1).

(1) Störck semble ne pas avoir déployé ici sa sagacité ordinaire. De ce que le suc de la racine de ciguë a produit sur sa langue des effets remarquables, il conclut à l'énergie plus grande de la racine comparée aux autres parties de la plante. Mais notez bien qu'il n'a pas fait la même expérience pour le suc de feuilles. Sans conclure, comme *Scaliger*, à l'inactivité de la racine, parce qu'on aurait pu quelquefois la manger en salade, on tend à la considérer comme la partie la moins active de la plante, bien que M. *Imbert-Gourbeyre* ait cité des cas d'empoisonnement (*loc. cit.*) Ainsi que l'ont prouvé *Devay* et *Guillermond* (RECHERCHES SUR LE PRINCIPE ACTIF DE LA CIGUE), ce sont les semences recueillies un peu avant la maturité, qui représentent le maximum d'activité de la plante, et c'est d'elles qu'on retire aujourd'hui la *Conicine*. La richesse des diverses parties de la plante en alcaloïde varie du reste beaucoup, suivant les saisons. Au printemps, il paraît que l'on peut manger les jeunes pousses, et la cuisson enlève le principe toxique en majeure partie : on s'explique donc que *Pline* ait pu dire la ciguë *comestible*. Quoi qu'il en soit, Störck a observé sur lui-même un des effets pathogénétiques bien connus de la ciguë : une *parésie* très marquée de la *langue*.

Lorsque j'eus acquis la certitude de ces faits, je préparai
les pilules suivantes :

Prenez : Parties vertes de la cigüe Q. S. Exprimez le suc
et, tandis qu'il est frais, faites le cuire dans un vase de terre,
sur un feu très doux (en agitant souvent, de peur qu'il ne
brûle), jusqu'à consistance d'extrait épais. Réduisez cet extrait en masse pilulaire, au moyen de q. s. de poudre de feuilles de ciguë, et faites des pilules de deux grains (1).

En faisant cuire la ciguë, quelque temps, dans une suffisante quantité d'eau, puis exprimant le suc, on fait un extrait
moins efficace, et cependant utile.

On peut recouvrir les pilules de feuilles d'argent ou d'or, ou
les rouler dans une poudre quelconque, afin d'éviter leur
odeur désagréable. L'extrait se peut encore employer en bols,
en mixture, ou sous toute autre forme convenable, pour que
l'usage prolongé du médicament ne dégoûte ni ne fatigue les
malades.

J'ai toujours débuté par une très petite dose, en ne donnant tout d'abord qu'une seule pilule matin et soir, pour arriver, le troisième ou le quatrième jour, à répéter la dose trois
fois dans la journée. Au bout de huit jours, je commence à
en donner, trois fois le jour, trois à la fois, et c'est suivant
une progression analogue que (si le besoin l'exige) je vais peu
à peu en augmentant jusqu'à ce que je sois arrivé à faire prendre, dans les vingt-quatre heures, une drachme ou une drachme et demie (2).

Je n'ai jamais observé aucun accident, bien que j'aie employé ces pilules pendant un ou deux ans, sans interruption,

____

(1) M. *Dujardin-Beaumetz* (DICT. DE THÉRAP., t. II, p. 24) dit que l'extrait de Störck était fait avec les feuilles. Le texte porte cependant non
pas *foliæ*, mais *herba*, que je crois traduire plus exactement par *parties
vertes*. Störck excluait la racine qu'il croyait trop active. La saison de
la récolte n'est pas indiquée ; mais c'était vraisemblablement avant l'époque tardive où les graines se chargent de conicine.

(2) Environ 4 ou 6 grammes.

même chez des personnes saines. Par la suite, il m'est arrivé de commencer d'emblée la cure par une plus forte dose et de donner, en débutant, deux ou trois fois par jour, deux, trois ou quatre pilules, lorsque j'avais constaté l'excellence du tempérament et l'intégrité des forces. Il n'en convient pas moins de commencer en général par une petite dose ; car il y a des idiosyncrasies qu'affectent les médicaments les plus inoffensifs. Pour éviter les accidents chez de tels sujets, et arriver peu à peu à connaître leur susceptibilité, il ne faut procéder qu'en toute sécurité (1).

Après chaque prise de pilules, on fait boire une ou deux tasses d'infusion de thé ou de bouillon de veau.

---

(1) On voit que Störck, observateur si sagace, a parfaitement saisi la *loi de contingence*, et les variations infinies de la susceptibilité individuelle aux médicaments. S'il eût compris la nécessité de la constitution de la matière médicale expérimentale, il eût recueilli avec soin les symptômes que plus tard HAHNEMANN devait surtout obtenir des doses atténuées.

La tolérance toxique pour le *Conium* paraît être excessive. Dans les empoisonnements, en effet, produits par cette substance, nous ne voyons pas survenir ces perturbations qui servent en général d'avertisseurs : vomissements, malaise, anxiété, douleur, etc., la paraplégie arrivant souvent d'emblée. M. *Imbert Gourbeyre* (loc. cit.) cite des exemples de ce début insidieux d'accidents graves sur des malades en traitement. Cependant, chez de tels malades, l'observation des symptômes isolés, comme les accidents oculaires par exemple, est très commune. Je devais faire ces remarques pour montrer avec quelle facilité on peut être entraîné à donner des doses excessives de ciguë qui, nous le verrons plus tard, peuvent devenir très dangereuses.

CHAPITRE II

CAS I

Une belle jeune fille avait depuis trois ans la parotide gauche tout à fait squirrheuse, d'un rouge intense, tantôt traversée par des douleurs aiguës, tantôt tout à fait indolente, et dépassant en volume la grosseur du poing.

Plusieurs médecins et chirurgiens avaient employé beaucoup de remèdes internes et externes, qui tous étaient demeurés sans effet. La malade s'adressa enfin à M. *Leber*, chirurgien de l'hôpital civil, qui m'appela en consultation. Examinant avec soin le cas, les formules et les prescriptions, nous vîmes que les médicaments les plus résolutifs, les plus fondants, avaient été employés à l'intérieur et à l'extérieur. Notre conclusion fut donc qu'il ne restait plus à donner que l'esprit de grain avec le mercure sublimé.

En conséquence, après avoir appliqué sur la peau un emplâtre de ladanon, nous fîmes prendre l'esprit de grain, etc., et prescrivîmes en outre à la malade de boire abondamment d'une décoction de racines de chiendent, de chicorée, de pissenlit, etc. Ces moyens exactement employés pendant trois semaines, nous ne remarquâmes aucune modification de la tumeur.

Nous décidâmes alors d'essayer les pilules préparées avec la ciguë. Je commençai par un seul grain, à prendre matin et soir, en ayant soin de faire boire par-dessus une ou deux tasses d'infusion de fleurs de sureau.

Huit jours après, la malade nous revint soulagée, nous conta toute joyeuse et nous fit voir que la tumeur était moins grosse, plus molle, plus mobile. Satisfaits de l'effet produit, nous convînmes que cette jeune fille, très désireuse de recouvrer sa beauté, continuerait le même remède.

Une nouvelle semaine écoulée, nous la revîmes encore, mais le mal était à peu près dans le même état. C'est pourquoi j'aug-

mentai la dose, en donnant deux pilules matin et soir : aussitôt, dans l'espace de trois jours, l'induration de la glande diminua de plus de moitié. En continuant la même dose, toute dureté disparut en six semaines ; mais il resta à la place une
poche flasque et pâteuse.

Je donnai donc un purgatif et fis frictionner ce sac flottant
avec des compresses imprégnées de vapeurs aromatiques de
mastic, d'oliban, de myrrhe : cela eut une telle efficacité que
six jours suffirent, à peu près, pour effacer cette disposition de la
peau, et la jeune fille récupéra entièrement son ancienne beauté.

Après l'avoir ainsi guérie, je la présentai à notre très illustre
doyen *Van Swieten*, en lui rapportant toute l'observation (1).

CAS II.

Une femme de plus de 30 ans avait, depuis plusieurs années,
cette infirmité que tantôt sous les aisselles, tantôt aux aines,
tantôt au cou, les glandes se gonflaient.

Par l'application d'un emplâtre et un purgatif, ces tumeurs
disparaissaient toujours dans les premiers temps ; mais par la

---

(1) Vraisemblablement, il s'agit plutôt d'une adénite scrofuleuse de la
région parotidienne que d'une tumeur de la parotide : nous savons d'ailleurs que MILCENT a prouvé que la très grande majorité des observations
de Störck se rapporte à la scrofule. Nous verrons le médecin de Vienne
commettre des erreurs de diagnostic ; mais, ainsi que je l'ai relevé dans
la note 2 de la page 68, il connaissait fort bien lui-même ce pouvoir de
la ciguë dans la scrofule, puisqu'il la recommande « *in strumis scirrhosis* » : la tradition le lui avait d'ailleurs appris.

Lors donc qu'il fait usage du seul mot *scirrhus*, sans ajouter d'é-
pithète, ou de qualificatif, ou du mot *scirrhosus*, ne sous-entend-il pas
l'espèce morbide scrofule? Rien, du moins, ne s'oppose à cette opinion.

J'ajouterai, pour ceux de nos lecteurs qui ne seraient pas versés dans
la matière médicale hahnemannienne, que la tuméfaction douloureuse des
ganglions lymphatiques est au nombre des symptômes pathogénétiques
de *conium maculatum*, que par conséquent son *action élective* sur les
glandes, bien étudiée par Störck, s'exerce ici en vertu de la *loi de similitude*.

La guérison de ce premier cas fut rapide : deux mois (63 jours), et
l'effet du médicament paraît incontestable.

suite elles devinrent plus rebelles, si bien que quelquefois elles
s'ulcéraient sous l'emplâtre : les plaies, après avoir fourni un
abondant écoulement de liquide ichoreux, se cicatrisaient spontanément en quelques semaines.

Les forces diminuèrent peu à peu, les pieds se gonflèrent et
les glandes axillaires s'engorgèrent ; enfin, la mamelle droite
augmenta de volume et devint squirrheuse en totalité. Un emplâtre ayant été appliqué, des douleurs aiguës envahirent bientôt le sein : sur l'induration générale s'élevèrent des bosselures,
la couleur devint pourpre, puis livide ; enfin, la peau s'étant
rompue en deux endroits au prix de grandes souffrances, il
se forma deux ulcères *chancreux* qui laissèrent écouler un
ichor âcre et fétide. La douleur s'exaspérait chaque jour vers le
soir.

Beaucoup de médecins et de chirurgiens furent consultés,
nombre de remèdes pris, sans qu'il en résultât jamais aucun
soulagement. La malade vint enfin me trouver le 14 septembre
1757 : ayant tout examiné avec soin, je pensai que l'occasion était
excellente d'essayer les pilules, et j'en donnai deux matin et soir,
dont chacune ne pesait qu'un seul grain, en faisant boire par-
dessus une infusion de feuilles de véronique.

Le 22 septembre, je vis que la couleur livide était changée
presque partout en rouge clair, et naturelle çà et là : les dou--
leurs étaient beaucoup plus supportables et, au lieu de l'ichor
fétide, il apparut du pus délayé.

Le 2 octobre, la couleur de presque tout le sein était normale, la dureté et le volume étaient moins grands, les douleurs minimes, le pus de bonne nature.

Le 14 octobre, la mamelle se reprit à gonfler, à rougir, avec
tension, douleur considérable et écoulement d'ichor, au lieu de
pus. Je m'affligeai du fâcheux résultat de l'expérience, mais
cependant ne perdis pas espoir, parce qu'en questionnant attentivement, j'appris que l'époque des règles était imminente et
que cette circonstance était capable de réveiller la cause du mal :

je conseillai donc à la malade de continuer les pilules sans interruption.

Le lendemain les règles apparurent, le sein se dégonfla, revint à sa couleur normale, fut moins douloureux ; ce qui encouragea la patiente à persévérer dans le traitement.

Le 24 octobre, je trouvai l'organe beaucoup plus petit, plus mou, le pus de qualité excellente, et je recommandai de prendre matin et soir trois pilules.

Le trois novembre, il sortit des plaies une grande quantité de pus bien lié, le sein diminua, des fourmillements répétés s'y firent sentir, et en même temps les tumeurs de l'aisselle droite commencèrent aussi à fondre.

Le 19 novembre, la malade raconta que les règles étaient revenues au jour fixé, et qu'alors la mamelle s'était de nouveau fluxionnée, que les douleurs s'étaient aggravées, mais que n'en redoutant plus les conséquences, elle n'avait pas suspendu les pilules. En examinant, j'observai que toute la partie située au-dessus du mamelon offrait une consistance et un volume presque naturels, tandis que celle qui s'étendait au-dessous avait encore la dureté de la pierre : je fis prendre quatre pilules matin et soir.

Le 2 décembre, cette femme revint découragée et nous confia qu'un retour de douleurs très aiguës au sein l'empêchait de dormir, que l'appétit était tout à fait perdu, la bouche amère, pâteuse, et qu'elle éprouvait des éructations fétides et fréquentes. Mais elle avoua en même temps la cause de ces symptômes : c'est qu'elle avait mangé de la chair de porc fumée et coriace, et du chou insuffisamment cuit : aussitôt survinrent de la pesanteur à l'estomac, des nausées et la recrudescence des douleurs. J'ordonnai alors un purgatif de rhubarbe de choix (2 scrupules) et de crème de tartre (1 scrupule), lequel procura cinq selles, rétablit rapidement l'appétit et apaisa le reste des symptômes. Cela fait, j'arrivai à cinq pilules de deux grains, matin et soir, ce qui était une quantité beaucoup plus forte qu'auparavant.

Le dix-huit décembre, la malade nous dit que pendant l'époque menstruelle, elle avait à peine souffert et que la couleur de la peau des parties malades n'avait pas changé. Recherchant la tumeur de l'aisselle, je la trouvai beaucoup plus petite et très mobile ; les ulcérations étaient de bel aspect et semblaient déjà marcher vers la guérison, le pus qu'elles donnaient étant d'une consistance et d'une couleur parfaites. La moitié du sein au-dessus du mamelon était tout à fait normale, quant à la couleur, au relief, à la consistance ; mais l'autre moitié, rebelle malgré tout, conservait une dureté pierreuse. On pouvait donc légitimement mettre en doute sa résolution future ; néanmoins la malade, témoin d'un si étonnant progrès, se promit de continuer exactement l'usage des pilules et pria de ne pas le lui refuser. J'eus recours désormais à six pilules matin et soir.

Le 24 décembre, nouveau retour de grandes douleurs à la mamelle, tension et rougeur vive. Ces symptômes fâcheux étaient survenus, au dire de cette dame, parce que trois jours auparavant, les ulcérations, recouvertes de croûtes épaisses, ne permettaient pas le libre écoulement du pus. Aussi, dans le but de ramollir les croûtes, je fis appliquer un emplâtre de spermaceti.

Le lendemain, les croûtes tombèrent, et il s'écoula une sérosité mordante, puis du pus ; bientôt après, la tumeur diminua, la rougeur disparut et toute douleur s'évanouit.

Le 15 janvier, l'induration du segment inférieur du sein, jusque-là stationnaire, commença à fondre ; les douleurs firent défaut, et les règles revinrent à l'époque voulue, sans aucun symptôme anormal.

Le 3 février, la malade éprouva des éructations continuelles, des nausées, de vives souffrances à la mamelle, avouant qu'il en était toujours ainsi lorsqu'elle mangeait un légume quelconque : je n'en remarquai pas moins que la glande était, sous le triple rapport du volume, de la couleur et de la consistance. dans la même situation que le 15 janvier. Devant cet état de surcharge de l'estomac, j'eus recours à un purgatif dont l'effet fut très heureux : on devait ensuite reprendre les pilules.

Le 26 février, la santé était excellente, le squirrhe axillaire très réduit et l'induration sous-mamelonnaire. bien ramollie, se divisait en six noyaux : ma joie était grande de voir se modifier ce squirrhe si rebelle dans d'autres cas.

Le 13 mars, tout fut trouvé dans le même état, sans aucun changement : c'est pourquoi je lui conseillai de prendre six pilules trois fois par jour.

Le 10 avril, le squirrhe de la partie inférieure du sein était ramolli, sans qu'il fût possible d'y distinguer de noyaux ; les plaies se montraient beaucoup moins grandes, nettes, avec du pus de bonne qualité.

Le 22 avril, l'aspect était à peu près le même ; la malade réclama un purgatif, parce qu'elle ressentait de légères nausées et de la pesanteur à l'estomac. Je lui donnai donc une drachme de rhubarbe, qui fit évacuer une grande abondance de matière bilieuse, après quoi la santé se rétablit.

Le 24 mai, le sein avait repris à peu près sa souplesse et son volume naturel dans toute son étendue ; les ulcérations étaient en voie de cicatrisation, donnant une faible quantité de pus d'une consistance et d'une couleur parfaites ; quant à la tumeur de l'aisselle, elle était très petite.

Le 3 juillet, la glande mammaire était tout à fait normale, la cicatrisation complète, et la tumeur de l'aisselle atteignait à peine la dimension d'un pois.

Je commandai de suspendre les pilules, pour y revenir au bout de quelques semaines, afin de voir ainsi si le sein demeurerait en bon état, ou s'il redeviendrait malade.

Mais le 26 août, je pus constater la persistance de la guérison et une santé générale parfaite.

Dès le commencement du traitement, puis le cinquième mois, enfin après la complète guérison, je présentai cette femme au *Très illustre Baron* VAN SWIETEN pour lui faire suivre les progrès de l'expérience : il s'en montra très heureux, et, entraîné par sa bonté naturelle, ne manqua pas une fois d'ouvrir sa bourse à cette pauvre malade (1).

(1) La longue observation qu'on vient de lire est une de celles qui ont le plus irrité DE HAEN, et elle mérite de nous arrêter un instant.

Le diagnostic scrofule est aussi facile à porter cent ans après que si la malade était sous nos yeux. C'était l'opinion de DE HAEN, et il avait mille fois raison. Il était encore dans le vrai, en reprochant à Störck de manquer de termes précis pour formuler son diagnostic, au point « que presque toutes les observations ont besoin d'être corrigées » (RESPONSIO AD SIBI COMMUNICATAS OBSERVATIONES). J'ajouterai volontiers que, si DE HAEN sent la nécessité de mieux définir les termes que ne le faisaient ses contemporains, il le doit à la lecture de Störck et à la critique qu'il a été obligé d'en faire. Jusqu'ici je suis d'accord avec DE HAEN et avec MILCENT. Mais je refuse de les suivre plus loin et de dire avec le dernier : « La confusion des noms dans la plupart de ces observations prouve que des maladies différentes y sont confondues » (DE LA CIGUE ET DE SES PRINCIPALES INDICATIONS), n'ayant pas de bonnes raisons de penser ni que Störck s'est trompé ni qu'il ait voulu tromper personne. Tout me porte à croire, au contraire, qu'il n'a pas cru ici à l'existence du cancer, ce qui revient à dire que s'il ne s'est pas servi de mots précis, il ne s'est pas trompé sur le fond.

Pour admettre le contraire, en effet, on ne peut se fonder que sur l'emploi des mots *Scirrhus* et *Scirrhosus* d'une part, *ulcera cancrosa* de l'autre.

Mais en premier lieu, nous nous sommes expliqués déjà sur le sens attaché par les anciens au mot *Scirrhus* auquel notre auteur avait conservé la latitude du sens galénique, à preuve que dans le cas qui suivra, il portera (bien à tort cette fois) le diagnostic de scirrhus *perfectus*, alors seulement synonyme de cancer. Une autre preuve que cette vérité est à l'abri de toute contestation, c'est que dans cette obs. II, il se sert au moins une fois du mot « *scirrhus sub axilla* » pour désigner les ganglions de l'aisselle, et il laisse assez entendre qu'il ne s'agit pour lui que de glandes engorgées : donc, encore une fois, squirrhe n'est pas, aux yeux de Störck, synonyme de cancer.

Quant au terme d'*ulcera cancrosa* que MILCENT (loc. cit.) ne sait comment traduire, l'hésitation n'est pas possible, *Cancrosus* ne signifie pas toujours cancéreux, mais, souvent aussi : *qui ressemble au cancer*. Je n'en veux d'autre preuve que cette définition du chancre donnée par

CAS III.

Une femme de 24 ans, par ailleurs bien portante, avait remarqué au sein droit, depuis un an, un tubercule dur et mobile, qui s'accrut peu à peu à tel point que le 12 octobre 1758, lorsqu'elle vint me trouver, son volume égalait celui d'un œuf d'oie. L'examen me démontra qu'il s'agissait d'un *squirrhe vrai*. J'ordonnai de prendre matin et soir trois pilules, du poids de deux grains chacune, et recommandai de boire pardessus une infusion quelconque.

Le 25 octobre, la malade étant revenue, je trouvai la tumeur

les anciens : « *Ulcusculum cancrosum* » (Dict. de *Nysten*). Sans être philologue, on comprend que chancre vient de cancer, et l'auteur de l'article du Dictionnaire explique qu'on l'a ainsi appelé parce que c'est un petit ulcère qui s'étend comme le cancer.

Les traducteurs français du XVIIIe siècle ont du reste traduit : ulcère chancreux.

Il est dit qu'un certain jour, le 3 novembre, il sortit des plaies de la région mammaire une grande quantité de pus : c'était évidemment un grand abcès qui se faisait jour, car il y eut aussitôt après une brusque diminution de volume.

La fluxion périodique du sein malade, avant les règles, n'a pas échappé au lecteur. Elle n'avait pas eu lieu avant le traitement et a même débuté avec un mieux sensible, elle a disparu au bout de quelques mois. Comme, d'un autre côté, la grande ciguë a une action élective sur le sein, et une action fluxionnante (action physiologiquement favorisée par le mouvement menstruel), il est très légitime de supposer, pour rendre compte de cet accident, un effet pathogénétique du médicament, effet qui s'est usé, comme de coutume, malgré la continuation du traitement. La localisation médicamenteuse était favorisée ici par l'affection mammaire et l'influence des règles qui s'accompagnent si souvent, chez certaines femmes, des fluxions mammaires périodiques.

Nous ne pouvons aussi refuser d'attribuer à un effet pathogénétique ces attaques de *dyspepsie* passagère (*vulgo* embarras gastrique) qui se répétaient si souvent chez la malade et que l'on attribuait à des indigestions de légumes : c'est bien là le tableau de la dyspepsie causée par conium, avec prédominance des rapports et des éructations.

Bien que la guérison soit survenue lentement (dix mois), l'action favorable de la ciguë a été manifeste, si l'on considère que le sujet de l'observation n'avait pas cessé, depuis plusieurs années, d'avoir des adénites scrofuleuses et qu'elle en a été délivrée.

plus molle, un peu moins grosse. Comme on me demandait s'il ne conviendrait pas d'appliquer un emplâtre, je m'y refusai, voulant expérimenter quel serait l'effet des pilules employées seules : aussi je conseillai de prendre désormais quatre pilules matin et soir.

Le 16 novembre, je vis que le squirrhe se divisait en plusieurs noyaux, et cette femme se félicitait de cet heureux résultat. Ses règles furent normales, et elle ne suspendit pas les pilules pendant leur durée, attendu qu'aucun trouble ne put être remarqué. Je prescrivis un purgatif, et la mamelle se dégonfla notablement. Enfin je fis continuer les pilules.

Le 15 décembre, à une nouvelle visite, je trouvai le sein presque à l'état naturel : il ne restait plus qu'un très petit engorgement pâteux.

Le 3 janvier, le retour à l'état normal était complétement achevé. Je donnai encore un purgatif, et depuis lors je n'ai plus revu la malade (1).

CAS IV.

Pendant le mois d'août 1758, une jeune fille de 18 ans était à l'hôpital, en convalescence d'une maladie aiguë; elle commençait à recouvrer ses forces, lorsqu'elle ressentit de grandes douleurs dans le sein droit qui, depuis six mois, était extrêmement dur. Je lui donnai d'abord des pilules de gomme ammoniaque, de savon de Venise, de sel polychreste, de rhu-

____

(1) La clinique moderne a le droit d'être exigeante, et il n'est pas possible aujourd'hui de souscrire, sans preuve, au diagnostic *cancer* même d'une forme relativement bénigne, ainsi que l'a fait Störck en admettant un squirrhe *vrai* ou *légitime*, mot sur lequel je me suis expliqué. Il s'agissait peut-être d'un adénome. Dans tous les cas, la guérison en fut assez rapide pour nous engager à persévérer, plus que nous n'en avons l'habitude, dans l'usage de conium pour les tumeurs bénignes, dont le *diagnostic* certain, ne l'oublions pas, est *toujours difficile*. Sans aucun doute, Störck avait songé que la fluxion périodique du sein, dans l'observation précédente, pouvait être un effet de la ciguë, puisque, dans celle-ci, il remarque que le médicament n'eut aucune influence sur la menstruation.

barbe, et le chirurgien Haffner appliqua un cataplasme de savon de Venise dissous dans le lait.

Dans les premiers jours, la situation parut s'améliorer, le sein commença à se ramollir, en même temps que les douleurs s'amendaient. Mais bientôt celles-ci s'augmentèrent, le sein redevint plus dur et de couleur rouge, puis livide ; enfin, la peau s'étant rompue au bout de quelques jours, il se forma une ulcération de mauvais aspect, laissant écouler un ichor très fétide. Je fis alors appliquer extérieurement un cataplasme de feuilles de ciguë et donner à l'intérieur, matin et soir, trois pilules de deux grains chacune. Dès le premier jour, ces remèdes calmèrent grandement les douleurs.

Le troisième, la teinte livide se prit à pâlir et l'ichor fétide fut remplacé par du pus clair. Le septième jour, le sein tout entier n'était plus que légèrement rouge, la plaie belle ; les douleurs, très légères dans la journée, s'exaspéraient un peu le soir, le pus se montrait déjà louable et la glande se ramollissait.

Le quinzième jour, l'ulcération paraissait marcher vers la guérison, le sein était beaucoup plus souple, la couleur presque naturelle, les douleurs insignifiantes ou nulles. Le vingtième, la consistance de la mamelle et son volume étaient encore moins grands, et la plaie était cicatrisée.

Mais le 24e jour, retour de douleurs considérables, survenues aussitôt après la cicatrisation de l'ulcère : l'opium fut nécessaire pour les calmer. Le 25e, en un point ramolli aux environs du mamelon, on percevait une fluctuation obscure ; il fallut revenir à l'opium la nuit, en raison de l'intensité des souffrances. Néanmoins, je portai le nombre des pilules à quatre et fis renouveler régulièrement le cataplasme de ciguë. Le 28e jour, la fluctuation était manifeste et les douleurs très aiguës ; la malade demanda elle-même qu'on ouvrît l'abcès, ce qui fut fait, à ma demande, par l'habile chirurgien Haffner.

Il s'écoula une énorme quantité de pus de bonne nature, les douleurs cédèrent à l'instant, et le sein s'affaissa en totalité.

Ce n'est que vers sa circonférence que l'on pouvait percevoir encore quelques parties squirrheuses; la couleur était normale. Au surplus, nous ne fîmes plus rien, en dehors des pilules et des applications de ciguë, dans le but d'expérimenter l'action isolée de ce traitement.

Chaque jour, il sortait une assez grande abondance de pus louable, et les parties squirrheuses se dissipèrent tellement vite que le quarantième jour il n'en restait presque plus rien et que la plaie, bien détergée, commença à se cicatriser. Le cinquantième jour, le sein était guéri et l'ulcération recouverte d'une cicatrice solide.

Ce furent donc seulement les pilules et les applications de ciguë qui guérirent entièrement cette malade, et elle n'en éprouva jamais aucun accident; il venait chaque jour une bonne selle, excepté quand on était forcé d'avoir recours à l'opium. Vers la fin, je donnai un purgatif qui produisit quatre garde-robes. Trois jours après, les règles apparurent pour la première fois, sans la plus légère incommodité. Etant donc en parfaite santé, cette jeune fille dit adieu à l'hôpital (1).

CAS V.

Une femme de 28 ans remarqua, six semaines après sa dernière couche, de la dureté et de la douleur dans le sein droit, et l'enfant refusa de le prendre. Au début, elle n'y appliqua pas autre chose que des compresses imprégnées de vapeurs aromatiques. Mais quand elle s'aperçut que l'induration gagnait et que les souffrances s'accroissaient, elle recouvrit le sein d'un

(1) Cette jeune fille qui, à dix-huit ans, n'avait jamais encore été réglée, était-elle une scrofuleuse? Un engorgement chronique (l'histoire des affections scrofuleuses du sein est mal connue) se termine par un vaste abcès probablement sous-cutané, tant sa guérison fut rapide: la convalescence d'une maladie aiguë en fut la cause déterminante. Dans tous les cas, le rôle de la ciguë est difficile à apprécier, et Störck peut bien l'avoir exagéré avec la meilleure foi du monde. Ainsi que nous le verrons dans son *Corollaire,* il croit (sans aucune preuve) que la ciguë fait suppurer ce qu'elle ne peut résoudre.

emplâtre qui n'eut d'autre effet que de provoquer une rougeur
vive et de rendre les douleurs assez aiguës pour enlever à cette
malheureuse tout sommeil, le jour et la nuit.

Enfin, le huitième mois, la fièvre s'alluma, avec soif ardente,
anxiété respiratoire, et l'on se hâta de transporter à mon hôpital la mère et l'enfant.

Je voulus aussitôt séparer l'enfant de sa mère ; mais il refusa
de boire et de manger et s'épuisa à crier sans interruption ; dès
qu'au contraire on le remit au sein, il se calma, puis s'endormit paisiblement. Il n'y avait donc d'autre parti à prendre que
de le laisser à sa mère. Comme celle ci avait beaucoup de fièvre,
que le pouls était plein et dur, je prescrivis d'ouvrir la veine,
d'appliquer sur le sein un cataplasme émollient et, comme médicament et boisson ordinaire, une décoction résolutive, nitrée.

En deux jours, la douleur s'apaisa et la fièvre tomba tout à
fait. Les mêmes remèdes ayant été continués pendant trois autres jours, les douleurs disparurent presque complètement, mais
la dureté persista au même degré, sans retour de fièvre. C'est
pourquoi je changeai les médicaments. Extérieurement, on
appliqua un cataplasme de savon de Venise dissous dans du
lait et on administra à l'intérieur la mixture suivante :

    R. Savon de Venise 2 onces.

    Dissolvez dans un litre d'eau de fleurs de sureau.

Puis ajoutez :

    Sel polychr. 2 drachmes,

    Sirop de chicorée composé (rhubarbe) 2 onces

Mêlez

Faites prendre à la malade une once toutes les deux heures.

Après dix jours d'emploi ininterrompu de cette mixture, je
ne trouvai aucun changement dans l'état du sein, et le médicament provoqua peu à peu le dégoût. D'un autre côté, on
constata que chez l'enfant, bien portant d'ailleurs, les glandes
du cou devenaient saillantes et dures.

Aussi je fis prendre à la mère trois fois le jour trois pilules (de ciguë), en recommandant de boire ensuite, en abondance, une infusion de fleurs de sureau.

Trois jours après, je trouvai le sein plus ramolli à la surface, et la malade accusa une respiration plus facile et un assez grand flux d'urines. L'enfant put continuer à être allaité par sa mère sans aucun symptôme fâcheux.

Au bout de huit jours, j'observai que le squirrhe de la mamelle était divisé en plusieurs noyaux ; l'enfant fut pris d'une légère diarrhée, et la mère avoua n'avoir jamais rendu une quantité aussi considérable d'urine.

Le 14e jour, tout le sein était pâteux, l'appétit excellent, les selles quotidiennes et régulières ; la diarrhée continua chez l'enfant sous une forme bénigne, sans qu'il s'en montrât affaibli, et les ganglions cervicaux revinrent peu à peu à l'état normal.

Le 24e jour, le sein était presque naturel et l'enfant cessa d'être éprouvé par la diarrhée.

Le 30e jour, je donnai à la mère une drachme de rhubarbe choisie qui la purgea convenablement, et quelques jours plus tard, elle quitta l'hôpital en parfaite santé, ainsi que son enfant. Je n'avais pas eu besoin d'augmenter la dose des pilules, ce fut assez de neuf par jour (1).

CAS VI.

Un homme de soixante-quatre ans était affecté d'un cancer.

(1) Störck, dans cette cinquième observation, n'a pas plus songé au cancer que nous ne sommes tentés de le faire nous-mêmes, un siècle après lui. Il s'agit d'un de ces engorgements chroniques des nourrices, qui éprouva une poussée aiguë et fut sur le point de s'abcéder. Etant donnée la longue durée de l'affection, la résolution fut assez rapide, pour qu'on soit autorisé à y voir l'action de la ciguë, dont le bon effet s'étendit à l'adénite cervicale du nourrisson.

Quoi qu'il en soit, le médicament provoqua quelques symptômes pathogénétiques, à savoir, chez la mère : une *diurèse* très accusée, sans doute sans douleur ni ténesme ; chez l'enfant une diarrhée bénigne. Il faut noter cette diurèse, car ce symptôme, quand il est provoqué par la ciguë, est plus ordinairement accompagné de dysurie ou de strangurie.

d'odeur extrêmement fétide, qui avait détruit tous les tissus de la face depuis la commissure gauche de la bouche jusqu'à l'oreille : les remèdes de toute nature successivement essayés n'y firent rien, pas même l'écorce du Pérou.

Je donnai donc matin et soir six pilules, avec une infusion de fleurs de sureau et appliquai extérieurement un emplâtre à l'oxyde de zinc.

Le premier jour, il n'y eut aucun soulagement. Le second, il se produisit une rémission dans les douleurs, du sommeil la nuit, et l'odeur ne fut pas aussi infecte. Le troisième jour, l'ulcère laissa écouler une grande quantité de sérosité âcre, et les lèvres, auparavant très tuméfiées, se dégonflèrent. Le quatrième, cet ichor se montra moins abondant et l'odeur minime.

Le cinquième jour, l'ichor fut remplacé par du pus, et l'ulcère était assez bien détergé. Du sixième au neuvième, on fit les mêmes remarques ; de plus, douleurs légères et bon appétit.

Le dixième jour, les souffrances redoublèrent, les bords de l'ulcération étaient tendus, turgides et très rouges. Mais le douzième, il s'écoula beaucoup de liquide séreux, après quoi les douleurs furent apaisées et la tuméfaction des bords diminua.

Le treizième jour, la plaie reprit mauvais aspect, répandant une odeur repoussante et causant des douleurs aiguës. Le 14e, j'augmentai la dose des pilules et la portai à huit matin et soir. Le 15e, suintement d'une quantité extraordinaire de sérosité, et grande diminution des douleurs. Le 16e, retour d'une suppuration de bon aloi, sans que le malade accusât aucune douleur. Le 17e jour, l'ulcération avait bel aspect, le pus était de bonne qualité et les souffrances absolument nulles ; de même, le dix-huitième.

Le dix-neuvième jour, la douleur revint avec une intensité considérable, ainsi que la tuméfaction des lèvres de l'ulcère : le malade, découragé, se retira à la campagne et se mit entre les mains d'un barbier de village. Celui-ci fit si bien avec ses emplâtres et ses décoctions, que le cancer envahit presque toute la face et fit succomber ce malheureux dans l'espace de trois semaines.

Cependant l'usage des pilules avait limité l'ulcération, de telle sorte qu'elle ne gagnait plus ni en largeur, ni en profondeur. Aussi les choses empirèrent brusquement, dès que le malade eût cessé les pilules (1).

CAS VII.

Une dame noble, étant à la chasse, appuya un peu trop fortement son fusil sur le sein droit. Elle n'en souffrit pas beaucoup, mais remarqua, une ou deux semaines plus tard, de ce côté-là, un tubercule gros comme un pois. Ce tubercule se développa au point de dépasser de beaucoup le volume d'une noix.

C'est alors que cette dame vint me trouver, et, après l'avoir examinée, je lui prescrivis aussitôt trois pilules matin et soir.

Je la revis au bout de huit jours, et l'examen ne me révéla aucun changement.

Le seizième jour, le tubercule paraissait se ramollir à la surface; l'indolence avait toujours été complète. Pendant l'usage des pilules, la malade eut chaque jour deux ou trois selles li-

______

(1) Que conclure d'un traitement de dix-neuf jours dans un cancroïde ancien, surtout quand il s'est définitivement aggravé et terminé par la mort ? Toutefois, il ne faut pas oublier le nom de *noli me tangere* donné à ces affections par les Anciens. Toute irritation locale accélère leur marche, et il est impossible de ne pas attribuer aux onguents, aux cautérisations peut-être du barbier la mort rapide du malade de Störck.

Mais la ciguë fut-elle pour quelque chose dans l'amélioration passagère du début du traitement institué par Störck ? Tout le monde sait que des soins de propreté suffisent quelquefois à déterger un cancroïde, que leur surface peut fournir du pus et qu'on en voit quelquefois qui se cicatrisent d'un côté, pendant qu'ils gagnent d'un autre. Si la ciguë a exercé une action, celle-ci n'a été que passagère, les douleurs même n'ayant été calmées que momentanément.

quides, contre sa coutume, sans diminution des forces ni de
l'appétit.

Après un mois de traitement, on trouva le tubercule moins
volumineux, moins consistant et beaucoup plus mobile.

A la fin du second mois, son volume était diminué de moitié
et il était mou. Par suite, je conseillai de continuer exactement
les pilules ; mais, depuis lors, je n'ai pas revu cette dame.

L'usage de la ciguë ne nuisit pas à la santé, la menstruation
continua régulièrement et les pilules ne furent pas suspendues
pendant les époques, parce qu'on n'en observa aucun inconvénient (1).

CAS VIII.

Une femme de 43 ans vint me consulter le 22 mars 1759, ayant
le sein gauche démesurément gros, aussi dur que la pierre,
immobile, d'un rouge vif, livide çà et là, et extrêmement douloureux ; en outre, à cause de la sensibilité du sein et de la
tuméfaction des glandes axillaires, elle ne pouvait remuer le
bras correspondant; pendant la marche, la respiration était
courte, difficile, coupée d'une petite toux.

Tous ces signes révélaient un cancer latent. La cause et l'origine de cette affection, la malade les rejetait sur son mari qui
six mois auparavant, avait exercé sur ce côté une forte pression
du coude ; bientôt après s'était développé un tubercule qui prit
ensuite l'accroissement que l'on sait et se convertit en cancer.

Avant de prescrire aucun traitement à cette femme, je la
conduisis au *très illustre Baron* VAN SWIETEN qui, après un
examen attentif, jugea le cas difficile et digne de servir à une

---

(1) Störck ne diagnostique pas aussi légèrement le cancer qu'on a bien
voulu le dire; car ici il ne se compromet guère, en parlant de tubercule,
synonyme de petite tumeur.

Bien entendu, nous n'avons pas plus de raisons pour nous prononcer
que n'en avait l'auteur lui-même. La seule conclusion à tirer de cette
histoire, comme de l'observation III, est que la ciguë peut rendre des
services dans des tumeurs bénignes du sein.

expérience. Il me conseilla de donner matin et soir trois pilules, et me pria de lui faire voir cette femme tous les quinze jours pour pouvoir s'assurer de l'effet produit.

Le 30 mars, la malade vint me trouver, en me disant que les douleurs étaient moins fortes, mais que par ailleurs le sein était toujours dans le même état. Je la fis alors se découvrir, et je vis que la couleur de toute la glande avait été modifiée de telle sorte que les parties rouge pourpre étaient maintenant rouge pâle, tandis que les points livides et noirâtres étaient devenus pourpres. Aussi bien je m'aperçus que vers son bord axillaire, le sein était plus mou. Ma conclusion fut de continuer régulièrement les pilules.

Le 6 avril, je retournai, avec cette femme, voir le Baron Van Swieten qui fut extrêmement heureux du résultat obtenu, en constatant que la couleur, semblable auparavant à celle du cancer, redevenait naturelle par places, légèrement rouge en d'autres endroits, mais n'était plus livide nulle part. La patiente accusait aussi des douleurs moins aiguës, mais la respiration demeurait aussi difficile, avec toux continuelle. L'illustre Baron trouva sa glande ramollie sur toute sa circonférence, et il la rémunéra, à titre d'encouragement, à continuer le traitement.

Le 13 avril, le ramollissement était encore plus apparent et le volume moindre ; cependant, au-dessus du mamelon, on trouvait un petit espace, long de trois pouces et large de deux, que rien ne pouvait modifier, très rouge et stationnaire. Je commandai alors cinq pilules matin et soir.

Lorsque nous retournâmes, le 20 avril, chez le Baron Van Swieten, la malade se plaignait beaucoup de douleurs revenant par intervalles, aiguës et lancinantes, rongeantes et brûlantes ; la toux était plus fréquente et excitait dans le sein de plus vives souffrances, comme si le poumon était adhérent à la glande et l'entraînait vers lui à chaque effort de toux. Par ailleurs, une partie de l'organe située près de l'aisselle et large d'un demi-pouce semblait presque naturelle quant à la consistance, à la couleur et au volume ; aussi Van Swieten disait-il que la dureté de la mamelle fondait ici comme la glace. La tumeur au-dessus du mamelon ne se modifiait néanmoins en aucune façon. Pour essayer de combattre la toux sèche, je prescrivis, en plus des pilules, une décoction de racine et de feuilles d'althœa, avec du sirop d'althœa.

Le 27 avril, cette femme accusait la même toux et les mêmes douleurs, mais elle avait remarqué qu'elle pouvait serrer son corset beaucoup plus que quinze jours auparavant : aussi en concluait-elle que le sein était moins volumineux. Nous maintînmes la dose des pilules et l'usage de la décoction.

Le 4 mai, nous vîmes encore le Baron Van-Swieten : le sein était, dans son ensemble, plus petit et ramolli, à l'exception de cette induration de la partie supérieure, qui était fortement adhérente aux côtes.

Le 18, la malade allait mieux, la toux était moins fatigante, les douleurs supportables, la glande plus souple. Quant à la plaque indurée, elle demeurait dans le même état. La toux commençait à être suivie d'une expectoration visqueuse.

Le 1er juin, Van Swieten se félicitait de voir le sein réduit, pour le moins, aux deux tiers de son volume primitif. Toutefois, la malade se plaignait vivement de ses douleurs et de sa toux nocturnes ; ce qui porta le Baron à conseiller des pilules de cynoglosse pour le soir.

Le 15, elle revint, très heureuse de nous dire que maintenant elle dormait bien, toussait moins souvent, ne souffrait presque plus, que la respiration était un peu plus facile et que les crachats étaient devenus purulents. La plaque d'induration sus-mamelonnaire était aussi en voie de ramollissement.

Le 29, la respiration était encore plus facile, l'expectoration purulente se faisait sans efforts, mais la plaque d'induration était à peu près dans le même état, et j'y fis appliquer un cataplasme de ciguë.

Le 13 juillet, notre malade se plaignit que l'application du cataplasme avait provoqué l'exulcération de l'induration. En effet, l'exploration du sein me montra que, sur un petit espace, l'épiderme s'était détaché, la peau rompue et qu'il suintait un liquide ichoreux et âcre. Pendant que je cherchais la cause de cet accident, cette personne m'avoua qu'éprouvant des démangeaisons pénibles et des fourmillements, elle avait tantôt gratté avec l'ongle, tantôt frotté rudement, avec la chemise, la partie la plus dure, que depuis ce moment elle y avait ressenti une ardeur considérable et vu un suintement ichoreux. Je commandai de continuer le cataplasme et les pilules, à la dose de huit matin et soir.

Le 20 juillet, il existait déjà une ulcération assez profonde dont les bords étaient livides, la sécrétion extrêmement fétide, avec des douleurs considérables et des crachats purulents.

Le 27, la cavité était encore plus profonde, malgré une rémission dans les souffrances, et toujours le même ichor infect sans mélange de pus ; il se détachait de l'ulcère de larges morceaux épais, durs et d'odeur repoussante, ce qui eut pour résultat de faire diminuer par exfoliation la plaque indurée si rebelle jusque-là. Les crachats purulents continuaient avec une grande abondance ; la toux retentissait dans l'ulcère avec de grandes douleurs. Peu à peu les bords reprirent leur couleur naturelle. C'est dans cet état que je fis entrer la malade à l'hôpital.

M⁰ Haffner, chirurgien, la pansa deux fois par jour, en remplissant la plaie de charpie imbibée d'infusion de ciguë ; chaque jour il tomba des lambeaux durs, et la tumeur diminua considérablement. Pas de douleur, sommeil excellent sans opium, toux fréquente aussi pendant le jour et crachats purulents.

Le cinq août, le pus commença à se montrer, la mauvaise odeur disparut tout à fait ; en même temps l'induration dimi-

nuait sous l'influence de la suppuration, les bords de l'ulcération étaient nets et de couleur satisfaisante, les forces se main-
tenaient passablement, l'expectoration était très facile et la
respiration beaucoup plus libre.

Le 16 août, je fis voir tout cela au Baron Van Swieten : il
s'étonna que le squirrhe, si rebelle auparavant, allàt maintenant s'amoindrissant avec une suppuration de bonne nature,
et il conçut la ferme espérance qu'après la fonte de ce qui
subsistait de l'induration, l'ulcère se cicatriserait seul. Et, en
effet, le progrès continua sa marche régulière, et déjà appa-
raissait plus d'un signe de guérison.

Le 24 août, la toux devint plus fréquente et les douleurs du
sein reparurent avec violence, ce que la malade exprimait en
disant qu'il lui semblait que la glande attachée avec une corde
était attirée douloureusement par les efforts de toux, vers
l'intérieur de la poitrine. Par suite, les nuits redevinrent agitées, et il fallut de nouveau recourir à l'opium. Grâce à celui-
ci, la santé reparut, ainsi que l'appétit et les forces ; la toux
devint moins pénible, les crachats de pus faciles.

Le deux septembre, vers huit heures du matin, je trouvai
cette femme dans une bonne situation, se promenant dans la
salle et ne se plaignant ni de souffrir, ni de tousser. Dans la
matinée, elle but avec avidité, étant encore à jeun, du vin que
des amis lui avaient apporté en secret ; bientôt elle fut prise de
vertiges et de vomissements, tomba à terre et, en peu de minutes, succomba comme frappée d'apoplexie.

A l'autopsie, nous trouvâmes dans la pie-mère plusieurs
veines variqueuses, et le cerveau comprimé par une grande
quantité de sang épais. Le lobe inférieur du poumon gauche
était squirrheux et lourd dans toute son étendue, le supérieur
en partie squirrheux, en partie infiltré de pus. Les deux lobes
étaient en avant étroitement adhérents à la plèvre dont on ne
put les détacher sans les déchirer. Les muscles pectoraux
étaient sains, l'ulcération nette ; ses bords, d'une belle couleur,

commençaient à se raffermir, aussi bien qu'à se rapprocher ; de telle sorte que personne n'aurait pu mettre en doute que cet ulcère ne dût guérir entièrement (1).

(1) Cette longue observation, riche de détails, est un mémorable exemple des illusions que peut entraîner, même chez des hommes de la plus haute valeur, le désir d'obtenir un résultat thérapeutique. Ce ne sont pas certes des hommes ordinaires qui sont ici en cause, Van Swieten et Störck ! Ces illusions, la mort de la malade ne les leur enleva pas ; sur la table d'autopsie, en face du poumon entièrement envahi, ils concluent..... à la guérison. Et depuis ce temps-là, combien de pâles imitateurs ne nous en ont-ils pas présenté de ces *morts guéris* ?

Certes, l'histoire vraie de ce cancer du sein ne peut être reconstituée qu'avec les plus grandes réserves. Si le carcinôme secondaire du poumon est extrêmement probable, vu qu'il compte précisément une forme lobaire, si même l'encéphaloïde ramolli du tissu pulmonaire peut simuler à merveille l'infiltration purulente, il n'est pas moins vrai, d'autre part, que l'expectoration purulente très prolongée pendant la vie est capable de nous dérouter, car les crachats du cancer sont d'ordinaire sanglants ou semblables à la gelée de groseilles. Quoi qu'il en soit, nous ne pouvons souscrire à la supposition d'une pneumonie, avancée par Milcent avec un point d'interrogation, parce que la toux incessante et pénible, la difficulté de respirer observées dès le début du traitement sont en rapport avec une affection chronique du poumon, et qu'en outre la malade, levée et gaie le matin même de sa mort, n'avait eu, pendant la vie, absolument aucun signe de pneumonie aiguë. Les causes de la mort brusque, imprévue, presque subite, peuvent être diverses en pareil cas, et je ne risquerai aucune interprétation : il me suffit de savoir qu'on l'a observée plusieurs fois dans le cancer du poumon.

Maintenant, comment Störck et Van Swieten ont-ils pu se laisser tromper par les apparences, au point de n'en pas revenir ? L'étonnement sincère du lecteur attentif vient surtout de ce qu'il ne se rend pas compte des progrès accomplis, depuis cent ans, dans l'étude de la marche du cancer. On sait mieux aujourd'hui que tout en progressant et s'aggravant, le cancer se ramollit, que la gangrène partielle des bords du cratère ulcéré n'a jamais amené la guérison, sauf peut-être dans le cas cité partout de *Chélius*, qu'un carcinôme ulcéré peut diminuer de volume, se couvrir momentanément de bourgeons charnus, sécréter du pus, que l'ulcère peut lui-même se rétrécir, en même temps que la tumeur s'affaisse, *si surtout un vaste cancer secondaire se développe dans un autre organe*. Et tout cela spontanément, sans aucune intervention médicamenteuse.

Pénétrant plus avant dans la pensée de Störck, nous dirons qu'il s'est cantonné dans l'étude de l'affection locale du sein, et a cessé de

CAS IX.

Une femme de 23 ans avait, depuis deux ans, sur tout le tour du cou, les glandes gonflées et squirrheuses, de telle sorte que le col était devenu presque aussi gros que la tête. Plusieurs de ces glandes étaient creusées d'ulcères chancreux. L'essai de remèdes innombrables, employés par divers médecins et chirurgiens, ne lui apporta aucun soulagement, et, de guerre lasse, elle vint à l'hôpital.

L'excellent chirurgien *Haffner* lui appliqua extérieurement tous les moyens que lui indiquait l'art chirurgical. J'eus ensuite recours, moi même, à des décoctions abondantes, à des pilules composées de galbanum, résine de gaïac, savon de Venise, terre foliée de tartre, électuaire catholicon, etc. Après

voir la malade. C'est pour cela que, les pièces anatomiques à la main, c'est-à-dire la preuve faite de lésions pulmonaires incurables, il affirme la guérison et l'attribue à la ciguë. Mais un malade est-il amélioré, à plus forte raison guéri, quand, avec une lésion externe de meilleure apparence, il est survenu des lésions internes *de même nature*, beaucoup plus graves et irréparables ?

Au point de vue thérapeutique, à qui fera-t-on croire qu'un médicament, la ciguë dans ce cas particulier, est pour quelque chose dans l'amélioration d'un cancer extérieur, lorsqu'elle n'a pu ni empêcher, ni retarder dans leur marche, des cancers secondaires viscéraux ? Cela serait contraire au sens commun. La ciguë ne calmait même pas les douleurs. Elle ne soulageait pas la toux, mais sans doute parce qu'elle était donnée à dose trop forte. Si donc la ciguë ne se réclamait que d'observations semblables à celle dont nous nous occupons, je fermerais immédiatement le livre, si intéressant par ailleurs et encore si incomplètement étudié, si mal lu.

Une dernière remarque, toujours sur l'emploi du mot *squirrhe*. Le diagnostic est de suite porté : *cancer occultus*, épithète dont le sens est seulement que la tumeur n'est pas ulcérée. Sous le nom de squirrhe, Störck désigne cependant (passim) une portion de la masse qui est très dure et adhérente aux côtes : squirrhe veut donc simplement dire tumeur dure sans présomption d'espèce, ni de nature, de bénignité ou de malignité. A l'autopsie, une partie du poumon malade est qualifiée de squirrheuse, uniquement parce qu'elle est dure. En voilà assez sur cette question de philologie dont nous ne reparlerons plus.

avoir continué régulièrement ces remèdes pendant six semaines, je n'observai cependant aucune amélioration.

Les ulcérations sécrétaient un ichor fétide et de mauvaise
nature qui détruisait même l'enveloppe celluleuse des glandes, et il en résulta des anfractuosités profondes et des fistules.
En raison de cette circonstance, je donnai l'esprit de grain avec
le mercure sublimé. Mais, à la suite de ce traitement, la malade éprouva des douleurs dans la poitrine, une petite toux,
de la brûlure vers le sternum, bien qu'elle bût en même temps
que le remède une grande quantité de tisane. Malgré tout, je
continuai le traitement quatre semaines, parce que les symptômes qu'il avait entraînés vinrent à s'apaiser; il survint cependant une légère salivation, sans aucun résultat utile. Je
cessai donc ce remède, j'appliquai à l'extérieur un cataplasme
de ciguë, et tout en faisant prendre une infusion de lierre terrestre, de véronique, d'aigremoine, etc., je donnai trois fois
par jour quatre pilules (de ciguë).

Le sixième jour, les douleurs s'apaisèrent, la couleur livide
des glandes ulcérées se changea en rougeur légère, l'ichor disparut et fut remplacé par du pus délayé.

Le dixième jour, le volume du cou et des glandes avait beaucoup diminué, les plaies étaient assez belles, le pus louable,
le sommeil tranquille, l'appétit bon et les douleurs nulles.

Le vingt et unième, quelques-unes des ulcérations étaient
déjà cicatrisées, le gonflement du cou très diminué, beaucoup
de glandes revenues à l'état normal et les anfractuosités moins
profondes. Je prescrivai alors six pilules, trois fois le jour.

Le 32ᵉ jour, tout allait mieux : plusieurs trajets sinueux s'é-
taient fermés, et il n'existait plus que deux grandes fistules
calleuses du côté gauche qui, incisées par le chirurgien et traitées par le même cataplasme et les pilules, furent guéris en quatorze jours. A ce moment, toutes les glandes étaient revenues
à l'état naturel, on ne pouvait plus percevoir aucune dureté
squirrheuse et l'on ne rencontrait plus çà et là qu'un petit nombre de tubercules de consistance pâteuse. Enfin, j'administrai

un purgatif de rhubarbe deux drachmes, scammonée 8 grains, sel polychreste 8 grains, lequel procura six selles, sans affaiblir la malade.

Pendant deux semaines, elle prit encore six pilules trois fois le jour, sans aucune application externe. Passé ce temps, la santé était parfaitement rétablie. Les règles avaient toujours continué régulièrement, sans que les pilules causassent aucun trouble. Après la guérison, je conservai encore cette femme à l'hôpital pendant trois semaines, afin d'observer si la tuméfaction des glandes ne reparaîtrait pas, ou si les plaies, fermées peut-être trop tôt, ne s'ouvriraient pas de nouveau. Mais la santé demeura parfaite, ce que voyant je me décidai à donner la sortie, avec prière de revenir de suite, dès l'apparence de la plus petite tumeur.

Voici le septième mois écoulé depuis lors, je n'ai plus revu la malade (1).

CAS X.

Chez une jeune fille de 18 ans, les glandes sous-maxillaires étaient devenues squirrheuses, et telle d'entre elles égalait presque le volume d'un œuf de poule. Je lui donnai aussitôt

---

(1) Il est impossible de rêver une guérison plus prompte (six semaines à peine) d'adénites scrofuleuses ulcérées aussi considérables du cou : c'est une observation précise, concluante, à proposer en exemple, et on n'invoquera ni exagération ni effet d'imagination. Un tel fait, en un mot, suffirait pour placer conium en tête des médicaments de la scrofule ganglionnaire.

Une réflexion sur un mot. MILCENT, résumant l'observation dit : « *petites* glandes, squirrheuses et gonflées ». D'abord ce ne sont pas de petites glandes, puisque le cou était presque aussi gros que la tête. Puis je ne sais si Milcent a traduit lui-même le texte latin, ou suivi, au contraire, une des traductions du temps qui rendent en effet *glandulæ* par petites glandes. Mais cela est un *contre-sens* : glandula veut dire glande en général, (et pour Celse désigne aussi l'amygdale). C'est par ce mot que les traducteurs d'Hippocrate et de Galien ont rendu en latin le grec αδενος (voir Hippocrate : de *Glandulis*, et Galien : *de Alimentorum facultatibus*).

matin et soir six pilules qu'elle continua un mois entier, sans le plus léger résultat.

Ce n'est que la sixième semaine que les tumeurs commencèrent à se ramollir et à diminuer. Puis graduellement on put sentir une consistance pâteuse, sur toute la longueur de ce collier.

La septième semaine, je commençai à faire prendre trois fois par jour six pilules, et j'y ajoutai tous les huit jours un purgatif de rhubarbe. C'est ainsi qu'en trois mois la guérison fut complète (1).

CAS XI.

Une femme de 67 ans avait depuis deux ans, au sein gauche, un cancer ulcéré du plus mauvais aspect, et d'une si grande étendue que son bord supérieur atteignait presque la mâchoire inférieure, pendant que le bord inférieur descendait jusqu'au ventre. *L'illustre Baron* Van Swieten, le respectable Doyen *de Dietman*, le célèbre professeur d'anatomie *Gasser*, le professeur de chirurgie *Jaus* et d'autres qui prirent part aux examens de chirurgie au Palais de l'*Université*, virent les premiers cette malheureuse et me l'adressèrent le 20 juin 1759.

Le sein tout entier était brun noirâtre, couvert de tubérosités, et sécrétait un ichor d'une fétidité repoussante ; l'appétit avait disparu, ainsi que le sommeil rendu impossible par la violence des douleurs. Je prescrivis de donner matin et soir quatre pilules, d'appliquer pendant le jour un cataplasme de feuilles de ciguë, et pendant la nuit un emplâtre diapompholix.

Le 28 juin, la malade revint et nous raconta avec bonheur qu'elle ne souffrait pas à beaucoup près autant, dormait bien la nuit et que l'odeur lui paraissait moins pénible. L'examen

(1) Adénite cervicale scrofuleuse : il faut noter ce fait fréquent de la lenteur d'action de la ciguë, pour le début du moins de l'amélioration. Le premier effet obtenu, la marche vers la guérison fut assez rapide, sans interruption.

du sein me fit constater que l'ichor était remplacé par du pus clair.

Le 6 juillet, la couleur de la tumeur était rouge vif, le pus de bonne nature, le volume moindre et la fétidité légère ; aussi cette pauvre femme promit-elle énergiquement de continuer le traitement, en nous remerciant avec chaleur.

Le 14 juillet, le cancer était encore diminué de volume, le pus excellent, l'odeur nulle, la couleur bonne. De plus, la malade nous raconta que, depuis sa dernière visite, de grands lambeaux de la tumeur s'étaient séparés et détachés, que le lendemain il s'était écoulé une énorme quantité de sérosité, et que c'était ensuite que la masse lui avait semblé visiblement diminuée.

Le 22 juillet, les choses allaient encore mieux, et la malade n'accusait aucune souffrance.

Puis, quand vint le jour des examens de médecine, je la con-duisis de nouveau au Palais de l'*Université*. L'illustre Van Swie-ten, le vénérable Doyen et tous les professeurs de médecine qui avaient vu auparavant cette malheureuse furent stupéfaits de l'excellent résultat obtenu et du changement rapide. La cou-leur du sein était en effet excellente, l'odeur presque nulle, le pus de bonne nature, le volume du cancer moindre de moitié. Van Swieten lui fit une riche aumône et l'engagea par de bonnes paroles à persévérer dans le traitement.

Le 3 août, la mamelle parut encore diminuée, mais les nuits étaient troublées par les souffrances qui revenaient vers le soir : on donna alors un parégorique qui aussitôt mit fin à ce contre-temps. On n'en continua pas moins le cataplasme de iguë et les pilules à la même dose.

Le 15 août, c'est à peine si le sein dépassait le volume d'un poing d'adulte ; le pus était louable, l'odeur nulle, les forces bonnes, en tenant compte de l'âge.

Le 26 août nous retournâmes voir Van Swieten : il constata que tout allait bien s'en montra satisfait et conçut beaucoup d'espérances, pensant que, si les choses continuaient à marcher de la même façon, le cancer aurait complètement disparu dans quelques semaines.

Le 2 septembre, la santé était parfaite et le cancer ne dépassait pas la grosseur du poing.

Le 6, la malade m'envoya dire que, se tenant au marché, le matin, pour vendre des fruits nouveaux, elle avait été vivement refroidie des pieds à la tête par l'effet d'un vent violent, que bientôt après avaient débuté des douleurs considérables dans le ventre, suivies d'une diarrhée excessivement abondante et douloureuse, et d'une chute immédiate des forces. Je conseillai de suspendre aussitôt les pilules et prescrivis les médicaments indiqués en pareil cas.

Le lendemain, on me manda que les douleurs étaient aussi violentes, ainsi que le flux alvin, que les selles contenaient du sang, que la soif était intense et qu'il survenait de fréquentes lipothymies.

Aussi je la visitai chaque matin, avec M. LEBER, chirurgien; je mis attentivement en œuvre tout ce que je crus pouvoir être utile à l'intérieur et à l'extérieur, mais ce fut en vain. Le troisième jour, la face devint cadavérique, et le soir du quatrième jour elle succomba.

M. LEBER enleva le sein après la mort et le porta au Palais de l'*Université*, afin d'en faire l'examen. L'*illustre* VAN SWIETEN et tous les professeurs en médecine purent alors constater l'effet rapide et excellent de la ciguë dans ce cas désespéré ; ils étaient désolés que l'heureux résultat de l'expérience eût été interrompu par une mort accidentelle (1).

____

(1) Cette observation, plus étendue que riche de détails précis, nous présente à étudier deux ordres de faits : l'amélioration de la malade et l'accident qui a causé sa mort.

La critique ne trouvera peut-être pas le diagnostic *cancer* suffisamment établi par les seuls renseignements qui nous sont fournis par STÖRCK, à savoir l'étendue prodigieuse de l'ulcération, la couleur foncée de la peau, la présence de tubérosités à sa surface, la sécrétion ichoreu-

CAS XII.

Le 4 avril 1759, le célèbre professeur de HAEN m'adressa une femme qui portait au cou d'innombrables squirrhes dont plu-

se et fétide. Supposons toutefois le diagnostic absolument certain : il resterait établi que l'état local a été très amélioré, ainsi que l'état général dans une mesure sans doute plus difficile à apprécier, puisque quelques jours avant de noter que « la santé générale était parfaite », Störck écrivait que les douleurs nocturnes étaient assez fortes pour empêcher le sommeil et nécessiter l'usage de l'opium. Et puis, rappelons-nous l'exemple de l'observation VIII, dans lequel on voit se développer du carcinome pulmonaire, pendant que le sein s'améliore, que l'ulcération cancéreuse semble fournir du pus de bonne nature et toucher à la cicatrisation. Ici l'autopsie n'a pas été faite, le sein seul a été enlevé après la mort, et aucun renseignement ne nous est donné sur son état. Est-il donc possible de conclure? Nous n'aurions pas pu le faire, à propos de l'obs. VIII, si l'autopsie n'eût pas été pratiquée. Comment donc serait-il possible d'affirmer, avec STÖRCK, VAN SWIETEN et *tous les professeurs en médecine* de Vienne, que la malade eût été guérie quelques semaines plus tard, si elle n'eût pas été emportée par un accident ?

Quel a été cet accident? A ne considérer que les symptômes, c'est une *diarrhée cholériforme*. Est ce donc une *dysenterie* ou une *hémorrhagie intestinale*, comme le pense MILCENT ? Le sang n'apparaît dans les selles que le second jour et, d'ailleurs, il est dit que la diarrhée était excessivement abondante, ce qui serait bien différent des selles petites et excessivement nombreuses de la dysenterie. Quand Milcent parle d'hémorrhagie intestinale, on se demande s'il a lu l'observation.

S'agit-il d'un choléra nostras ? Mais les selles n'auraient pas contenu de sang.

Nous sommes ainsi conduits à nous demander si la malade n'a pas succombé à un empoisonnement par la ciguë, non seulement parce qu'il est fréquent de voir éclater des accidents aigus chez des *malades* qui font usage d'un médicament depuis plus ou moins longtemps, mais parce que nous retrouvons dans les accidents auxquels la malade a succombé des symptômes bien connus de la ciguë : diarrhée séreuse, sanguinolente, extrêmement abondante, avec coliques vives, lipothymies, etc. Ajoutons que TARDIEU (*Empoisonnement*) note, parmi les lésions anatomiques de l'empoisonnement par la ciguë, les ecchymoses sousmuqueuses du tube digestif.

Il est vrai que ces symptômes ne correspondent à aucune forme connue d'empoisonnement aigu, dont on ne décrit que deux formes : la forme *socratique* (paralytique) et la forme *délirante* ; mais les mala-

sieurs étaient recouverts d'exulcérations de mauvaise nature.
D'autre part, le sein gauche était aussi totalement squirrheux,
avec des plaques livides et pourpres vers son bord axillaire ;
dans la même région, un très étroit orifice fournissait un écoulement ichoreux abondant, brûlant et corrosif. On trouvait,
en outre, cachés sous les aisselles et dans les aines, beaucoup
de squirrhes de diverses grosseurs.

On inaugura aussitôt le traitement par quatre pilules répétées
trois fois par jour, en faisant boire par-dessus une infusion de
véronique.

Le quatorzième jour, la malade revint, en nous disant que,
sous l'influence des pilules, les squirrhes exulcérés avaient
fourni une beaucoup plus grande quantité d'ichor, mais que
celui-ci n'excitait plus, en coulant sur la peau voisine, une aussi
grande ardeur. La couleur des squirrhes, livide auparavant,
était maintenant naturelle ou rougeâtre, leur volume considé
rablement diminué, les glandes plus mobiles et les mouvements
du cou plus libres. La malade éprouvait aussi du soulagement
du côté des aisselles ; car elle pouvait mouvoir plus facilement
les bras et les rapprocher étroitement du tronc sans douleur,
ce qui auparavant était impossible. Quant au sein, la lividité
avait disparu presque en entier, sa consistance était ramollie,
sa grosseur moindre, et l'étroite ouverture donnait issue à du
pus de bonne nature. Dans ces conditions, je jugeai à propos
de continuer les pilules à la même dose, et j'en donnai une
provision suffisante pour trois semaines, afin d'éviter à notre

---

des, surtout les cachectiques, ont des contingences particulières, et,
d'autre part, les formes des *empoisonnements médicaux*, consécutifs à
l'usage prolongé des doses médicinales, sont souvent très différentes de
celles de l'intoxication aiguë par une dose unique. Nous avouons volontiers n'émettre qu'une supposition, mais rien ne nous paraît plus probable ici que l'opinion que nous avançons, bien que la dose de ciguë
(80 centigrammes par jour) n'ait pas été aussi forte que dans beaucoup
d'autres cas. N'oublions pas, en effet, la profonde cachexie de la malade.

malade, dont la demeure était éloignée, de revenir aussi souvent.

Quand elle revint après avoir épuisé les pilules, beaucoup de squirrhes avaient déjà disparu, plusieurs des ulcérations étaient fermées par une cicatrise solide ; sous l'aisselle et aux aines, les tubercules étaient réduits au plus petit volume, extrêmement mobiles et complètement indolents. La mamelle offrait un volume et une consistance presque naturelles, et de l'ouverture on ne pouvait exprimer qu'une petite quantité de pus. Je donnai alors une quantité de pilules suffisante pour un mois, mais sans augmenter la dose.

Le mois écoulé, la malade vint me demander si elle devait encore continuer le traitement, attendu que ni au cou, ni sous les aisselles ou aux aines, elle ne sentait plus la moindre douleur, ni la plus légère gène ; que tous les ulcères étaient guéris et les squirrhes si petits qu'il passaient inaperçus. En examinant le sein, je le trouvai complètement normal et l'ouverture fermée : c'est à peine si du côté de l'aiselle, on pouvait sentir un tubercule, tant il était petit. Les ulcérations du cou étaient remplacées par de fermes cicatrices ; là aussi les squirrhes avaient disparu ou étaient si réduits de volume qu'il n'en subsistait pas la septième partie. Sous les aisselles, on n'arrivait à sentir qu'un ou deux tubercules de la grosseur d'un pois, les autres étant souples et naturels. Et la malade ajouta qu'aux aines, toute tumeur avait disparu, qu'elle marchait aussi librement que possible. Enfin je lui donnai des pilules pour quatre semaines, en lui recommandant de revenir après les avoir prises. Mais je l'attends encore (1).

CAS XIII.

Une jeune fille de 18 ans avait, depuis plusieurs années, les

____

(1) L'adénie n'étant pas probable ici, il s'agit vraisemblablement d'adénites scrofuleuses multiples, avec une lésion parallèle du sein. C'est encore un résultat brillant.

parotides. les glandes sous-maxillaires, toutes celles du cou squirrheuses et tellement développées que la grosseur du col dépassait beaucoup celle de la tête. Les remèdes prescrits par les médecins et chirurgiens les plus habiles étaient demeurés sans résultat. Bien plus, il se déclara des douleurs violentes, avec une
coloration livide, sur plusieurs points qui fournirent enfin des
ulcères chancreux et livides ; vinrent des sueurs nocturnes, la
chute des forces, la cachexie.

Quoique très aimée de ses maîtres, cette jeune servante dut
néanmoins entrer à l'hôpital, à cause de ces horribles exulcérations, de leur odeur épouvantable et des craintes de contagion.

Avec l'assistance du chirurgien Haffner, je trouvai, au milieu de ces squirrhes et de ces ulcères, des anfractuosités et des
fistules sans nombre ; je constatai de plus une débilité excessive, et la malade se plaignait de douleurs nocturnes qui la pri-
vaient de tout sommeil, de sorte qu'on dut donner de l'o-
pium le soir. Mais pendant le jour, je fis prendre trois pilules de
ciguë, à répéter deux fois, avec une infusion de lierre terrestre, de scabieuse, de véronique et beaucoup de lait. A l'extérieur, nous appliquâmes un cataplasme de ciguë.

Le troisième jour, les douleurs étaient déjà beaucoup plus
supportables : il s'écoulait beaucoup d'ichor, âcre encore, mais
moins fétide, et le cou se montrait tant soit peu moins gros.

Le huitième jour, on vit apparaître du pus de bonne nature ;
plusieurs glandes avaient pris de la mobilité, l'opium devenait
inutile pour dormir, et les sueurs nocturnes étaient moins
abondantes.

Le quatorzième jour, une suppuration louable se voyait
presque partout, et les tumeurs squirrheuses étaient moins volumineuses. J'augmentai la dose des pilules, en en donnant
quatre matin et soir, et on continuait exactement le cataplasme de ciguë.

Le trentième jour, la sueur nocturne cessa complètement ;
beaucoup de trajets étaient cicatrisés, les ulcères d'une excel-

ente couleur et quelques-uns tendaient déjà à la guérison ; il existait cependant trois fistules calleuses que le chirurgien dut inciser.

Le 44ᵉ jour, quelques-unes des ulcérations étaient recouvertes de cicatrices ; les autres fournissaient du pus excellent, la tuméfaction du cou était beaucoup moindre, et la malade avait recouvré son appétit et ses forces.

Le 60ᵐᵉ, presque toutes les plaies étaient fermées, le cou désenflé, la couleur de la peau normale, toutes les glandes diminuées et mobiles ; il restait au-dessus de la clavicule gauche un squirrhe de la grosseur d'un œuf d'oie, rendant à la percussion le son du cartilage et sur lequel le traitement restait sans action.

Le 74ᵐᵉ jour, on reconnut que beaucoup de squirrhes étaient divisés en plusieurs parties : au côté gauche du cou, une glande s'ulcéra de nouveau et donna pendant trois jours du pus mal lié, après quoi les parois de la poche s'affaissèrent, et la cicatrisation fut parfaite au bout de quelques jours.

Le 90ᵐᵉ jour, le cou avait déjà recouvré en plusieurs points sa consistance et son volume normaux, et il ne subsistait pas plus de la dixième partie de la tumeur. Cependant, le squirrhe au-dessus de la clavicule demeurait toujours dans le même état : comme il était mobile et résistait au médicament, nous voulûmes l'enlever avec le bistouri ; mais la malade refusa, et comme elle était assez forte et pouvait facilement mouvoir le cou dans tous les sens, elle sortit de l'hôpital.

Pendant deux mois, elle s'abstint de tout médicament, et dans cet intervalle les squirrhes furent tout à fait stationnaires. Elle revint alors pour me demander si elle pouvait user des pilules sans interrompre son service. J'y accédai immédiatement et prescrivis trois pilules à prendre matin et soir.

Au bout de trois semaines, elle revint après les avoir prises ; les squirrhes étaient moins gros et plus mobiles.

À la fin de la cinquième semaine, cette fille me fit voir, avec

la plus grande joie, que le squirrhe situé au-dessus de la clavicule gauche, et que nous croyions cartilagineux, avait diminué et qu'il était divisé en six tubercules. J'étais étonné de ce
résultat, après avoir été déçu par une si longue attente, et je
conseillai de prendre matin et soir quatre pilules.

Dans la visite qui eut lieu quatre semaines plus tard, je
trouvai tout encore en meilleur état. Voici maintenant le cinquième mois que cette malade emploie des pilules, dont maintenant elle prend six trois fois le jour. Elle n'en ressent aucun
inconvénient, se sent vigoureuse, dort bien, respire librement,
ce qui n'était pas possible auparavant, a bon appétit, fait chaque jour une selle naturelle et bien digérée. Les squirrhes qui
restent encore diminuent graduellement, et tout annonce une
guérison lente, il est vrai, mais cependant complète (1).

CAS XIV.

Le 12 septembre 1750, vint me consulter une femme de 40
ans dont le sein droit était tuméflé depuis six semaines et dé-
généré en squirrhe. Le savant Docteur *Collin,* qui à ce moment même m'honorait de sa visite, vit cette femme en même
temps que moi. Je lui donnai aussitôt, pour commencer, trois
pilules trois fois par jour, et lui recommandai de retourner
dans huit jours.

Elle revint alors très satisfaite de ce que le sein était plus
mou et plus mobile. Je l'engageai à continuer exactement.

Trois semaines plus tard, je fis en sorte que M. *Collin* fût
présent à la visite : il admira l'effet rapide obtenu chez cette
femme, car déjà le squirrhe avait diminué de plus de moitié.
Je donnai une quantité de pilules suffisante pour un mois en-

(1) Bel exemple de succès de la ciguë dans la scrofule ganglionnaire,
avec tumeur considérable. Il faut admirer la persévérance de Störck
si rarement imitée de nos jours. Et cependant de semblables guérisons
sont fréquentes, même avec les dilutions de conium : il n'est pas un
seul médecin homœopathe qui n'en ait quelques-unes à son actif.
Tout le monde croyait, à cette époque, à la contagion de la scrofule.

tier, pour que la malade, qui demeurait à près d'une heure de marche, ne fût pas forcée de revenir aussi souvent. Au bout de ce temps, le squirrhe atteignait à peine le volume d'un œuf d'oie. Je prescrivis un purgatif et la continuation des pilules pendant un nouveau mois. J'attendis ensuite impatiemment le retour de cette femme ; mais je ne la revis plus (1).

CAS XV.

Un homme de 53 ans contracta une maladie vénérienne à la suite d'un coït impur et, soit honte, soit défaut de ressources, il négligea de la traiter, si bien qu'à la fin, le testicule gauche se tuméfia, devint extrêmement douloureux et totalement squirrheux ; la verge prit en même temps un tel volume qu'elle dépassait beaucoup la dimension du pénis du cheval. En dernier lieu, il se développa en trois endroits, sur le membre viril, des excroissances charnues et fongueuses qui se transformèrent rapidement en horribles chancres. Le scrotum lui-même fut rongé par un ulcère chancreux, de sorte que le testicule gauche, tout dénudé, exulcéré, vint à pendre au dehors.

Ce malheureux ne pouvait dormir à cause de la douleur et encore moins marcher. C'est dans cet épouvantable état qu'il fut apporté à notre hôpital. En l'examinant, M. Haffner et moi, nous étions incommodés par l'affreuse odeur qui s'exhalait des parties malades ; le testicule gauche, pendant au dehors du scrotum, était d'aspect chancreux et plus volumineux que deux poings d'homme. On ne pouvait toucher fortement le pénis, le scrotum, ou le testicule, sans amener aussitôt un abondant écoulement de sang. Le malade était de plus tellement faible qu'il se trouvait mal à tout instant. L'odeur était si insupportable que nous ne pûmes le laisser avec les autres malades, et dûmes l'isoler complètement.

(1) La date seule de cette tumeur (six semaines) témoigne en faveur d'une tumeur bénigne du sein qui, malgré l'incertitude du diagnostic, ne mérite pas moins de fixer notre attention. C'est par erreur que MIL-CENT a dit que la tumeur de cette femme datait de six mois.

J'employai, au commencement, une once d'Ecorce du Pérou chaque jour, afin de corriger l'âcreté des humeurs et séparer les parties malades de celles restées saines. Mais, le quatrième jour, le malade refusa l'Ecorce, sous quelque forme qu'on l'employât, et nous ne vîmes du reste ni soulagement ni modification ; au contraire, les forces déclinaient et l'appétit faisait défaut.

Trouvant le cas désespéré, je me décidai à essayer les pilules et le cataplasme de ciguë. On commença aussitôt par six pilules trois fois par jour, et je fis couvrir avec soin les parties affectées d'un cataplasme de ciguë. Dès le premier soir, les douleurs se calmèrent, et ce malheureux put dormir sans narcotique.

Le lendemain, de larges lambeaux escharifiés commencèrent à se détacher, le pénis diminuait de volume, et l'odeur était plus tolérable. Le troisième jour, tout allait mieux.

Le quatrième, toutes les ulcérations chancreuses fournissaient du pus de bonne nature, la verge avait perdu plus de la moitié de son volume, le testicule aussi était plus petit et plus mou ; les plaies étaient d'une belle couleur, le malade dormait sans parégorique et reprenait de l'appétit.

Le huitième jour, le pénis était presque revenu à sa grosseur naturelle, les parties chancreuses étaient très améliorées, le pus continuait partout à être excellent ; de grands lambeaux s'étaient détachés du scrotum, le testicule était ramolli ou n'était guère plus gros qu'un œuf. Le douzième jour, tout allait encore mieux.

Le dix-huitième, on ne pouvait plus rien apercevoir de chancreux ; le testicule avait recouvré son volume et sa consistance naturelle, et les téguments dévorés par l'ulcère semblaient se réparer. Les bords du lambeau du scrotum, d'une belle couleur, commencèrent à se réunir ; au pénis, à la place d'une des excroissances chancreuses, on trouvait déjà des ulcérations planes et très nettes. Toutes les fonctions se faisaient mieux et les forces avaient beaucoup gagné.

Je continuai, jusqu'au trentième jour, les pilules, toujours à la même dose, et les cataplasmes : à ce moment-là, le scrotum était parfaitement guéri, et les ulcérations de la verge beaucoup plus petites et de bel aspect. Mais chaque jour vers le soir, le malade était tourmenté par un prurit pénible et général ; et de peur que le virus vénérien, caché dans le sang, ne nous ménageât quelque cruelle surprise, j'achevai la cure avec les remèdes antivénériens.

Dans ce cas, les pilules et les applications de ciguë ont rendu de plus grands services que l'on n'était en droit d'en attendre. *Kolleman*, le savant médecin militaire, Me *Leber*, chirurgien de l'hôpital civil, *Frère Abden*, chirurgien des Frères de la Miséricorde, et mes autres confrères et amis auxquels je fis voir ce malade, furent émerveillés des effets obtenus si rapidement, alors que l'on n'osait pas en espérer de semblables (1).

(1) Sans notions certaines sur l'accident vénérien primitif, on conçoit mal la filiation des lésions dans l'observation XV. On croit comprendre cependant qu'il s'est développé successivement : une orchite, des végétations, du sphacèle du scrotum dans une étendue assez grande pour dénuder le testicule et le laisser pendre en dehors. Nous avons traduit le mot latin « *cancer* » par chancre, sens très autorisé. Si les anciens ne confondaient pas le chancre et le cancer, ils n'avaient du moins qu'un seul mot pour le désigner : Quand ils craignaient la confusion ou désiraient préciser davantage, ils donnaient au premier le nom d'*ulcusculum cancrosum*, ainsi que nous l'avons déjà dit. C'est donc pour ne pas avoir suffisamment confronté le texte que *Milcent* (loc. cit.), résumant l'observation XV, traduit : *ulcère sarcomateux*. Je me suis souvent demandé si cet auteur, d'un jugement toujours si sûr que je le contredis à regret, a eu sous les yeux le texte original ou au contraire une des traductions du temps. Quoi qu'il en soit, la ciguë semble s'être montrée utile, dans le cas dont il est question.

Notons un symptôme pathogénétique produit par conium : *prurit général et pénible*, survenu au trentième jour du traitement. Störck, se méprenant sur la cause de ce phénomène, fit néanmoins suspendre le traitement. Le prurit de conium est très marqué, intense, généralement brûlant, accompagné d'une véritable hyperesthésie cutanée. Il est quelquefois particulièrement marqué aux organes génitaux, aux plis articulaires, ce qui nous donne la clef des guérisons par la ciguë de ce genre de prurit très incommode.

Störck, dans l'*Appendice sur la ciguë* imprimé à la suite du *Traité*

CAS XVI.

Une femme de 36 ans portait, au côté gauche du cou, deux
fistules compliquées de décollements si nombreux et étonnants
que l'habile chirurgien *Haffner* put faire pénétrer son stylet
jusqu'à la langue, jusqu'au sternum et, en passant entre l'œso-
phage et la trachée artère, jusqu'au côté opposé du cou ; ce qui
était plus surprenant encore, c'est que les trajets se prolongeaient
dans l'intérieur du thorax, suivant diverses directions. Quand
on pratiquait en effet des injections dans les fistules, la malade
sentait qu'elles pénétraient en avant jusque près de l'épigastre,
en arrière jusqu'aux lombes. L'excellent chirurgien partagea
l'avis de la malade, car pour remplir ces prolongements, six
onces de liquide étaient généralement nécessaires.

Pour guérir cette affection, nous tentâmes tous les moyens
qui nous parurent indiqués et que les meilleurs auteurs ont
recommandés en pareil cas. Mais nos efforts restèrent sans résultat, et quand nous eûmes, pendant six longs mois, fatigué
cette malheureuse avec toutes espèces de décoctions, d'injections,
d'applications locales, il survint de grandes douleurs et le corps
commença à s'émacier. C'est pour cela que M. *Haffner* et moi,
convînmes d'essayer sur ce sujet l'usage de la ciguë. Nous en-
veloppâmes donc tout le cou et le dos avec un cataplasme de ciguë, et deux fois par jour M. *Haffner* injectait lentement dans
le trajet fistuleux une légère infusion de la plante, pendant
qu'on faisait prendre matin et soir six pilules.

Le premier jour, les douleurs s'apaisèrent déjà et la malade

du *Colchique*, nous fournit lui-même un exemple des plus remarquables d'une guérison semblable.

Störck fut guidé par l'opinion d'*Arétée* qui vante la ciguë, employée
à l'extérieur dans les maladies vénériennes (*De morbis acutis*, L. II, ch.
II). John Hunter, Cullen ont aussi préconisé la plante dans les mêmes
circonstances, ainsi que Hartmann, *Diss, obs. ad cicutam*.....; Swe-
diaur (*On venereal complaint* ; Charmeil (*Journ. de méd.* avril 1789),
Lange (*Diss. dubia Cicutæ.*)

put dormir sans opium, ce qu'elle n'avait jamais fait auparavant.

Le troisième jour, le chirurgien remarqua que les trajets admettaient déjà moins de liquide.

Le dixième jour, la malade allait bien, et tout semblait en voie de guérison. Et le quatorzième, c'est à peine si on pouvait injecter deux onces de liquide. Mais la malade se plaignait de tiraillements dans le dos, d'ardeurs vers le sternum et de sécheresse à la gorge. Je conseillai, en conséquence, au chirurgien de suspendre les injections de ciguë et d'injecter seulement, et sans aucun effort, une décoction d'orge avec du miel rosat.

Après cela, tout fut guéri en huit jours, et les fistules se trouvèrent obturées par des cicatrices solides. Cette femme passa encore six semaines à l'hôpital, et nous ne vîmes survenir aucune récidive (1).

CAS XVII.

Un homme vit, à la suite d'une fièvre quarte supprimée

(1) Trois remarques ici :

1° Störck donne la ciguë dans les cas graves, le plus souvent quand les autres moyens ont échoué. Dans la présente observation, il précise mieux une indication qui nous est encore utile aujourd'hui, à savoir la cachexie commençante : « Il survint de grandes douleurs, et le corps commença à s'émacier. C'est pour cela que nous convînmes d'essayer la ciguë..... ».

2° La guérison rapide des trajets fistuleux intra-thoraciques est faite pour nous surprendre. Elle fut due aux injections d'infusion (légère) de ciguë employées à l'exclusion de tout traitement interne. Il y a longtemps que la chirurgie a abandonné les végétaux en poudre, en infusion, en décoction dans le traitement local des plaies et des fistules, pour les poudres ou solutions minérales. Ne s'est-on pas privé de précieuses ressources ? Pour moi, j'en suis persuadé, et ce cas XVI est propre à donner cette pensée à tout lecteur attentif.

3° Aussi bien que Störck, nous croyons que le quatorzième jour, les symptômes qui furent observés étaient pathogénétiques de la ciguë : tiraillements dans le dos, ardeur vers le sternum et sécheresse à la gorge. Ces symptômes cessèrent du reste aussitôt que le chirurgien eût suspendu les injections d'infusion de ciguë. Ils sont relevés dans toutes les pathogénésies de conium maculatum.

brusquement, se développer, à la partie antérieure de l'abdomen, une tumeur longue d'un palme et large d'un demi qui
fut complètement guérie en quatre mois, dans notre hôpital,
avec les pilules et quelques purgatifs intercalés de temps en
temps.

Dans le même hôpital, j'ai rencontré encore deux cas semblables dont la guérison a merveilleusement suivi l'usage des
pilules.

Aussi bien, elles ont fait résoudre un squirrhe du foie et
disparaître l'ictère qui l'accompagnait ; mais on donnait en
même temps beaucoup de petit lait.

Mais quand la rate se tuméfie à la suite des fièvres intermittentes, et que son parenchyme devient spongieux, les pilules de ciguë sont d'un faible secours, et il en est de même des
autres remèdes (1).

CAS XVIII.

Chez un quinquagénaire, cataracté et aveugle des deux
yeux, convalescent à l'hôpital d'une maladie aiguë, ces mêmes
pilules furent si efficaces qu'en deux mois, non seulement il
put marcher, mais put distinguer les objets et les couleurs (2).

CAS XIX.

La vue d'une jeune fille, atteinte d'une cataracte commen-

(1) Savoir quelle espèce de tumeur, à la partie antérieure de l'abdomen, a été résolue par la ciguë est assez difficile. Est-ce une rate
hypertrophiée, quoique Störck affirme que le médicament s'est montré
peu efficace dans les engorgements de la rate ? Il a réussi, au contraire,
dans un engorgement du foie avec ictère. L'emploi de la ciguë dans les
obstructions viscérales était classique longtemps avant l'époque de
Störck, et on le trouve vanté surtout par Ettmüller.

(2) Evidemment, on peut douter de tout, et il est permis d'infir-
mer tous les diagnostics de Störck. Il est cependant plus sage de les
accepter sous bénéfice d'inventaire, quitte à les contrôler par de nouvelles expériences, et le traitement de la cataracte par conium est une

çante double, devint si mauvaise qu'elle ne pouvait déjà presque plus se conduire seule, à moins de la plus grande attention. Deux mois et demi de traitement par les pilules furent
suffisants pour dissiper entièrement les cataractes, et la vue
redevint si parfaite qu'elle put enfiler à merveille les aiguilles
les plus fines et faire les coutures les plus délicates.

Mᵉ *Leber* présenta cette jeune fille à *l'illustre* Van Swieten
pour qu'il fût mis au courant de l'observation et constatât
l'effet produit.

CAS XX.

Une femme de 25 ans avait une écrouelle squirrheuse, qui
non seulement occupait la partie antérieure du cou, mais pénétrait dans la cavité thoracique et rendait la respiration difficile.

Sous l'influence des pilules, en quatre mois, l'écrouelle fut
détruite, partie par la suppuration, partie par résolution simple, et la respiration redevint tout à fait libre.

En même temps fut guéri un ulcère profond et de mauvaise
nature à la main gauche, qui avait été rebelle jusque-là à tous

question à reprendre. On sait que la cécité passagère, liée du reste au
vertige, est un symptôme toxique très constant de conium, très bien
étudié, avec l'érudition exacte, complète et minutieuse qu'il apporte
dans tous ses travaux, par le *professeur* Imbert-Gourbeyre (loc. cit.
Art méd., t. XLI, p. 38) : je renvoie le lecteur à cet intéressant chapitre. Hahnemann note la cécité passagère, la diplopie et la triplopie,
des troubles variés de l'accommodation : myopie et presbytie, le
nystagmus, des phosphènes, la dilatation des pupilles et la chute de la
paupière supérieure (paralysie de la 3ᵉ paire). La ciguë est-elle cata-
ractogène ? Nous n'en savons rien ; mais le fait n'aurait rien d'invrai-
semblable, ni de plus extraordinaire que les cataractes diabétiques par
exemple.
Quoi qu'il en soit, des contemporains de Störck ont affirmé avoir,
comme lui, guéri des cataractes, entre autres Trécourt (*Mém. et obs.
de chirurgie*, 1769, t. 24, p. 366).

les médicaments et lassé l'excellent chirurgien *Haffner* pendant plus de six mois (1).

(1) *Sommaire des vingt observations de Störck.*

Nos d'ordre	DIAGNOSTIC RECTIFIÉ AUTANT QUE POSSIBLE	Terminaison.	DURÉE du traitement
1	Adénite scrofuleuse de la région parotidienne.	Guérison.	2 mois.
2	Adénites scrofuleuses multiples, et d'une chronicité désespérante. Abcès du sein.	Id.	10 mois.
3	Tumeur du sein, probablement bénigne.	Id.	Moins de 3 mois.
4	Abcès du sein.	Id.	50 jours.
5	Fluxion chronique du sein chez une nourrice.	Id.	30 jours.
6	Cancroïde de la face.	Mort après sa sortie de l'hôpital.	19 jours.
7	Petite tumeur bénigne du sein.	Grande améliorat.	2 mois.
8	Cancer ulcéré du sein, localement amélioré.— Cancer secondaire du poumon (?)	Mort.	5 mois.
9	Adénites scrofuleuses énormes ulcérées du cou.	Guérison.	6 semaines
10	Adénites scrofuleuses sous maxillaires bilatérales, dont une assez volumineuse.	Id.	3 mois.
11	Cancer du sein (?) ulcéré dans une étendue démesurée. — Amélioration locale considérable. — Intoxication cicutique (?).	Mort.	3 mois.
12	Adénites scrofuleuses multiples au cou, aux aisselles. - Engorgement d'un des seins avec trajets fistuleux.	Guérison presque complète	9 semaines
13	Adénites scrofuleuses du cou d'un volume effrayant et ulcérées ; cachexie profonde.	Guér. presque achevée.	5 mois.
14	Tumeur bénigne du sein.	Améliorat. considérable.	7 semaines
15	Maladie vénérienne : orchite (?); végétations (?); gangrène du scrotum.	Guérison.	1 mois.
16	Scrofule, décollements et fistules se prolongeant jusque dans la cavité thoracique. — Traitement exclusif par les cataplasmes de ciguë et des injections d'infusion légère de ciguë.	Id.	3 semaines
17	a) Tumeur abdominale d'espèce indéterminée. b) Engorgement du foie avec ictère.	Id. Id.	4 mois. Id.
18	Cataracte double.	Guérison imparfaite.	2 mois.
19	Cataracte double au début.	Guérison incomplète	2 mois 1|2.
20	Adénite scrofuleuse cervicale volumineuse s'engageant sous le sternum dans le médiastin. — Ulcère scrofuleux de la cuisse.	Guérison.	4 mois.

Telles sont les expériences que j'ai instituées avec un plein succès ; j'en pourrais rapporter plusieurs autres, mais comme elles ne sont pas encore terminées, j'ai pensé qu'il était préférable de les passer sous silence. Mais pour qu'il ne soit pas question uniquement de mes tentatives et que je ne ressemble pas à *Cicéron*, plaidant tout seul pour ma maison, il importe de relater en peu de mots les essais faits par les hommes les plus recommandables dans notre art.

Il y avait trois sœurs dont deux périrent étouffées par les

Résumant ce tableau, je trouve, en tenant compte des affections multiples chez le même malade :

DIAGNOSTIC	Nombre de cas.	Guérisons et mé lo- rat ions	Morts	Durée moyenne du traitement.
Scrofule et adénites scrofuleuses....	8	8	0	3 mois 1/2.
Abcès du sein....................	2	2	0	6 mois.
Tumeurs probablement bénig. du sein	5	5	0	2 mois.
Cancer du sein	2	0	2	4 mois.
Cancroïde de la face.............	1	0	1	10 jours.
Maladie vénérienne...............	1	1	0	1 mois.
Tumeur abdominale indéterminée...	1	1	0	4 mois.
Engorgement du foie..............	1	1	0	»
Cataracte double.................	2	2	0	2 mois.

Ce n'est pas sans motifs qu'après avoir critiqué une à une, et étudié minutieusement, dans l'esprit et dans la lettre, chacune des observations du médecin très savant, très fin, admirablement scrupuleux et honnête, j'ai dressé les deux tableaux qui précèdent. Autant il serait puéril de méconnaître les erreurs de diagnostic de Störck, autant il est injuste et léger de dire et de répéter qu'il a cru guérir beaucoup de cancers, à la faveur de la confusion constante qu'il aurait faite de la scrofule et du cancer. Cela est une erreur grossière, due à la fois à l'interprétation fausse du mot *squirrhe* dans le sens que lui a donné plus tard Laënnec, et au défaut d'étude sérieuse des observations de l'auteur. Dans ces 20 observations, il n'a *reconnu* que 3 cancers et 1 cancroïde. Il est vrai que les deux cancers que nous avons retenus comme probables, il a cru les guérir ; mais ils sont morts, et on peut bien pardonner à cet intrépide chercheur des illusions entretenues par une amélioration assez surprenante de l'état local des tumeurs ulcérées.

L'étude qu'il faut reprendre est celle-ci : *la ciguë peut-elle améliorer ou soulager les cancéreux, et dans quelles limites ?* Y a-t-il sous ce rapport, une différence à établir entre le *carcinôme* et le *sarcôme ?*

glandes cervicales tuméfiées et squirrheuses ; mais la troisième fut rétablie par *l'illustre Doyen de notre faculté, le baron* VAN SWIETEN.

Dans un cas semblable, où tous les secours de l'art, y compris l'électricité, avaient été employés sans succès, *l'illustre* et célèbre *Archiâtre* KESTLER retira aussi le plus remarquable effet de ces pilules : jamais il n'observa aucun mauvais symptôme, bien que pendant très longtemps il eût donné chaque jour à sa malade trente pilules, chacune de deux grains. A l'hôpital militaire de Vienne, on voyait un soldat dont la parotide droite avait donné naissance à un squirrhe d'un si grand volume que tout le côté de la face était envahi jusqu'à l'œil. Ce squirrhe, par les douleurs considérables auxquelles il donnait lieu, par sa couleur livide et foncée et les autres signes fâcheux, menaçait de devenir un cancer de la pire espèce, et faisait craindre la cachexie. Le savant médecin militaire *Jean Kollemann*, qui dirigeait l'hôpital, appela alors mes pilules à son aide et appliqua extérieurement un cataplasme de ciguë.

Ce traitement non seulement mit rapidement fin aux menaces de cancer, mais fit disparaître presque entièrement la tumeur squirrheuse en quelques semaines. Mais le brave soldat, ne faisant aucun cas du peu qui restait de son squirrhe, ne voulut pas demeurer davantage à l'hôpital, d'où il sortit très bien portant, pour aller reprendre le service militaire (1).

Une dame de qualité resta trois ans sans parler d'un cancer non ulcéré qu'elle avait aux deux seins. Cependant les douleurs devinrent très violentes, il se developpa à la suite, sous le sein, des tubercules livides qui présageaient des ulcérations cancéreuses de la plus mauvaise nature. Epouvantée de ces symptômes, elle appela près d'elle le médecin *Joseph Pock*, praticien

---

(1) On remarquera, outre l'incertitude du diagnostic, cette phrase de STÖRCK : « Le squirrhe menaçait de devenir un cancer », qui prouve une fois de plus que les auteurs, et MILCENT le premier, ont eu tort de croire que STÖRCK diagnostiquait le cancer, quand il parle de squirrhe. Cette question de la transformation des tumeurs est aujourd'hui remise à l'étude.

très expérimenté de cette ville et lui découvrit son mal. L'ayant examinée, il conclut aussitôt à l'emploi de mes pilules : il en résulta que, dans l'espace de trois semaines, non seulement toutes les douleurs disparurent, mais aussi la couleur foncée et livide, qui fit place à la coloration naturelle. Quelques jours après, les tubercules s'effacèrent. En quinze jours la consistance du sein commença à se ramollir à la superficie. Au bout de deux mois, une grande partie de l'induration se divisait en masses plus petites, lesquelles disparurent après qu'on eût donné un purgatif, de sorte que le volume du sein diminua en masse. Encouragé par ce brillant début, la dame prit les pilules avec confiance.

Elle raconta, de plus, que le soulagement produit ne se bornait pas aux mamelles, mais qu'elle avait été également débarrassée, par le même traitement, de vomissements et d'une cardialgie dont auparavant elle était quelquefois affectée pendant le jour, ainsi que de douleurs rhumatismales dont les retours se faisaient fréquemment sentir.

C'est au milieu de ces intéressants progrès de l'expérience que survint une maladie inflammatoire aiguë, qui entraîna la mort (1).

Le sang des saignées qui furent pratiquées dans cette maladie fut trouvé d'une bonne qualité et très épais, d'où il faut conclure que, comme quelques-uns l'ont craint, la ciguë n'altère pas le sang, en le liquéfiant. Cette dame avait pris trente pilules chaque jour pendant plusieurs semaines, sans jamais se plaindre par suite d'aucune incommodité (2).

(1) Voici un troisième exemple de tumeur du sein (double) diagnostiquée cancer et terminée par une mort *accidentelle*. Retenons la guérion (*homœo a thique*) des vomissements, de la cardialgie et des douleurs dites rhumatismales.

(2) Störck savait bien ce que Tardieu a confirmé depuis (*Etudes médico-légales sur l'empoisonnement*), que la ciguë rend le sang diffluent, à *dose toxique*. Mais il n'y a pas lieu de s'émerveiller ici, puisque la ciguë n'était donnée qu'à *dose thérapeutique*.

Ferdinand Leber, chirurgien de l'hôpital civil, dont on doit louer non seulement l'expérience et l'habileté chirurgicale, mais le zèle aussi bien à l'égard des pauvres que des riches, a fait aussi de nombreuses expériences avec ces pilules. Avec elles, il a fait résoudre des squirrhes extrêmement rebelles, dans divers organes, amélioré plusieurs cancers du sein, de la face, des yeux, du nez, etc., et en a guéri quelques-uns tout à fait. Tous ses malades ont été montrés à l'illustre Van Swieten, pendant le cours du traitement, pour le rendre témoin des résultats.

Le même *Leber* a fait usage des pilules de ciguë dans différentes affections des yeux, sans succès le plus souvent pour celles qui étaient invétérées : mais ce sont des essais légitimes. Néanmoins M. *Leber* a observé avec moi que tous les sujets qui, soit pour la cataracte, soit pour d'autres altérations des milieux de l'œil, ont usé des pilules, n'ont pas été aggravés, lorsqu'ils n'ont pu guérir.

Ces affections paraissent être au moins limitées par la ciguë, et l'expérience nous a appris que deux pilules, prises matin et soir, sont parfaitement suffisantes.

Quelquefois l'effet s'en fait sentir tardivement et ne commence à devenir sensible que le troisième ou le quatrième mois. Il ne faut donc pas désespérer s'il ne se produit aucune modification appréciable dans la première semaine (1).

Pendant que j'écris ces lignes, voici que vient me trouver une femme d'une trentaine d'années, qui m'avait déjà été adressée, il y a trois mois, par le savant et habile chirurgien de l'hôpital St-Marc, *Rechtberger*. Cette femme avait depuis quelques années un squirrhe dans la mamelle gauche qui, par suite de l'emploi de médicaments divers, avait donné lieu à

---

(1) Le savant que nous admirons chaque jour davantage possédait une arme toute puissante : la patience. C'est la condition première indispensable dans le traitement des maladies chroniques, et elle nous fait le plus souvent défaut, à nous qui cependant sommes mieux outillés et qui avons eu Hahnemann !

des douleurs violentes et menacé de tourner au cancer. Tout bien considéré, j'avais prescrit trois pilules, trois fois par jour.

Peu de jours après les douleurs s'apaisèrent, mais le squirrhe persistait sans se modifier. J'augmentai graduellement la dose jusqu'à ce que la malade fut arrivée à dix-huit par jour : on continua dans cette mesure, jusqu'à la onzième semaine, et à ce moment encore il n'était survenu aucun changement dans le squirrhe. Aussi je commençais à désespérer ; mais la malade, satisfaite de la cessation des douleurs, continua régulièrement les pilules.

Enfin, à la treizième semaine, le squirrhe commença à se ramollir, à se fragmenter et fondit ensuite si rapidement que dix jours plus tard, il en subsistait à peine la douzième partie ; ce qui en reste est d'ailleurs mou et pâteux.

CHAPITRE III.

COROLLAIRES

I. Il résulte de ce qui précéde qu'avec le suc de ciguë, lentement épaissi sur le feu, on obtient un remède tout à fait inoffensif qui peut être employé avec tous les tempéraments, tous les âges, tous les sexes, etc., à une dose suffisamment forte.

II. Ce remède ne trouble aucune fonction, ni excrétion.

III. Il agit d'une manière insensible, sans provoquer ni diarrhée, ni vomissement, ni diurèse, ni sueurs.

IV. Il résout les indurations et les squirrhes, dans les cas mêmes où les autres médicaments, les plus actifs, sont sans efficacité.

C'est donc un médicament résolutif au plus haut degré.

V. Ce qu'il ne peut pas résoudre, il le fait le plus souvent passer par une suppuration bénigne.

VI. Il limite le cancer.

VII. Il en adoucit le virus et en fait disparaître l'odeur fétide.

VIII. Il convertit l'ichor cancéreux en pus de bonne nature.

IX. Il calme les douleurs.

X. Il guérit le cancer.

XI. Il guérit des ulcères incurables par d'autres moyens.

XII. Il ferme et cicatrise les fistules et les décollements rebelles à tous les autres remèdes.

XIII. Employé à l'extérieur, il fait disparaître les tumeurs œdémateuses.

XIV. Il rétablit quelquefois la vision perdue par l'effet d'une cataracte, quand celle-ci n'est pas encore invétérée.

XV. Il fait résoudre les cataractes au début, ou tout au moins en arrête les progrès (1).

(1) *Corollaire* II. — Nous l'avons appris, STÖRCK n'étudie pas la matière médicale au point de vue des symptômes pathogénétiques,

AVIS.

La pratique enseigne :

1° Que les femmes qui sont affectées d'un squirrhe ou d'un cancer des seins doivent s'abstenir de tout travail manuel et de mouvements trop précipités ;

bien qu'il les saisisse à l'occasion et en tienne compte, au point de faire suspendre le médicament, quand ils se manifestent pendant son emploi. Quand donc il dit que la ciguë ne trouble aucune fonction, il entend qu'on peut suivre un long traitement cicutique, à dose élevée, sans en être incommodé, ce qui ne veut pas dire qu'on n'a pas quelquefois l'occasion d'observer des symptômes attribuables au remède. *Cullen* a aussi beaucoup insisté sur l'innocuité de la ciguë.

Peut-être même Störck a-t-il subi un entraînement fâcheux, en employant des doses fortes chez les cachectiques. Si la tolérance est la règle, les exceptions sont possibles, et j'ai exposé l'opinion probable de la mort par intoxication de la cancéreuse de l'*Observation XI*. La tolérance tient souvent aussi à la mauvaise qualité du médicament (Voir Cullen. *Mat. méd.*, t. II, p. 281).

Nous verrons plus tard, dans l'Appendice, la ciguë être employée sans mesure, sans dosage précis, avec une aveugle sécurité. Tartreaux cite une femme qui arriva à consommer 50 livres d'extrait (*Epist. apolog.*, p. 54).

Les succès étaient incontestables et ils ont produit un peu d'ivresse ; combien de séries d'effets physiologiques du médicament ont dû, dans ces conditions d'enthousiasme, échapper à Störck !

Je relève, cependant, dans les observations, les symptomes pathogénétiques suivants :

Tuméfaction très douloureuse de la langue (observée par Störck sur lui-même).

Sensation de roideur et parésie de la langue (id.)

Impossibilité de l'articulation des mots (id.)

Soif intense (id.)

5. *Sécheresse de la gorge.*

Nausées.

Eructations.

Pesanteur d'estomac.

Douleurs gastralgiques.

10. *Coliques intenses.*

Diarrhée séreuse très abondante, mélangée de sang.

Diurèse forte.

Fluxion périodique du sein (à l'époque des règles).

Lipothymies fréquentes.

2° Que, toutefois, l'air de la campagne et un exercice modéré sont propres à hâter la guérison ;

15. *Prurit cutané général et pénible.*
Ardeur vers le sternum. ·
Tiraillement dans le dos.

Nous trouvons notés, dans les auteurs contemporains de Störck, les symptômes suivants attribués à l'usage du *conium* : vertige ténébreux, embarras de la parole, engourdissement des membres, paralysie, suppression des règles, fièvre, constipation (ANDRÉE, *Observ. upon a treat. by Storck*, 1761).

Perte de l'appétit, douleurs vives dans les seins, vertige, céphalalgie, lipothymies, convulsions, toux violente, suivie d'hémoptysie ; strangurie, (LANGE, *Diss. dubia Cicutæ vexata*, 1764).

Vertige, tremblement des yeux, faiblesse générale. (WHITT, *On nervous disorders*, p. 22).

Corollaire III. Ainsi STÖRCK voit bien que la diurèse qu'il a vu la ciguë provoquer une seule fois est un symptôme accidentel. Il constate et poursuit la guérison par l'action insensible des médicaments, sans perturbation d'aucune sorte, ni action physiologique visible. C'est proprement l'action altérante dont HAHNEMANN devait faire une loi. Aussi nous voyons que Störck est toujours préoccupé de rechercher la dose qui ne provoque pas de symptômes pathogénétiques, alors qu'il croit ceux-ci inutiles ou nuisibles (nous verrons le contraire pour le *colchique*). On ne doit pas être étonné de le voir élever presque toujours la dose progressivement jusqu'à la limite de la tolérance, ce qui est impossible sans s'exposer parfois à franchir cette limite, surtout avec un médicament qui, comme la ciguë, a pour règle fréquente le début brusque des accidents mortels, même avec les plus hautes doses et sans qu'on ait été averti par les signes ordinaires du début des empoisonnement aigus.

Störck est allé beaucoup plus loin que les thérapeutistes qui l'avaient précédé. Mais il est resté classique. Hahnemann devait rompre avec la tradition, sur la question des doses et, se posant en révolutionnaire, reculer les bornes de la *médication altérante.* On dit souvent que les doses infinitésimales sont un boulet rivé au pied de la thérapeutique hahnemannienne. Nous ne nions pas, hélas ! que c'est là le plus grand obstacle à sa diffusion, et nous sommes de ceux qui s'efforcent de ne pas abuser de l'infinitésimalité. Mais, à ne considérer les choses qu'au seul point de vue de la vérité scientifique, il importe de dire tout haut, le plus haut possible, par toutes les voies de propagation en notre pouvoir, que le fait expérimental de *l'atténuation des doses* a rompu les étroites limites, les indications restreintes, le tout petit cercle des médicaments dans lequel se mouvait avec peine la médication altérante. Avec l'atténuation modérée, moyenne ou extrême du médicament, on

3° Qu'au contraire la colère, la tristesse et les frayeurs subites sont nuisibles ;

est toujours sûr, en suivant les indications de la clinique, de ne pas dépasser la dose thérapeutique strictement nécessaire. Hahnemann, le premier, a donc pu généraliser la médication altérante.

Coroll. IV. — « Il résout les indurations et les squirrhes........ » Les contemporains et successeurs immédiats de Störck ne s'y sont pas trompés ; il s'agit de la *scrofule*. Des guérisons de scrofule *rebelle* ou *maligne* sont dès lors enregistrées par CULLEN (*Mat. méd.*, t. II, trad. Bocquillon, p. 282) ; TRECOURT ; (*Mém. de chirurgie*, p. 428) ; WATON (*Journ. de médecine*, juin 1790) ; RUTTY (*Med. obs. et Inqu.*, t. 3, p. 229) ; FOTHERGILL (*ibid.*, p. 460) ; FARR, DEASE (*Practice of Surgery*).

Corollaire. X. — STÖRCK est d'une évidente et indiscutable bonne foi, quand il dit que la ciguë guérit le cancer. Que le lecteur remarque cependant le rang de ce corollaire, venant longtemps après celui qui traite de la guérison des indurations et des squirrhes, précédé de propositions plus timides : le cancer se limite, les douleurs sont calmées, le virus est adouci, l'ichor se change en pus. On sent que ce n'est pas là une conviction assise sur un nombre considérable et imposant de faits, comme pour les squirrhes, c'est-à-dire pour les tumeurs bénignes et les adénites scrofuleuses.

En fait, si on retranche l'observation de « *scirrhus perfectus* » (Obs. III'), Störck a traité un cancroïde de la face et deux cancers du sein, Joseph Pock un cancer double du sein (probable du moins). Les quatre malades sont morts. On nous dit que c'est accidentellement, mais ils sont morts, et il faut bien conclure, tout en l'absolvant des confusions dont l'accusait injustement DE HAEN, que Störck n'a pas guéri de cancer dans cette première série d'opérations. Et l'on ne trouverait aujourd'hui personne pour souscrire à l'opinion de MURRAY disant que « *la ciguë mériterait d'être appelée un remède divin, lors même qu'elle ne serait autre chose qu'un médicament du cancer* ». (APPARATUS MEDICAMINUM, 2e éd., t. I, p. 333.) Nous prenons, bien entendu, le mot *cancer* dans sa signification purement clinique, à laquelle reviennent les auteurs contemporains.

Ce que dit ici Murray, l'auteur du *meilleur traité de matière médicale paru avant Hahnemann*, on peut le lire aussi dans les ouvrages de QUARIN (*Tentamen de cicuta*), LOCHER (*Observationes praticœ*), PALUCCI (*De polyp. nar.*), LEBER, COLLIN. Ont vanté aussi la ciguë dans le cancer : divers auteurs in *Journal de médecine*, t. 14, p. 332, 509, DECOTES (*ibid*, t. 16, p. 35), CAZELES (*ibid.* t. 34, p. 255), PORTE (*ibid.*, t. 17, p. 346), TARTREAUX (*Epist. apolog.*, p. 51), HIDEEN, DEASE (*Pactice of Surgery*, (LETTSON) (*Med. mem.*, p. 308), etc.

Mais à côté des apologistes, il faut citer les contradicteurs : DE HAEN et TRALLES (*Epist   cicuta*, 1765) ; de Haen cite, dans sa seule pratique

4° Qu'il en est de même des acides, des boissons alcooliques, des épices, des farineux, des crudités ;

5° Que tout froissement, friction et pression est également préjudiciable dans le squirrhe invétéré et dans le cancer : d'où il suit qu'il faut éviter les corsets rigides et étroits, ainsi que les chemises de toile grossière ;

6° Qu'il importe de se défier des violentes quintes de toux ; en effet, elles excitent le cancer, ou le font empirer, produisent des hémorrhagies, dépriment les forces, et ainsi retardent la guérison et la rendent presque impossible (1).

Les femmes qui ont la respiration difficile, qui suffoquent et ressentent, entre les quintes, des douleurs très aiguës qui leur font penser que le sein est comme fortement étranglé par une corde et attiré, à chaque effort de toux, vers l'intérieur de la poitrine, ont la plupart du temps les poumons squirrheux et unis fortement à la plèvre par des adhérences partielles. Il en résulte que la cure est plus difficile ou à peu près impossible (2).

personnelle, huit cancéreuses traitées par la ciguë, non améliorées, et mortes; GESSER (qui admet cependant que la ciguë calme les douleurs et relève l'état général) ; CONSBRUG (cité par *Murray*) ; WERLOF *(Opera*, p. 745) ; MONNIER (*Thèse de Paris* 1763) ; FOTHERGILL (*Med. obs. et inqu.*, t. 3, p 400) ; KIRKLAND (*Richter's chir. Bibl.* V, 618) ; BELL (ibid. V. 19), etc.

Tandis que les auteurs modernes ont nié sans preuves l'efficacité de la ciguë dans le cancer, nous trouvons, dans tous ces anciens auteurs, des renseignements qui permettent de considérer comme probable l'influence favorable du médicament pour calmer les douleurs, améliorer l'état local, et quelquefois l'état général. J'accorde que la question est à reprendre, en face de la négation absolue de de Haen, dont cependant la passion est trop évidente pour qu'elle n'ait pu l'égarer.

Dans une certaine mesure, il faut tenir compte, pour l'appréciation des documents historiques, de l'opinion de *Murray*, à savoir les erreurs botaniques commises. Ainsi l'on se serait servi, sous le nom de ciguë, du *Chærophyllum bulbosum* (cerfeuil sauvage), de l'*Æthusa cynapium* (petite ciguë, faux persil), *etc.*

(1 et 2) Souvenir de la malade de l'observation VIII. L'effet est pris pour la cause dans le premier paragraphe ; mais dans le second le fait clinique est rétabli, à savoir la gravité du pronostic chez les cancéreux qui toussent. Si dérouté qu'il ait été par l'amélioration locale, STÖRCK comprend cependant comment et pourquoi sa malade est morte.

L'expérience m'a appris que les pilules de ciguë ne sont nullement nuisibles aux phthisiques, qu'elle n'arrêtent pas l'ex
pectoration, mais la rendent plutôt plus facile.

QUESTIONS.

Dans mes nombreuses expériences, je me suis adressé uniquement jusqu'ici au suc de ciguë réduit en pilules, afin d'ex-
·périmenter ainsi les efforts d'une pratique simple et uniforme.
Quoique le résultat en soit ordinairement rapide, il tarde quelquefois cependant à se manifester : on se demande si on ne
pourrait pas alors activer cette action trop lente par divers
procédés d'application extérieure ?

1re *Question.* — Ne conviendrait-il pas d'envelopper, plusieurs fois par jour, la partie affectée de vapeurs chaudes de
décoction de ciguë ?

2me *Question.* — Serait-il utile d'adopter comme règle générale l'application continuelle du cataplasme de ciguë sur les organes malades ? De nombreuses expériences démontrent, en
effet, la grande utilité de ce moyen. Mais on rencontre des
malades qui ne peuvent supporter ces cataplasmes sur la peau
nue, d'où cette nouvelle question :

3me *Question.* — Ne serait-il pas convenable de couvrir
alors la peau d'un emplâtre diapompholix et d'appliquer par-
dessus le cataplasme ?

4me *Question.* — Est-il bon, avant le moment où l'on peut
craindre d'irriter un squirrhe, de le recouvrir d'un emplâtre
de ciguë, de ladanon ou de galbanum ?

5me *Question.* — N'est-il pas indiqué, pendant que l'on donne
les pilules, de purger souvent les malades dont les forces semblent pouvoir le supporter? Car la matière dissoute par le médicament n'est ici expulsée par aucune évacuation sensible.
Les essais faits chez quelques malades, dans le but de répondre
à cette question, semblent favorables à cette pratique ; cependant, il n'y a pas nécessité de le faire.

6ᵐᵉ *Question.* — S'il se présentait des cas dans lesquels le virus cancéreux eût poussé des racines tout à fait profondes, corrompu toutes les humeurs et tellement affaibli les solides que les pilules fussent devenues insuffisantes à elles seules, ne faudrait-il pas y ajouter l'écorce du Pérou, pour arriver à préparer, avec les propriétés des deux remèdes, un médicament qui pût satisfaire à toutes les indications ?

Il est donc nécessaire que chaque médecin s'applique à combattre les symptômes intercurrents avec ses ressources particulières et son jugement propre.

Cela posé, je prie tous les médecins en général. et chacun en particulier, d'essayer l'extrait de ciguë, dans toutes les occasions qui s'offriront à eux ; mais je les supplie en même temps de mettre de côté toute idée préconçue et tout amour-propre personnel, en songeant que de telles questions touchent au salut de nos semblables.

S'il leur arrive d'observer quelque accident fâcheux pendant l'usage de la ciguë, qu'ils recherchent avec soin s'ils sont dus à l'extrême violence de la maladie, ou à une erreur commise par le malade ou les assistants, ou enfin, au médicament lui-même. Qu'ils ne condamnent pas aussitôt un remède, comme nuisible ou inerte, sans jugement et sans discussion. Mais s'ils en connaissent de meilleurs, je ne voudrais pas qu'ils en négligeassent l'emploi, en faveur de celui que je leur apporte.

DEUXIÈME TRAITÉ

DANS LEQUEL ON CONFIRME QUE

LA CIGUË

**Non seulement peut être employée à l'intérieur
avec la plus grande sécurité**

MAIS EST EN MÊME TEMPS UN REMÈDE EXTRÊMEMENT UTILE
DANS BEAUCOUP DE MALADIES QUI JUSQU'ICI ÉTAIENT
RÉPUTÉES INCURABLES.

PAR

ANTOINE DE STÖRCK

PRÉFACE

Plus j'emploie la ciguë chez les malades, plus je suis étonné de sa puissance et de son efficacité. Elles sont presque innombrables, les maladies auxquelles elle convient parfaitement et qu'elle guérit. Et il n'est pas besoin de faire ici l'éloge de ce médicament, lorsque les faits, recueillis avec le plus grand soin, parlent d'eux-mêmes.

Combien ai-je eu d'occasions de me féliciter en voyant des malades regardés par d'autres médecins comme perdus,et déjà abandonnés à leur sort, revivre avec ma ciguë et se rétablir intégralement !

Qu'y a-t-il de plus précieux à l'homme que la santé ?

Aussi je consacrerai tout le temps que je pourrai dérober à mes travaux obligatoires, à rechercher et faire connaître des remèdes capables de combattre et d'enrayer les maladies graves et d'une cure excessivement difficile. Et ce n'est pas sans raison que je nourris l'espoir de réussir.

Cependant, je ne me risquerai pas à faire des essais téméraires : tous les remèdes seront successivement expérimentés sur les animaux et sur moi-même, avant d'en venir à en faire usage chez l'homme malade. Par ce moyen, je n'avancerai qu'à pas sûrs et sans danger (1).

---

(1) Ce *deuxième Traité*, cité par MILCENT, ne paraît pas avoir été entre les mains de cet auteur distingué. Je n'ai pu, d'ailleurs, en trouver à Paris le texte original latin, même à la *Bibliothèque nationale*, et j'ai dû me le procurer à l'étranger. La traduction *anonyme*, attribuée a LE BÈGUE DE PRESLE, que possèdent nos Bibliothèques publiques, est défectueuse.

En ce qui concerne MILCENT, voici la preuve de ce que j'avance : après avoir résumé les 20 observations du *premier Traité*, il ajoute : « Celles qui sont contenues dans les mémoires suivants se rapportent à des *tubercules squirrheux dans le vagin*, etc...... » Et tous les cas qu'il énumère alors sont tirés de l'*Appendix de Cicuta*, imprimé à la suite du

CHAPITRE Ier

Il s'est élevé, parmi les médecins et les botanistes, de nombreuses contestations au sujet de l'espèce de ciguë que je fais servir à la confection de l'extrait : j'en ai cependant donné la description, en termes suffisamment clairs, d'après *Morison*.

C'est pourquoi j'ajoute ici, en peu de mots, que ma ciguë est la *grande ciguë, la ciguë vulgaire, maculée, fétide*. Linné la désigne sous le nom de *Conium*, à graines striées (V. *Spec. plant.*, pag. 243, n° 1). Mathiole la décrit, p. 772 ; C. Bauchin, p. 160 ; Tabern. Mont.,p. 1170 ; Clusius l'appelle Grande ciguë, ciguë vulgaire (Hist. 2, p. 200).

Pour faire l'extrait, le mieux est de cueillir la plante avant que les fleurs ne soient épanouies ; on rejette la racine,mais on emploie toutes les autres parties (1). Le suc, exprimé dans un vase de terre vernissé, est réduit, sur un feu doux et en agitant souvent, à la consistance d'un extrait épais. Mais je prie les apothicaires de ne pas trop s'appliquer à dépurer le suc, préférant que l'extrait soit grossier et presque pâteux.

On peut aussi préparer un extrait avec la décoction de la plante sèche, quand il est impossible de s'en procurer de fraîche : il est toutefois beaucoup moins actif. Je déplore de toutes

Traité du *Colchique*. Milcent n'aurait pas utilisé davantage le *Supplementum necessarium*, de sorte qu'il semble n'avoir étudié que le plus petit nombre des observations de Störck sur la ciguë.

(1) C'est, comme je l'ai déjà dit, avec toute la plante et non pas avec les feuilles seules, ainsi que l'a cru M. Dujardin-Beaumetz, que Störck préparait son extrait.

L'époque de la récolte était bien choisie, les *graines* (partie la plus active) contenant le plus de *conicine* avant leur maturité.

Mais la conicine étant volatile, s'évapore en grande partie pendant la préparation de l'extrait sur le feu, *même doux*. On conçoit également que l'extrait fait avec *le suc dépuré* est encore moins actif, vu qu'il a été soumis à une température plus élevée. Aussi bien, l'auteur repousse l'extrait *sec* à peu près dépourvu de conicine, pour s'en tenir à un extrait *mou*, qui en retient une partie.

mes forces que quelques centaines de livres d'extrait, faites avec l'herbe sèche, aient été envoyées, à mon insu, de Vienne dans d'autres pays ; car l'effet n'en peut être aussi bon ni aussi rapide que celui de l'extrait que l'on prépare avec le suc récemment exprimé.

Pour tous les apothicaires, la plante était suspecte, vénéneuse : aussi, dans les commencements, n'en voulurent-ils pas préparer autant que je le désirais. Et lorsqu'ils virent affluer les demandes de tous les pays, on ne pouvait plus se procurer de ciguë fraîche (1).

---

(1) Toujours en raison de la volatilité de l'alcaloïde, la ciguë sèche a perdu beaucoup de son activité. Desséchée cependant convenablement et conservée avec soin, elle est encore assez énergique pour que la poudre contenue dans un sac clos puisse donner à quelques personnes séjournant dans la chambre où elle est déposée, des symptômes pathogénétiques : nausées, céphalalgie, vomissements, vertiges, bourdonnements d'oreille très persistants, ainsi que je l'ai récemment constaté.

Störck et ses amis pouvaient ne pas avoir tout à fait tort en attribuant à la mauvaise qualité de l'extrait les *insuccès* que l'on signalait à l'étranger. Il faut savoir cependant que ces insuccès reconnaissent une autre cause, à savoir que c'est surtout contre le *cancer* que l'on essayait la ciguë.

CHAPITRE II.

OBSERVATIONS ABRÉGÉES (1)

I.

Servante de 22 ans.— Glandes cervicales tuméfiées et squirrheuses dès la 1re enfance. Depuis cinq ans, *énorme tumeur
occupant tout le côté gauche du cou depuis la joue jusqu'à la
clavicule*, d'une dureté pierreuse et insensible, devenue dans
les trois dernières années grosse comme une *tête d'adulte. Induration des glandes sous-axillaires*. Au côté droit du cou,
quinze squirrhes dont le plus petit du volume d'un *œuf de poule* ; les *deux seins également squirrheux*.

Vérole récente, guérie en cinq semaines par le mercure sublimé : aucune modification des tumeurs squirrheuses, mais
sein droit plus douloureux.

Traitement des tumeurs par la ciguë à l'intérieur : 16 grains
d'extrait. Le 5me jour, tumeurs plus mobiles et plus molles :
emplâtres de ciguë, recouverts d'un cataplasme de la même
plante (dose de l'extrait augmentée).

Le 10e jour, grande tumeur et seins beaucoup plus mous ;
les autres squirrhes aussi gros, mais enflammés et douloureux.

Le 17e, grande tumeur très diminuée, ainsi que les mamelles; *suppuration* de plusieurs autres squirrhes; ouverture spontanée des abcès après le 24e jour.

(1) Au lieu de continuer la traduction intégrale du texte de STÖRCK,
comme nous l'avons fait jusqu'ici, nous sommes obligé, pour ce *Deuxième Traité*, d'abréger les observations originales de l'auteur. Nous
disons : *abréger* et non pas *résumer*, parce que nous citons textuellement le diagnostic et les points principaux, sans rien changer aux termes et aux idées de Störck, sans y intercaler aucune interprétation qui
nous soit propre. En un mot, nous conservons exactement l'*esprit* et,
autant que possible, la *lettre*.

Arrivé au *Supplément nécessaire*, STÖRCK sera lui-même obligé d'abréger ses observations, autant que nous le faisons dès maintenant.

Le 36e jour, plaie en voie de cicatrisation ; diminution de 2/3 du volume des seins et des squirrhes du cou (80 grains d'extrait).

Guérison en trois mois, *avec retour complet des organes à l'état naturel*. Règles restées toujours normales ; aucun mauvais effet du médicament (1).

II

Femme de 36 ans : *tumeur au sein gauche, plus grosse qu'une tête d'enfant*, dure, immobile, recouverte de fortes saillies livides, demi-molles et très douloureuses; *veines variqueuses ; bras correspondant gonflé et immobilisé par la douleur. Extrait de ciguë* 24 grains.

Le 4e jour, ramollissement, mais accroissement des élevures, sécrétion d'ichor, douleurs plus vives nécessitant l'opium. — Le septième jour, 36 grains. — Le neuvième, ouverture spontanée de trois bosselures : issue d'une *grande quantité* de matière brune et fétide, suivie d'affaissement de la tumeur et de diminution des douleurs.

Le onzième jour, beaucoup d'ichor fétide, douleurs légères, lividité disparue : un *scrupule d'extrait*. — Le quatorzième, diminution des forces ; accès de fièvre irréguliers débutant par un frisson, accompagnés de soif vive : *réduction de la dose d'extrait de ciguë à* 20 *grains par jour*, avec un *demi-gros de* quinquina toutes les trois heures dans la journée. — Le 21e jour, fièvre tombée, pus louable, sein de couleur naturelle, mais persistance d'une tumeur très dure et indolente. — Le 27e jour, *reprise des* 36 *grains par jour*, plus deux *gros de*

(1) Très bel exemple d'adénites scrofuleuses énormes et multiples, guéries en un temps relativement restreint.

Nous n'insisterons guère sur les doses énormes de l'extrait de ciguë données par Störck, que quand nous verrons signaler des symptômes pathogénétiques ou toxiques. Si son extrait était médiocre, il était surtout inégal et d'un dosage inconstant. Les 80 grains donnés représentent quatre grammes !

quinquina ; pansement avec de la charpie imbibée d'infusion de ciguë et cataplasme de ciguë.

Le 36ᵉ jour, retour des forces, de l'appétit et du sommeil, pus excellent : cessation du quinquina ; deux scrupules de ciguë.

Le 50ᵉ jour, sein beaucoup diminué de volume, mais crises douloureuses suivies de la sortie de sérosité abondante (*opium, un gros d'extrait, puis 80 grains*).

Le 70ᵉ jour, grande sécheresse de poitrine, toux sèche, avec diminution des forces et retour de la fétidité, malgré le volume moindre de la tumeur : réduction de la dose *d'extrait de ciguë à 1/2 gros*, avec *1/2 once de quinquina* ; lavages avec infusion légère de ciguë, emplâtre de ciguë. La toux cessa et les forces reparurent ; ulcération de bel aspect, pus louable (*deux scrupules d'extrait*, avec *deux gros de quinquina*). Ce dernier fut supprimé 6 jours plus tard, pour redonner *un gros d'extrait*, puis 4 *scrupules*.

Le 114ᵉ jour, mauvais aspect de l'ulcère ; cependant, volume diminué, pas de douleurs et état général excellent (1 *gros* 1/2 *d'extrait*). Chute de lambeaux assez considérables, réapparition des frissons et de la fièvre : (Quinquina, et un seul scrupule d'extrait de ciguë).

On ne suspendit le quinquina que le 142ᵉ jour, l'état général et local étant parfait. Mais la dose de la ciguë avait été augmentée peu à peu et les 4 *scrupules* repris le 150ᵉ jour, conjointement avec le cataplasme de ciguë. Le 160ᵉ : 1 *gros* 1/2. Le 170ᵉ, la tumeur du sein et l'induration des bords avaient entièrement disparu : il ne restait plus qu'une plaie superficielle, qui se prit à sécréter une abondante sérosité ; le quinquina fut recommencé, avec douze grains seulement d'extrait de ciguë.

Deux semaines plus tard, cicatrice mince qui se déchirait facilement, et il fallut encore vingt jours, avant d'obtenir une cicatrice très solide : il restait alors si peu de trace de la mamelle qu'elle parut à tout le monde avoir été amputée. Quinze jours d'observation sans rechute. Six mois après, pas de récidive (1).

III

Homme de 27 ans : *ulcère chancreux* ancien et horrible à la région lombaire gauche, serpigineux et creusant, entamant déjà les apophyses épineuses et couvert de fongosités ; tout fut inutile, même le fer rouge, même le quinquina ; cachexie profonde, fièvre vespérale et sueurs profuses. Prescription : 18 *grains d'extrait de ciguë*. Chute rapide de la fièvre et retour de l'appétit, suppuration de bon aloi. Le 8ᵉ jour, 1⁄2 *gros*.

Du 12 au 20ᵉ, détachement de séquestres osseux, îlots de cicatrices. *M. Haffner* abrasa les fongosités trop lentes à se

(1) Störck, plus prudent qu'on a bien voulu le dire, ne fait pas ici de diagnostic ; preuve qu'il ne voyait pas le cancer partout.

Cependant on peut, je le crois, reconnaître un *abcès* qui s'ouvrit seul le neuvième jour du traitement, après quoi la tumeur s'affaissa et les douleurs diminuèrent. C'était un abcès de toute la glande (*mammite suppurée parenchymateuse totale*) qui laissa, comme toujours, une induration considérable à la résolution de laquelle la ciguë contribua avec une efficacité non douteuse : la résolution entraîna, du reste, la disparition presque complète de la glande. C'est surtout dans cette terminaison que je vois le résultat du traitement cicutique ; car la règle, en pareil cas, n'est-elle pas la persistance de noyaux d'induration ?

Nous ne sommes d'ailleurs pas renseignés sur l'origine de l'abcès, ce qui est fâcheux, vu qu'ils passent pour très rares en dehors de la lactation.

La *dose* de la ciguë (extrait) a été poussée jusqu'à 6 *grammes* 1⁄2. Elle a dû être diminuée, lorsqu'à deux reprises survinrent des accès de fièvre liée sans doute à la purulence, mais qu'aussi bien la ciguë (qui est *pyrétogène*) peut avoir excités, et une autre fois, parce qu'il arriva : une *grande sécheresse de poitrine*, de la *toux sèche*, avec *diminution des forces* ; symptômes cicutiques indéniables malgré l'insinuation de R. Hughes, qui incline à les attribuer à l'évacuation de l'abcès. Il a fait erreur ; car il y avait longtemps que l'abcès était ouvert. (Voir ALLEN *Encyclopedie*, t. III, p. 537.)

J'ai déjà trop insisté sur les causes de l'exagération des doses de *Störck* (à part l'inconstance de sa préparation) pour y revenir. L'expérience nous montre avec quelles doses minimes on peut obtenir des résultats aussi satisfaisants.

résorber ; cicatrisation complète au 40ᵉ jour. La ciguë fut encore continuée deux semaines, pour plus de sécurité (1).

IV

Femme de 36 ans : Ulcère à la jambe gauche, sur le tibia :
quand il touchait à la cicatrisation, il se reproduisait et se recouvrait de chairs fongueuses. Finalement il était en plus mauvais état que jamais, quand on commença les fomentations
avec l'infusion de ciguë pendant le jours et l'emplâtre de ciguë
pour la nuit, sans aucun médicament interne. Guérison complète et durable en 28 jours (2).

V.

Homme de 62 ans, affecté de *deux ulcères* anciens et sordides : l'un au côté droit du bas-ventre, long comme la main,
large de sept pouces, très profond ; l'autre presque aussi grand
sur le côté gauche du thorax, suintant une sérosité âcre et
rongeant les côtes. *Pansement avec de la charpie imbibée d'infusion de ciguë.*

En quelques jours, plaie nette, pus louable. A partir du
dixième jour, les esquilles osseuses commencèrent à se détacher, et début d'un liseré de cicatrice. Le 32ᵉ jour, cicatrisa·
tion de l'ulcère du thorax, celui de l'abdomen restant encore

---

(1) La guérison de cet ulcère en 40 jours est un fait clinique remarquable, quel qu'en ait été le caractère ; car les renseignements sont tout
à fait insuffisants pour permettre de reconstituer un diagnostic. Le succès de la ciguë, en pareil cas, relève encore de la *Loi de similitude :*
conium produit, en effet, des ulcérations sur l'homme sain (HAHNEMANN,
GREEDING).

D'après MURRAY, l'efficacité de la ciguë dans les ulcères aurait été déjà
connue de PLINE (*liv.* 26, *ch.* 2) et vantée, à la fin du siècle dernier, par
WATTON, TARTREAUX, BLOM, RUTTY, FARR, DOUGLAS. Suivant M. DUJAR-
DIN-BEAUMETZ, il faut ajouter BAYLÉ et SAMUEL COOPER.

(2) Guérison rapide aussi d'un ulcère fongueux à la jambe, avec le
traitement externe seul : infusion et emplâtre de ciguë.

assez large ; mais il fut guéri le 20ᵉ par le seul usage de la
ciguë (1).

VI

Femme de 28 ans, entrée à l'hôpital pour une maladie aiguë,
dans la convalescence de laquelle la mamelle gauche, qui
depuis 4 ans était grosse et dure comme une pierre, mais indolente et sans changement de couleur à la peau, devint très
douloureuse, avec insomnie, perte de l'appétit, couleur pourpre du sein, veines variqueuses et foncées, gonflement et immobilité du bras, pouls petit et fréquent, palpitations cardiaques
continuelles : *fomentations de ciguë*. Diminution immédiate de
la douleur, et sommeil dès la première nuit.

Le 3ᵉ jour, pouls meilleur : 16 *grains d'extrait de ciguë*,
amélioration. — Le 12ᵉ , 20 *grains*, puis 32.

Le 23ᵉ jour, poussée aiguë attribuée à l'emplâtre (dont on
cessa l'emploi), et terminée le 30ᵉ : 40 *grains*. — Au 40ᵉ jour,
bras désenflé et tout à fait libre, sein moins gros, moins dur et
plus mobile.

Le 50ᵉ, bouche amère, vomissement des aliments solides,
cuisse un peu enflée : *suspension de la ciguë* jusqu'au 60ᵉ jour
où tous ces symptômes avaient disparu. Reprise de la ciguë, à
12 *grains* par jour. — Le 66ᵉ jour, fragmentation de la tumeur
devenue tout à fait indolente : 20 *grains*. — Le 91ᵉ, il ne persistait plus, au sein, que quelques petites duretés ou noyaux
très mobiles ; emplâtre de ciguë désormais bien supporté (30
grains d'extrait). Guérison complète au 125ᵉ jour, et sortie
de l'hôpital avec la recommandation de prendre encore, pendant quelque temps, une petite dose du médicament (2).

(1) Diagnostic aussi impossible à fixer que pour l'observation III. *Succès également remarquable du traitement externe seul.*

(2) Störck ne porte pas de diagnostic. C'était une tumeur chronique
qui, à la suite d'une maladie aiguë, prit des symptômes d'acuité avec
fièvre et état général sérieux. Elle ne suppura pas cependant sous l'in-

10

VII

Jeune fille de 21 ans : *cancer ulcéré au sein* gauche, avec toux fréquente, douleur brûlante et rongeante dans la profondeur de la poitrine, frisson le soir, sueur fétide et amaigrissement excessif ; de plus, elle avait la gale (16 *grains d'extrait* et fomentations de ciguë), cessation en douze jours, de la fièvre vespérale et des sueurs nocturnes ; sécrétion de pus clair, au lieu d'ichor : 40 *grains*, puis 2 *scrupules*. Etat local bien meilleur au 60ᵉ (*un gros d'extrait*).

Au 84ᵉ jour, ulcère entièrement cicatrisé et tumeur disparue sans que les douleurs de la poitrine eussent cessé de reparaître de temps en temps. Cependant, état général excellent, à part l'amaigrissement persistant ; retour des règles, manquant depuis cinq mois. Aussitôt après, recrudescence des douleurs profondes du côté et apparition, au bout de quatre jours, avec soif et fièvre vives, d'une petite tumeur rouge, très douloureuse sous le sein, ouverte le 6ᵉ jour : grande abondance d'ichor très âcre. La sonde montra un trajet fistuleux remontant sous le pectoral jusqu'au bord supérieur du sein, et là une carie costale. Incision de tout le trajet : syncope, fièvre vive le soir. Le lendemain, *M. Haffner* vit qu'au milieu de plusieurs côtes rongées, une ouverture pénétrait dans la cavité thoracique, d'où les quintes de toux expulsaient un ichor fétide.

La fièvre du soir continua, l'ouverture dut être dilatée par le

fluence de la ciguë, contrairement à l'aphorisme *non justifié* de l'auteur.

Avec 40 grains (2 grammes) : *bouche amère, vomissements*, symptômes provoqués par le conium. Doit-on lui attribuer *l'œdème des cuisses?* Ainsi averti, Störck, très sagace et très prudent malgré tout, ne dépassa pas ensuite la dose de 30 grains (1 gramme 50).

Remarquons encore la *promptitude d'action*, donnant la certitude de l'effet du conium : diminution immédiate de la douleur, et sommeil dès la première nuit.

chirurgien, il en sortit des fragments osseux. On injecta, dans la poitrine, d'abord de la décoction d'orge et de miel rosat, puis une préparation balsamique qui ne fut pas supportée, encore une fois la décoction d'orge, tout en donnant à l'intérieur beaucoup de quinquina, sans aucune diminution de l'ardeur et de la douleur, la fièvre même augmentant toujours. Alors, *injections avec l'infusion de ciguë*, légère d'abord, puis plus forte et *retour à l'extrait de ciguë* (un scrupule, puis un demi-gros) ; dès le lendemain, diminution de la fétidité et de la douleur, puis amélioration graduelle de l'état général. Pendant quinze jours, issue de beaucoup de tragments osseux avec du pus clair.

Au bout de deux mois et demi, il y avait quelques espérances de guérison, lorsque survint une pleurésie très grave qui, grâce au traitement institué par M. *Collin* (entre autres la saignée), eut sa crise par les crachats. Retour de la fétidité du pus, fièvre hectique et mort sept semaines plus tard.

A l'autopsie, plèvre gauche presque consumée; plusieurs côtes cariées et disséquées par le pus, suivant leur épaisseur, en lames très minces ; poumon rongé et détruit en plusieurs places.

Si l'ulcère eût été extérieur et eût pu être traité localement d'une manière convenable, nul doute que la malade eût été guérie complètement (1).

(1) Admettrons-nous comme démontré que cette jeune fille de 21 *ans* était affectée de *cancer du sein* ? Il aurait été guéri et l'ulcération cicatrisée en 84 jours ! Dans cette *hypothèse*, il faudrait aller jusqu'au bout et diagnostiquer à la suite : cancer des côtes, pleurésie purulente, cancer du poumon, marche réelle en effet dans certains cas. Mais que d'invraisemblances ! L'âge de la malade, la cicatrisation de l'ulcère avec la résolution complète de la tumeur extérieure ; pendant que la pleurésie purulente existait déjà, puisque dès le commencement, nous entendons parler de toux, de douleur de côté, de fièvre vespérale. Et puis l'autopsie ? Il est question de côtes cariées et disséquées par le pus, de poumons rongés ; mais pas de tumeur de la paroi thoracique, ni du poumon que l'on n'eût pas manqué alors de nous désigner comme squirrheux.

Une autre fois, j'engageai M. *Haffner* à pratiquer l'ouverture de la poitrine à un jeune homme de 23 ans, suffoqué par un empyème à gauche, et il sortit 5 livres 1/2 de pus clair et fétide, opération hardie, mais autorisée par l'urgence du cas et l'exemple de vies prolongées par ce moyen. Après l'opération, syncope et vomissements, reprise de la connaissance le second jour seulement. Avec la sonde, on trouva plusieurs côtes cariées ; injections d'abord d'orge, puis d'infusion de ciguë qui rendit le pus de bonne qualité ; diminution de la fièvre et des sueurs nocturnes ; retour des forces et de l'appétit (*régime exclusivement lacté*). L'amélioration dura sept mois ; enfin le malade succomba à une reprise de la toux et de la fièvre hectique. On trouva une grande partie du tissu des poumons détruit et les côtes cariées.

J'ai cité cette observation, pour montrer l'absolue innocuité des injections de ciguë à la surface d'un poumon dénudé, malgré les craintes qui ont cours à cet égard.

VIII

Homme de 27 ans : depuis six ans, *tumeur à la racine de la langue*, douloureuse d'abord par accès irréguliers, puis continuellement, ulcérée enfin : *l'ulcère avait consumé presque*

Hypothèse pour hypothèse, je préférerais celle-ci : lésion primitive, *ostéite nécrosante, scrofuleuse, de plusieurs côtes* de la région sous-mammaire ; mammite suppurée consécutive, fistule et ulcération de la peau du sein ; plus tard, peut-être, pleurésie purulente par propagation ou ouverture du foyer costal dans les plèvres ; enfin, après la cicatrisation de l'ulcération mammaire, communication large du foyer costal avec le sac pleural, fusée purulente de haut en bas jusque sous le sein, abcès sous-cutané ; enfin ouverture artificielle qui met la cavité pleurale en communication avec l'extérieur. L'autopsie permet aussi de supposer que les poumons étaient tuberculeux, ce qui rendrait plus facile à comprendre la marche de la maladie.

Quoi qu'il en soit, la *ciguë s'est montrée utile* au début et après l'ouverture extérieure de la plèvre, en *injections*, pour combattre la fièvre et l'hecticité, la douleur, l'odeur fétide, et soutenir les forces défaillantes. Nous constatons le même résultat favorable, avec la plus heureuse mo-

toute la racine de la langue ; *excroissances fongueuses* sécrétant un ichor infect ; érosions assez profondes et suintantes sur la luette, les amygdades et tout le gosier. Déglutition presque impossible, parole indistincte, toux continuelle. Amaigrissement excessif, fièvre et sueurs nocturnes, état qu'un traitement mercuriel poussé jusqu'à la salivation avait beaucoup aggravé. On lui donna, après avoir tout essayé, un *certificat d'incurabilité*, pour le faire admettre dans un hospice d'incurables.

Malgré le peu d'espoir d'un résultat, je voulus, d'accord avec M. *Collin*, essayer la ciguë, d'abord en fomentations avec l'infusion, puis à l'intérieur (*dix grains d'extrait*), en potion avec du sirop diacode) : sommeil dès la première nuit ; déglutition d'aliments solides le 6ᵉ jour et cicatrisation des ulcérations du gosier ; parole plus distincte ; sécrétion de pus de bonne nature. L'amélioration continua régulièrement jusqu'au 34ᵉ jour, la dose d'extrait ayant été élevée graduellement à deux scrupules.

Une indigestion grave interrompit le traitement qui fut re-

dification des qualités du pus, dans le récit de l'opération d'*empyème*, qui suit l'observation. Cette pratique mérite d'être reprise, aujourd'hui que l'opération d'Estlander est venue augmenter largement les chances de guérison définitive, dans la pleurésie chronique purulente.

Qu'est-ce que la *pleurésie très grave* dont l'apparition a contribué à abréger la vie de cette jeune fille prétendue cancéreuse ? La pleurésie existait depuis longtemps, il y a donc erreur et impossibilité de comprendre de quoi il s'agissait à ce moment.

Enfin, on ne peut oublier un des effets thérapeutiques produits ici par la ciguë : le *retour des règles après une suspension de cinq mois.* Or la ciguë employée chez la femme bien réglée, peut produire *l'aménorrhée*, ainsi que l'ont remarqué Hahnemann, Andry. (*Quest. med., not obtainable*) ; et Andree (*Observ. on Storck*) n'a pas manqué de relever avec soin le symptôme. La guérison de l'aménorrhée est donc ici un résultat direct, et une conséquence palpable de la *loi de similitude*.

Encore un mot, pour faire remarquer la mention de la *diète lactée* dans le dernier cas d'empyème. Petit-Radel ne devait la vulgariser que plus tard, en 1786, et déjà Störck, en clinicien sagace qui profite de toutes les ressources, avait adopté la pratique de Sydenham et de Frédéric Hoffmann.

pris le 39e jour, à la même dose, sans augmentation par la suite. Le 50e, M. *Haffner* emporta avec les ciseaux quelques excroissances devenues indolentes. Le 68e jour enfin, l'ulcère était entièrement fermé par une cicatrice très solide et la santé parfaite, sans aucun trouble des fonctions. Nous le retînmes encore quatre semaines.

M. Collin avait suivi, avec moi, toutes les phases de la guérison extraordinaire de ce *cancer de la pire espèce* (1).

IX.

Homme de 42 ans : depuis plusieurs années, *douleurs goutteuses vagues* aggravées la nuit, rebelles aux bains sulfureux et autres moyens, fixées enfin sur le *bras droit* et la *hanche droite* ; de ce côté, *perte de la mobilité, diminution de la sensibilité et atrophie* : résistance à tous les traitements, même à l'électricité continuée trois mois. A cause de ses bons effets dans

(1) *Cancer de la pire espèce*, guéri en 68 jours, deux mois ! Aujourd'hui on dirait *cancroïde*. Cela est vraiment trop beau encore, et nous ne conclurons pas. Tout le monde sait, en effet, combien est difficile et sujet à erreur le diagnostic des ulcérations de la langue, quand on a le malade sous les yeux ; les plus grands chirurgiens s'y sont parfois trompés. Il ne paraît pas probable qu'il se soit agi d'*ulcères syphilitiques*, soit *secondaires*, soit *tertiaires* : secondaires, ils n'eussent pas été aggravés par le mercure ; tertiaires, ils n'eussent sans doute pas cédé aussi vite à conium. Il ne saurait être question d'*ulcérations tuberculeuses*, parce que celles-ci ne végètent jamais.

La difficulté est augmentée par cette circonstance qu'avant les ulcérations, étendues plus tard à la luette, à tout le pharynx, il existait une tumeur à la base de la langue.

Si, d'un autre côté, les *excroissances* de l'ulcère serpigineux et envahissant de la langue rappellent celles du cancroïde, sommes-nous en droit d'exclure les *végétations sycosiques* ? Elles aussi sécrètent un ichor infect ; on en a décrit à la langue, précisément à la base (MAISONNEUVE, LAGNEAU, BAZIN).

Et le *mercurialisme* n'est-il pas encore venu compliquer une affection bornée uniquement, dans le principe, à la base de la langue ?

Oui, nous tirerons cependant une conclusion de cette observation ; c'est que dans une tumeur ou ulcération *douteuse* et *obscure* de la langue, le devoir d'essayer la ciguë s'impose impérieusement.

la goutte fixe, je donnai *vingt grains d'extrait de ciguë*, puis le 8ᵉ jour, 32 *grains* ; le 14ᵉ, 40 *grains* ; le 50ᵉ, 1 *gros*.

D'abord, aggravation des douleurs, *prurit insupportable dans les parties malades* ; sédation le 14ᵉ jour, en même temps que sur le côté affecté, sueurs fétides et *pustules blanchâtres transparentes*, pleines de sérosité âcre ; prurit non modifié, mais retour de la sensibilité. Forces bonnes et appétit excellent ; polyurie, avec grande ardeur dans l'urèthre.— A la suite des pustules, *croûtes épaisses*, comme galeuses ; lotions avec une infusion de ciguë mêlée de lait. Réapparition des pustules et démangeaisons augmentées. Cependant, le 50ᵉ jour, retour de la sensibilité partout et de la mobilité parfaite du bras. Malgré l'augmentation de la dose de ciguë et les lavages, éruption guérie 8 jours plus tard.

Le 69ᵉ jour, l'état était si bon que le malade put marcher 1 heure 1/2 ; dose de ciguë diminuée et fomentation supprimée. Le 80ᵉ jour, la santé ne laissait rien à désirer (1).

______

(1) Succès surprenant et complet dans des *arthrites goutteuses* fixes, avec atrophie musculaire, celles par conséquent où on emploie encore l'électricité (sous d'autres formes), comme du temps de Störck ; 80 jours n'est même pas un long délai.

A la page 68, j'ai déjà signalé, dans une note, l'action élective de la ciguë sur les articulations et les déductions thérapeutiques qu'en a tirées M. le Dʳ P. Jousset. Ont vanté la ciguë dans la goutte Erhart (*Diss. de Cicuta*, 1763), Clerck (*Ess. and obs. phys. and litt.*, t. 3, p. 450).

Je sais bien aussi que les détails donnés par Störck sont assez peu précis, pour autoriser également le diagnostic d'une *hémiplégie* : le symptôme *diminution de la sensibilité* serait même plus favorable à cette idée. Mais le résultat serait plus étonnant encore dans une hémiplégie ancienne arrivée à la période atrophique. C'est même cette raison qui nous fait préférer le premier diagnostic.

Chez ce malade, la ciguë a produit les symptômes pathogénétiques suivants : 1º *prurit* insupportable dans les parties malades ; 2º *pustules* d'abord transparentes puis *croûteuses* d'une durée d'autant plus longue que le traitement fut continué sans interruption. Hahnemann a observé, de son côté, des éruptions pustuleuses cicutiques. Celle que nous venons de rapporter semble être voisine de l'impétigo.

X

Jeune fille de 18 ans : deux *spina-ventosa,* au tarse du pied droit, et au coude droit, depuis 7 ans ; *toux sèche, faiblesse et amaigrissement* ; ulcération des parties malades un instant cicatrisées, puis revenues pire qu'auparavant et suintant beaucoup d'ichor ; douleurs excessives : insuccès de beaucoup de remèdes, y compris les bois sudorifiques et le sublimé corrosif. *Extrait de ciguë,* à l'intérieur, et emplâtre diapompholix.

Amélioration rapide de l'état général et du pied, plus tardive au coude (cataplasme de ciguë, tandis qu'on couvrait le tarse d'un emplâtre de ciguë) ; chute de plusieurs esquilles. — Le 48e jour, cicatrisation du pied qui n'était presque plus douloureux ni gonflé : suspension de la ciguë, qui fut reprise peu après. — Le 56e jour, retour des mouvements parfaits du coude. — Du 72e au 90e jour, guérison complète, rétablissement des articulations à leur état naturel, tant pour la forme que pour les fonctions. Douze jours plus tard, on cessait définitivement l'extrait de ciguë (1).

XI

Homme de 35 ans : depuis deux ans, au tarse de chaque pied et entre les épaules, *ulcères affreux à marche progressive,* rongeant les parties voisines et attaquant les os, ainsi que les tendons, sécrétant un ichor très âcre, reparaissant avec aggravation, chaque fois qu'ils semblaient près de cicatriser, sous l'influence de traitements variés ; *tout le corps couvert de*

(1) Sous le nom de *Spina ventosa,* qui paraît avoir été traduit d'A-RÉTÉE, les anciens désignaient toute espèce d'affections des os, pourvu qu'elles fussent accompagnées de tuméfaction notable. Ici, il s'agit à coup sûr d'*arthrites* fongueuses (*scrofuleuses*) du tarse et du coude, de *tumeurs blanches* dont la guérison complète (en 3 mois), avec rétablissement fonctionnel parfait, doit nous persuader que nous n'employons la ciguë, en pareil cas, ni assez souvent, ni avec assez de persévérance.

pustules remplies d'une sérosité très âcre, avec prurit considérable ; affaiblissement ; sueurs nocturnes.

Pilules *d'extrait de ciguë.*

Prurit presque disparu en 8 jours, ainsi que le plus grand nombre des pustules. Amélioration considérable au 20ᵉ jour (1/2 *gros d'extrait*) ; tendons recouverts de bourgeons le 36ᵉ ; pansement à l'onguent *nutritum*, le 48ᵉ ; guérison complète au 60ᵉ. Cependant, le médicament fut encore continué trois semaines, après quoi les couleurs étaient beaucoup plus belles qu'auparavant, les muscles fermes et forts, avec de l'embonpoint (1).

XII

Ouvrier en fer ayant, depuis dix ans, une maladie de la peau voisine de l'éléphantiasis, n'occupant que les parties recouvertes par les vêtements, avec épaisissement, rides et dureté de la peau, écailles abondantes ; il avait en vain consulté presque tous les médecins, chirurgiens, baigneurs et charlatans, pris tous les bains et les Eaux minérales. Conduit à l'hôpital pour une pleurésie (?), il en guérit en 15 jours, sans au-

(1) Voici un nouvel exemple *d'ulcères envahissants* qu'il ne nous est pas possible de rattacher, en connaissance de cause, à une maladie déterminée, même à la scrofule, d'une manière certaine du moins : guérison remarquable en deux mois.

Mais l'intérêt capital du traitement, pour nous tous lecteurs, est celui-ci : tandis que, dans l'obs. IX, nous voyons la ciguë provoquer, sur un malade, du *prurit* et une *éruption pustuleuse*, il nous est, dans celle-ci, donné de voir l'inverse, c'est-à-dire la ciguë guérir rapidement, presque en 8 jours, un prurit considérable et une éruption générale de pustules (ou vésicules), qui existaient avant le traitement. Même résultat dans l'obs. XIV du *supplément nécessaire*.

Il est donc permis, à quelques pages de distance, d'assister successivement à la genèse et la guérison du même groupe symptomatique, sous l'influence de la même substance médicamenteuse. *C'est surprendre sur le fait la* LOI DE SIMILITUDE, dont l'étude de notre consciencieux auteur nous a déjà présenté et nous offrira encore tant d'exemples et de preuves expérimentales. Puisse-t-on arriver de la sorte à comprendre la *méthode thérapeutique expérimentale* qu'une déviation de la mode a confinée dans le laboratoire !

cun changement dans l'état de la peau : *extrait de ciguë*, porté successivement de 20 *grains à* 1/2 *gros*:

Le 17° jour, chute des *écailles* et disparition des rides.

Mais chaleurs vagues et anxiétés, urine abondante et âcre, 3 ou 4 selles bilieuses et fétides par jour, peau ardente et sensible au toucher. — Le 26° jour (la ciguë ayant été continuée à la même dose, accès de fièvre violent avec frisson, soif vive, rougeur des yeux, langue sèche, urine rouge, peau tendue et gonflée, sensible à l'attouchement le plus léger : suspension de la ciguë et retour à l'état naturel le 35° jour.

Le 49°, la peau demeurait seulement plus sensible, avec réapparition de quelques pustules pruriantes, mais toutes les fonctions excellentes (encore *dix grains* d'extrait). Santé parfaite, au bout de 15 jours, sauf que l'épiderme se reformait mince et fendillé ; mais les bains de Bade firent revenir la peau à son état tout à fait naturel (1).

XIII

Femme de 42 ans : depuis 7 ans, *aménorrhée, flueurs blanches*, avec *tension et douleurs de l'hypogastre* arrêtées depuis 5 ans par des bains prolongés ; mais persistance de la douleur du bas-ventre, *ténesme vésical* et fréquemment *rétention d'urine*, bouffées de chaleur et lipothymies ; le soir, frisson le

______

(1) *Affection cutanée squameuse* impossible à déterminer exactement : c'est bien la *cutis anserina* de certaines variétés d'*ichthyose* ; mais cette maladie, réputée incurable, passe pour être toujours congénitale. Quant à la *lèpre* et à l'*éléphantiasis des Arabes*, il n'y faut pas songer. Ce qu'il y a de plus probable, c'est l'existence d'une forme très étendue de *psoriasis inveterata*.

Cas certainement difficile à guérir, dont la ciguë est venue à bout assez promptement, non sans donner lieu à des symptômes pathogénétiques : *chaleurs vagues et anxiété, selles multipliées, bilieuses et fétides*.

Puis le 26° jour, c'est une aggravation complète, une poussée aiguë violente avec fièvre, peau tuméfiée, extrêmement sensible. Cet état, vraisemblablement dû à la ciguë (1 gr. 80 par jour) céda très vite après la suspension du médicament.

long de l'épine dorsale ; constipation ; constatation par le palper d'une tumeur hypogastrique dure, avec douleurs lancinantes continuelles.

Soulagement par le retour aux bains émollients prolongés ; mais réapparition de flueurs blanches fétides qui amenèrent des érosions au vagin et à la vulve. Vint ensuite la fièvre avec *exacerbations vespérales* et *sueurs nocturnes*, grand amaigrissement et chute des forces : après l'échec des médicaments ordinaires, emploi de la *ciguë* à l'intérieur, sans dépasser **24** *grains*.

Après quelques jours d'amélioration, redoublement des douleurs et de la fièvre, cessation de l'écoulement vaginal (30° jour), état très grave et menaçant : on suspend la ciguë. Au bout de 4 jours, frisson considérable, sueur froide et défaillance ; puis sortie d'abord d'une petite quantité de pus infect et mélangé de sang, puis d'un flot de pus. Disparition de la fièvre, du gonflement et de la douleur : reprise de la ciguë et guérison en trois semaines (1).

XIV

Femme de 48 ans : *flueurs blanches* depuis 15 ans. Après insuccès de beaucoup de remèdes, elle resta onze ans sans rien faire. Enfin, douleurs très aiguës, écoulement verdâtre et infect, mêlé de particules solides ; ulcérations du vagin et de la vulve ; grand amaigrissement ; presque impossibilité de se tenir debout. A l'examen direct, M. *Haffner* trouve le *col utérin assez dur et douloureux, laissant écouler de la sanie quand on le pressait fortement ;* injection, deux fois par jour, avec une légère infusion de ciguë ; le 7ᵐᵉ jour, extrait de ciguë à l'intérieur.

Disparition rapide de l'œdème et du mauvais aspect de l'écou-

(1) *Pelvi-péritonite suppurée,* terminée par ouverture spontanée du foyer dans le vagin.

lement (lotions très fréquentes, pour remplacer les injections) ; guérison en 11 semaines, sans avoir dépassé 1⁄2 gros d'extrait par jour (1).

XV

Femme de 52 ans, qui avait en vain dépensé plus de la moitié de son bien pour se guérir : *douleurs utérines* depuis deux ans, *flueurs blanches* corrodant la vulve et les linges à pansement, tellement *infectes* que tout le monde la fuyait ; marasme ; insomnie complète (nécessité de l'usage de l'opium).

Aucun changement local par les lotions d'infusion de ciguë mêlée au lait. Alors *extrait de ciguë* (20 grains). En 15 jours, tout amélioré, mais rétention d'urine (suspension de la ciguë et poudre d'*yeux d'écrevisse*). La ciguë reprise, il y eut encore, trois semaines plus tard, de la dysurie et du ténesme vésical ; on dut, par suite, interrompre le traitement tous les quinze jours. Au bout de six mois, *guérison complète* maintenue depuis 9 mois, et constatée par M. Collin : « *Elle était pour lors fort agréable à son mari qui auparavant la fuyait.* » (2).

(1) Guérison rapide d'une leucorrhée ancienne, vaginite et métrite cervicale avec état général sérieux. La leucorrhée de couleur sale, fétide et corrosive est au nombre des effets produits par la ciguë sur la femme bien portante (HAHNEMANN, BAYLISS). L'existence de ce symptôme, coïncidant surtout avec un état cachectique prononcé, est donc une indication sérieuse de la ciguë, conformément à la *loi de similitude.*

Aucun lecteur ne pourra en douter, quand il verra plus loin (obs. XVI) *la ciguë produire la leucorrhée.* Le *conium* a été préconisé dans les *ulcères du col utérin* par MURRAY (loc. cit., t. I, p. 338).

(2) Mêmes observations que pour le cas précédent. Il s'agit d'une *métrite chronique grave*, avec marasme. Devant une affection aussi rebelle, six mois de traitement ne peuvent paraître longs, et c'est encore un modèle à suivre, *en se tenant, bien entendu, au-dessous des doses de* STÖRCK.

Il a beau dire, en effet, qu'il n'observe jamais aucun accident ; nous n'en voyons pas moins éclater à tout instant des symptômes pathogénétiques : maintenant c'est la *rétention d'urine* (avec 1 gramme d'extrait). On suspend la ciguë ; puis on la reprend, et ce qui se reproduit, c'est de

XVI

Jeune fille de 18 ans : les *deux seins durs comme la pierre* depuis près de trois ans, parsemés de raies livides et très douloureux ; cachexie profonde, visage jaune verdâtre ; pas encore réglée ; palpitations cardiaques et essoufflement ; *gonflement et induration des glandes axillaires et inguinales : extrait de ciguë* (18 puis 24 grains).

D'abord augmentation des douleurs, malgré un meilleur aspect : 30 grains ; *leucorrhée visqueuse* ; tumeurs beaucoup diminuées le 20e jour. — Seins presque naturels, indolents et glandes axillaires beaucoup plus petites le 30e jour, en même temps que la leucorrhée diminuait. — Le 50e, seins normaux, glandes axillaires grosses comme un pois, leucorrhée supprimée (même dose de ciguë et infusion de *feuilles de rue*).— Trois semaines plus tard, apparition de règles normales, guérison complète (1).

XVII

Homme de 30 ans : *fièvre quotidienne* coupée avec le quinquina ; puis respiration difficile, anorexie, hypochondre gauche tendu et douloureux, avec large tumeur dure ; *furoncles livides*, ouverts et faisant place à des plaies fongueuses ; ensuite *retour de la fièvre sous le type tierce, œdème des jambes*

la *dysurie* et du *ténesme vésical*. Ces accidents ayant de la tendance à se reproduire périodiquement, Störck dut interrompre le traitement tous les quinze jours.

Le même symptôme a été observé aussi par Bayliss (loc. cit.) Voyez plus loin, une *guérison de la rétention d'urine* par la ciguë.

(1) *Scrofule ganglionnaire* et *induration des deux seins* guéries en deux mois et demi, ainsi que l'*aménorrhée*.

Dans les deux cas précédents, nous voyons *la ciguë guérir la leucorrhée*. Ici, le *conium la produit* au contraire. On n'objectera pas sérieusement que c'est chez une malade que le fait a été constaté ; car auparavant cette malade n'avait présenté aucun symptôme utérin.

(qui disparut avec les diurétiques et la rhubarbe) ; encore aggravation des accès qui duraient 25 heures et se compliquèrent enfin de *toux violente et d'hémoptysie* (pendant les accès seulement) ; émaciation progressive, sueurs nocturnes.

La fièvre céda au quinquina continué pendant plusieurs semaines, sans amélioration de la tumeur de l'hypochondre gauche ni des furoncles ; retour de l'œdème des pieds : insuccès de décoctions diverses, du mercure et du sublimé, et beaucoup d'autres remèdes encore : *extrait de ciguë* 20 grains d'abord, puis 40, enfin 1 gros (avec des purgatifs fréquents) ; emplâtre de ciguë sur la tumeur.

Disparition des furoncles le 53e jour et retour des forces (reprise du travail habituel). A la dixième semaine, tumeur de l'hypochondre presque disparue ; santé parfaite à la fin du troisième mois (1).

XVIII

Jeune homme de 17 ans arrivé de Hongrie : fièvre très violente ; douleurs articulaires ; *tumeur considérable, dure et immobile dans l'hypochondre gauche* ; sensibilité extrême de l'hypochondre droit, jaunisse et anasarque : aucun soulagement après 3 semaines de traitements divers. Alors, infusion de trèfle d'eau et extrait de *ciguë*, d'abord 16 grains, puis 1⁄2 gros.

Le 30e jour, retour des forces, cessation entière de la fièvre, des douleurs articulaires et de l'enflure ; le 41e, disparition de

______

(1) La cure de cette *cachexie paludéenne*, en 3 mois, est d'autant plus importante à retenir que l'*hypertrophie splénique* était plus considérable et que Störck contestait l'efficacité de la ciguë pour les tuméfactions de la rate, dans son *premier traité*. Ici le texte semble indiquer que la rate reprit son volume normal.

La ciguë ne fut employée qu'après le quinquina. Il semble du reste que l'origine de la cachexie ne constituait, en aucune façon, une indication spéciale. Celle-ci résulterait de l'ensemble des symptômes, conformément à la *loi de similitude* : émaciation progressive, sueurs nocturnes, œdème des extrémités, furoncles.

la jaunisse, mais pas de changement de la tumeur de l'hypochondre gauche (40 grains d'extrait) ; exercice à l'air libre. La
tumeur disparut en 2 mois 1/2, et le jeune homme, en parfaite
santé, partit pour l'armée (1).

XIX

Homme de 34 ans : *glandes du cou squirrheuses* depuis plusieurs années, formant de chaque côté, par suite de l'adhérence
intime des glandes entre elles, une *tumeur unique aussi grosse que la tête* (il semblait avoir trois têtes) ; *tumeur considérables sous les aisselles*, rendant presque impossibles les mouvements des bras ; au devant de la poitrine, masse squirrheuse
étendue du cou aux fausses côtes, sur laquelle on constatait çà
et là des chancres fongueux fétides, des fistules et des décollements sans nombre. De plus, toux très violente, amaigrissement, fièvre hectique, sueurs nocturnes, enflure œdémateuse
de tout le corps : insuccès des médicaments les plus actifs. M.
Haffner lui-même, malgré son expérience, n'espérait guère en
la ciguë, et je n'étais pas éloigné de partager son opinion.

Cependant, amélioration après douze jours de fomentations
extérieures, et injections avec l'infusion de ciguë. Alors, *ciguë
à l'intérieur* : de suite expectoration facile ; en quinze jours,
disparition de l'anasarque, flux d'urine, cessation de la fièvre,
amélioration de toutes les lésions. — Avant un mois, appétit
revenu, état général excellent, suppuration de bon aloi (emplâtres de ciguë pendant la nuit). — Quinze jours plus tard,
tumeurs diminuées de près de moitié (1 gros d'extrait, puis 1
gros 1/2).

Après 5 mois de traitement, retour du cou à l'état naturel,
disparition de toutes les tumeurs et de toutes les plaies, santé

(1) *Cachexie*, anasarque, arthralgie, ictère, hypertrophie de la rate ?
La guérison, relativement rapide, vient encore contredire l'affirmation
formulée dans le *Libellus primus*.

parfaite : aucun accident de la ciguë. Malade suivi et guérison constatée par M. *Collin* (1).

XX

Jeune fille de 25 ans : *tumeur dure du sein droit* depuis 10 ans, étendue jusque sous l'aisselle, livide, avec gonflement des veines, douleurs très vives jour et nuit, enflure et immobilité du bras. Aspect cachectique. *Hémicrânie* forte. *Dysménorrhée* avec coliques, tension aux aines et au *sacrum* ; vomissements, dyspnée, palpitations, vertiges, ténesme vésical ; extrait de *ciguë*, à la dose d'abord de 12 grains, puis 20 grains.

Amélioration dès le 5e jour, règles désormais normales et sans aucune douleur ; puis division de la tumeur en petites masses nombreuses, retour des fonctions du bras et disparition de son gonflement, facies excellent et rétablissement des forces. Le 80me jour, sein tout à fait normal et santé parfaite (2).

(1) Voilà un exemple typique de résultat thérapeutique presque merveilleux : *masses ganglionnaires énormes* ; *abcès scrofuleux* du tronc, avec induration très étendue, ulcérations, décollements, fistules. Guérison en 3 mois, inespérée pour STÖRCK et COLLIN, malgré leur confiance en la ciguë.

(2) STÖRCK dut tenir compte des objections qui furent faites à la suite de sa première publication, et on a dû être frappé de l'absence de diagnostic dans presque tous les cas de tumeurs qu'il vient de rapporter : le mot de *squirrhe* lui-même se fait rare, pour éviter les confusions.

Guérison d'ailleurs remarquable : on ne prétendra pas, en effet, qu'une tumeur du sein, datant de 10 ans, œdématiant et immobilisant le bras, va disparaître spontanément en 80 jours.

Non moins frappante est la guérison rapide, brusque et complète, *sans retours ultérieurs*, de la *dysménorrhée* avec : hémicrânie, coliques, vomissements, dyspnée, palpitations, vertiges, ténesme vésical, tension aux aines et au *sacrum*, ce dernier mot souligné par l'auteur, comme s'il y attachait une importance caractéristique. Ce syndrôme est une donnée *clinique* très précieuse, ainsi que nous le verrons encore, dans la suite de cette étude. L'indication clinique, due au hasard, est même d'autant plus digne de remarque que les pathogénésies du *conium* sont pauvres au sujet du syndrôme *dysménorrhée*. ALLEN l'indique seulement d'après BUCHNER (*Repertorium*). Cependant, tous les symptômes observés, pendant la période menstruelle, chez la malade de Störck, sont parfaitement conformes aux données pathogénétiques. J'ai déjà vérifié plusieurs fois cette indication avec un succès complet.

XXI

Femme de 73 ans, faible et maigre : *ulcère chancreux près de la parotide gauche*, avec *fistules et décollements* atteignant les interstices musculaires du cou et les téguments de la tête ; lotions à l'infusion de ciguë, cataplasmes de ciguë ; ciguë à l'intérieur et beaucoup de lait.

En 20 jours, plaie de bel aspect ; vers la 6e semaine, guérison complète et cicatrice solide. Encore 8 grains d'extrait pendant 15 jours.

XXII

Femme de 44 ans entrée à l'hôpital pour une péripneumonie guérie en 25 jours ; ménopause depuis l'âge de 32 ans. *Squirrhe de l'ovaire gauche*, dur comme la pierre, de la grosseur de deux poings d'adulte, mobile et contenu avec un bandage, douloureux depuis peu de temps seulement : ciguë à l'intérieur.

Disparition rapide de la douleur, mais tête pesante, comme si elle était comprimée sous une presse. Le 15e jour, tumeur ramollie : issue par la vulve d'une mucosité blanche, épaisse, visqueuse et sans odeur. Tumeur disparue avant la fin du second mois, et écoulement terminé peu de temps après. Ciguë continuée 14 jours encore (1).

XXIII

Enfant de 3 ans atteint de *rachitisme* de la pire espèce ; cachexie profonde, mauvaise humeur, paresse et timidité : enflure du visage et de tout le corps : *ciguë* de 2 grains à 6 grains par jour (après avoir essayé beaucoup de remèdes).

Avant la fin du 3e mois, guérison complète : l'enfant mar-

(1) *Abcès* du ligament large ou *pelvi-péritonite suppurée*. La ciguë fit disparaître rapidement la douleur, en produisant un petit accident pathogénétique : « *tête pesante, comme si elle était comprimée sous une presse* », effet physiologique très fréquent, et défini partout, du *conium maculatum*.

chait seul, avait engraissé, pris beaucoup d'accroissement, sans aucun symptôme causé par la ciguë (1).

XXIV

Petite fille de 4 ans, *rachitique*, prend la ciguë depuis 3 mois et est déjà presque guérie.

XXV

Jeune fille de 18 ans : *vomissement alimentaire après le repas de midi, depuis 4 ans ; cachexie et consomption*. Douleur et pesanteur à l'épigastre, avec tension, mais sans dureté ; règles peu abondantes accompagnées au début de beaucoup de douleur vers l'os sacrum et dans le ventre.

Les remèdes ordinaires ne soulageant que très passagèrement : ciguë. Au bout de 14 jours, vomissements moins fréquents, entièrement disparus la 3e semaine et remplacés un instant par de l'anxiété et de l'agitation nocturnes. Bientôt, santé parfaite, forces bonnes ; règles abondantes, faciles, sans aucune douleur (2).

XXVIII

Femme de 23 ans : *tumeur lymphatique* considérable sur toute la circonférence du *genou droit*, rebelle à tous les em-

(1) XXIII et XXIV : Deux cas de rachitisme guéris. Je ne discuterai pas si la ciguë est *spécifique* dans cette maladie, parce que le *spécificisme* est une grosse erreur en thérapeutique. La convenance du médicament, dans l'obs. XXIII, résulte de la *cachexie avec anasarque*. C'est à essayer de nouveau dans des cas analogues.

(2) *Vomissements nerveux* dont la nature est rendue évidente par la survenue, au moment de la guérison, de symptômes hystériques légers. Cure fort intéressante, dont on retrouve, je le crois, quelques exemples dans la littérature homœopathique. La *Dysménorrhée* complétait l'indication de la ciguë, et elle a cédé de suite : nous retrouvons encore là la douleur vers le sacrum. Il y avait aussi *émaciation* profonde.

Conium est donc un médicament auquel il faut penser dans les vomissements hystériques et ceux de la grossesse. C'est aussi un remède de l'*anorexie hystérique*.

plâtres et onguents, guérie par la ciguë intus et extra. La ciguë produisit un écoulement d'urine très abondant (1).

XXVII

Ouvrier parfaitement guéri, en 3 mois 1/2, d'une *cataracte* gauche, datant de près d'un an (1 gros 1/2, puis 3 gros), et en même temps d'un *rhumatisme généralisé*, très douloureux aux changements de temps. Aussi bien, accroissement des forces (2).

XXVIII

Jeune fille de 25 ans : *goutte sereine à la suite d'une maladie aiguë*, forces et appétit languissants ; insuccès du *sublimé*.

Traitement par la *ciguë* (de 1 scrupule à 2 gros). Au bout de 3 semaines, vertiges et bluettes, intervalles lumineux. Vers la fin du 2ᵉ mois, vertiges et bluettes moins fréquemment, vue obscure de quelques objets. — Au 5ᵉ mois, le malade peut tout voir et tout distinguer : aucune incommodité du médicament, rétablissement des forces et de toutes les fonctions (3).

XXIX.

Homme, 50 ans : *goutte chronique* dont première attaque à 37 ans. *Tophus crayeux*, ayant ulcéré la peau aux pieds, aux mains, aux genoux ; roideur des articulations et douleurs

(1) *Hydarthr e* probable, *tumeur lymphatique* étant, pour les anciens, synonyme d'hydropisie. « *Circa totum genu....* » ne peut guère faire supposer autre chose qu'un épanchement articulaire.

Comme effet physiologique de la ciguë, il survint encore de la *diurèse*.

(2) A retenir non seulement pour la cataracte, mais au sujet des douleurs articulaires chroniques.

(3) La convalescence d'une maladie aiguë, l'état languissant des forces, qui est cité par Stórck, éveillent forcément l'idée d'une *amaurose paralytique*, plus commune à la suite de la diphthérie, et dont la guérison spontanée est la règle, de telle sorte que le rôle de la ciguë est difficile à apprécier.

Pour l'action pathogénétique de la ciguë sur la vision, voir la *note de la page* 112.

vives exigeant le lit, aux changements de temps. Les bains et tous les remèdes s'étant montrés inutiles : *ciguë* et petit lait.

En 5 semaines, tous les tophus furent dissipés, ainsi que les douleurs aux changements de temps pendant que se rétablissait la mobilité des membres. Il resta de la douleur au moindre mouvement des articulations affectées auparavant, douleur que dissipèrent la prolongation de la ciguë durant quelques semaines et les bains thermaux, dont il revint engraissé et en parfaite santé (1).

XXX.

Femme sexagénaire : goutte depuis 20 ans, tophus crétacés à toutes les articulations qui étaient immobilisées ; jamais quatre semaines sans souffrir ; désir de la mort.

Traitement par la ciguë : la 4ᵉ semaine, la malade marche et fait des visites ; bientôt après, tous les tophus disparus, mains belles et naturelles, force et toutes les fonctions rétablies. Santé parfaite maintenue depuis 9 mois (2).

XXXI.

Homme de 40 ans : tuméfaction douloureuse, avec fièvre, des articulations des pieds, au printemps et à l'automne de chaque année depuis 8 ans, dissipée d'ordinaire en 15 jours ou 3 semaines. Mais, au printemps de 1760, un peu de tension au pied fut brusquement remplacée par une douleur aiguë et pongitive au côté gauche de la plèvre. La fièvre céda aux

(1 et 2) Pour l'emploi du *conium* dans la *goutte*, voir la *note de la page* 68. Mais la disparition des tophus est un fait clinique assez oublié.

L'obs. XXX surtout est frappante au plus haut point. Qu'il s'agisse de goutte *vraie*, avec *tophus uratiques* ou de *goutte noueuse* généralisée, le fait de la guérison, en si peu de temps, de cette vieille femme de 60 ans, dont les articulations étaient immobilisées depuis 20 ans, doit nous sembler étonnant. Le *cinchona*, le *ledum palustre*, d'autres médicaments encore, nous ont procuré des guérisons de goutte ancienne, de tophus, et ont rétabli les mouvements d'articulations mobiles. Le *conium* est à reprendre, il semble qu'on doive en attendre beaucoup.

antiphlogistiques, mais non la douleur qui, avec la ciguë, diminua dès le quatorzième jour, et disparut définitivement le 15e, à la suite d'une sueur critique, très abondante et fétide. Après 3 semaines encore d'usage de la ciguë, santé robuste.

XXXII.

Femme de 23 ans, grosse. Vers le 4e mois, une tumeur plus volumineuse que le poing, qu'elle portait à chaque sein, augmenta de volume, devint rouge foncé et douloureuse, d'indolente qu'elle était auparavant ; crainte de transformation en un cancer de la pire espèce : *ciguë.*

Urines épaisses, blanchâtres et muqueuses ; amélioration dès le 4e jour ; dose portée à 1 gros 1/2. Au 8e mois de grossesse, mamelles tout à fait naturelles : l'urine ne devint normale que lorsque les tumeurs furent dissipées. Au lieu de l'incommoder, la ciguë fit disparaître les vomissements fréquents et les maux de tête continuels qu'elle avait précédemment (1).

XXXIII.

Jeune fille de 24 ans : œdème séreux, jaunâtre, de tout le corps, principalement aux articulations, traité inutilement pendant 3 ans ; toux sèche et impotence fonctionnelle de tous les membres. Guérison en un mois de *ciguë* et de petit lait.

Effets de la ciguë : grand appétit, deux selles par jour ; urines très abondantes, verdâtres, avec sédiment épais, visqueux (2).

XXXIV.

Homme de 47 ans : depuis six mois, dans le scrotum, tumeur dure, squirrheuse, plus grosse que le poing, venue à la suite d'une gonorrhée supprimée subitement par une injection astringente ; testicules sains des 2 côtés.

(1) Disparition, en 4 mois, de tumeurs bénignes des deux seins ; 5 grammes 40 d'extrait sont parfaitement tolérés, malgré la grossesse : bien plus, les vomissements et les maux de tête disparaissent.
Symptôme pathogénétique : *'Diurèse, sédiment visqueux.*

(2) Même symptôme.

Ciguë (un gros, 1 gros 1/2, 2 gros): diminution commence seulement avant le 40e jour ; un purgatif tous les quinze jours. Guérison en 5 mois, et santé parfaite (1).

XXXV.

Jeune homme de 19 ans ; ulcères vénériens de la pire espèce, et carie des os des deux jambes, fortes douleurs nocturnes ; tous les antivénériens nuisibles ou inertes.

Avec M. Haffner, *ciguë* à l'intérieur, sans dépasser un gros, pansements à la charpie imbibée d'infusion de ciguë : forces rapidement restaurées, séparation de séquestres à la fin du second mois et cessation des douleurs nocturnes ; guérison parfaite à la fin du 3e mois (2).

XXXVI.

Jeune garçon de 13 ans : *teigne* de mauvaise espèce, rebelle depuis 5 ans, guérie en six semaines par la *ciguë* à l'intérieur et des lotions avec décoction de ciguë, préparée avec le lait. Guérison, en même temps, de sa cachexie très prononcée, d'une toux sèche et d'une ardeur continuelle à la poitrine (3).

(1) On croirait à une orchite blennorrhagique devenue chronique, si STÖRCK ne prenait le soin de nous avertir que les deux testicules étaient sains. Tumeur dure, squirrheuse? Pas de diagnostic possible pour nous.

Cons. pour l'usage de la ciguë dans les tumeurs testiculaires : AVICENNE (*Lib.* 2, *tract.* 2) ; HARTMANN, (*Diss. obs. ad. cicutæ, Merc. subs. et phosph. merc.*) ; WARNER (*Account of the testicles*).

(2) S'agit-il de syphilis ? L'existence de douleurs nocturnes en est-elle une raison suffisante ? N'est-ce pas de la scrofule ?

(3) Guérison en 6 semaines ! Il ne peut guère être question d'un autre diagnostic que celui d'un *impétigo* ou *eczéma impétigineux* invétéré du *cuir chevelu*, et c'est encore une guérison prompte et remarquable. Nous retrouvons, comme dans la plupart des observations, un état cachectique, toux sèche. L'ardeur à la poitrine aussi est caractéristique.

XXXVII.

Jeune homme de 16 ans ; avait une *gale* affreuse depuis deux ans. Elle rentra brusquement à la suite d'onguents et de l'oubli des purgatifs répétés : alors, respiration difficile, toux convulsive, fièvre lente, malade désespéré.

Extrait de ciguë (1/2 gros) et lotions avec solution de savon de Venise : au bout de 8 jours, prurit incommode et pustules rougeâtres remplies d'humeur âcre ; respiration plus facile et toux moins fréquente, expectoration épaisse et visqueuse. Retour de la gale à l'ancien état et exulcération du cuir chevelu : disparition de la fièvre lente et rétablissement des forces.

Mais, vers le vingtième jour, beaucoup de bruit de liquide en mouvement dans la poitrine, ce qui céda à une infusion de tiges de morelle. Guérison complète en moins de deux mois. Ainsi la ciguë est aussi merveilleuse pour la gale rentrée que pour la gale opiniâtre (1).

(1) Observation fort intéressante. Au lieu de *gale*, on peut, sans présomption exagérée, inscrire : *eczéma*, parce que, lors de la reprise, il est dit que le cuir chevelu était exulcéré, ce qui n'arrive jamais dans la gale. L'eczéma aigu se supprima, en se répercutant sur les bronches, métastase assez commune. La réapparition de l'éruption cutanée fut-elle due à la ciguë ? On le suppose, sans en avoir la preuve, ce mouvement morbide pouvant se faire spontanément.

Sommaire des 37 observations du Deuxième Traité.

Nos d'ordre	DIAGNOSTIC RECTIFIÉ AUTANT QUE POSSIBLE	Terminaison.	DURÉE du traitement
1	Adénites scrofuleuses multiples dont 1 énorme.	Guérison.	2 mois.
2	Abcès parenchymateux, total, du sein.	Id.	200 jours.
3	Ulcère serpigineux et envahissant de la région lombaire.	Id.	40 jours.
4	Ulcère fongueux à la jambe : traitement externe seul.	Id.	28 jours.
5	Deux ulcères au tronc : traitement externe seul	Id.	50 jours.

Sans ajouter d'autres observations détaillées, je citerai les guérisons suivantes :

1° Des *écrouelleux sans nombre.*

6	Tumeur ancienne du sein ; poussée aiguë.	Guérison.	4 mois.
7	Tumeur du sein prise pour un cancer ulcéré, cicatrisation le 84ᵉ jour; pleurésie purulente ; incision.	Mort.	Plus de 5 mois.
8	Ulcère serpigineux végétant de la langue et ulcération du pharynx diagnostiqué *cancer* par STÖRCK, sans preuves.	Guérison.	2 mois.
9	Arthrites goutteuses chroniques et fixes, avec atrophie musculaire (?).	Id.	80 jours.
10	Tumeurs blanches du tarse et du coude.	Id.	3 mois.
11	Ulcères aux deux pieds et dans le dos.	Id.	2 mois.
12	Affection squameuse de presque toute la surface de la peau.	Id.	2 mois.
13	Pelvi-péritonite suppurée, ouverte dans le vagin.	Id.	2 mois.
14	Leucorrhée très ancienne (vaginite, métrite cervicale).	Id.	11 semain.
15	Métrite chron., leucorrhée extrêmement fétide	Id.	6 mois.
16	Scrofule ; induration des deux seins ; adénites multiples.	Id.	2 mois 1|2
17	Cachexie paludéenne profonde ; éruption furonculeuse.	Id.	3 mois.
18	Cachexie : anasarque, ictère, gonflement de la rate, arthralgie.	Id.	2 mois 1|2.
19	Scrofules : adénites énormes; abcès du tronc, décollements, fistules.	Id.	5 mois.
20	Tumeur dure et ancienne du sein (œdème du bras) ; dysménorrhée.	Id.	80 jours.
21	Ulcère scrofuleux du cou ; décollements étendus et profonds.	Id.	1 mois 1|2
22	Pelvi-péritonite suppurée (?) ouverture spontanée dans le vagin.	Id.	2 mois.
23	Rachitisme, anasarque.	Id.	3 mois.
24	Rachitisme (obs. sommaire).	Gr. amél.	Id.
25	Vomissements nerveux : émaciation profonde ; dysménorrhée.	Guérison.	3 semaines
26	Hydarthrose du genou.	Id.	Id.
27	Cataracte.	Id.	3 mois 1|2.
28	Amaurose paralytique (à la suite d'une maladie aiguë).	Id.	5 mois.
29	Goutte chronique ; tophus.	Id.	Id.
30	Idem.	Id.	Le 2ᵉ mois.
31	Rhumatisme ; point de côté fébrile.	Id.	3 semaines
32	Tumeurs bénignes des deux seins ; vomissements de la grossesse.	Id.	4 mois.

2° La plupart des *tumeurs difformes de la thyroïde*, provenant d'obstruction, que j'ai soumises à la ciguë.

33	Anasarque.	Guérison.	1 mois.
34	Tumeur du scrotum.	Id.	5 mois.
35	Ulcères syphilitiques (?) aux jambes.	Id.	3 mois.
36	Impétigo (?) invétéré du cuir chevelu	Id.	6 semaines
37	Eczéma (?) ; métastase : bronchite grave.	Id.	2 mois.

Je vais encore résumer ce tableau, comme je l'ai fait pour le *premier Traité* (page 115) :

DIAGNOSTIC	Nombre de cas.	Guérisons	Morts	Durée moyenne du traitement.
Adénites scrofuleuses..............	3	3	0	3 mois 1/2.
Ulcère très probablement scrofuleux.	7	7	0	2 mois.
Tumeurs blanches articulaires......	1	1	0	3 mois.
Hydarthrose du genou.............	1	1	0	»
Affections cutanées chroniques......	3	3	0	2 mois.
Abcès du sein........	1	1	0	6 mois.
Tum. probablement bénig. des seins..	4	4	0	3 mois 1/2.
Ulcération végétante de la langue...	1	1	0	2 mois.
Pelvi-péritonite suppurée........ ...	2	2	0	2 mois.
Métrite et vaginite................	2	2	0	4 mois.
Cachexie paludéenne ou indétermin.	3	3	0	2 mois.
Pleurésie purulente................	1	0	1	5 mois.
Goutte chronique	3	3	0	2 mois.
Rhumatisme aigu (?)..............	1	1	0	3 semaines.
Rachitisme.	2	2	0	3 mois.
Vomissements nerveux.............	2	2	0	2 à 3 semain.
Dysménorrhée	2	2	0	1 mois.
Cataracte	1	1	0	3 mois 1/2.
Amaurose paralytique..............	1	1	0	5 mois.
Tumeur du scrotum......	1	1	0	5 mois.

La présente série comprend des affections nombreuses, mais beaucoup moins d'adénites que la première (voir page 115). Il ne faut pas cependant s'y tromper : *la scrofule domine encore la scène*, les affections scrofuleuses étant vraisemblablement représentées ici par un chiffre de 18 malades environ sur 37.

En face de cette proportion considérable de scrofuleux, nous ne voyons figurer que deux cancers, dont le diagnostic ne nous a pas paru avéré, à savoir une fois aux seins, une fois à la langue. Non, STÖRCK ne voyait pas le cancer partout, et se contentait de dire qu'il avait guéri une *tumeur dure*, ou manifestait ses craintes au sujet d'une transformation possible en cancer. Rien n'est plus intéressant à lire que Störck; mais on s'est si peu donné la peine de le lire !

3° Nombres de *squirrhes peu considérables aux seins,* sous les *aisselles,* aux *aines,* dans le *vagin* et à la *matrice* même.

4° *Obstruction et induration* dans les *hypochondres, et tumeurs diverses du bas-ventre.*

Ex : Femme de 60 ans, depuis 16 ans *plus de 20 tumeurs très dures dans le bas-ventre,* chacune grosse comme un œuf d'oie, *rétention d'urine.* La ciguë fit couler l'urine, restaura les forces (*la rétention d'urine reprenait, quand on cessait plusieurs jours*), provoqua une issue abondante de pus par la vulve : elle sera certainement guérie, si elle continue le médicament (1).

5° *Cardialgie chronique* avec douleur brûlante, efforts de vomissement, chute des forces et amaigrissement : guérison rapide, retour des forces et engraissement (2).

---

(1) Le lecteur est prié de se reporter à l'observation XV, page 148. Il y verra la ciguë *provoquer* la *rétention d'urine,* avec menace de rechute, chaque fois que le médicament est repris, après avoir été suspendu. Ici la ciguë *guérit* la rétention d'urine, à telle enseigne que la rétention reprenait, quand on cessait le remède pendant plusieurs jours.

Quelle preuve veut-on de plus de la réalité de la *loi de similitude,* de cette *loi homœopathique* tant décriée ? Dans cette loi, avec ses corollaires expérimentaux, est toute l'*homœopathie.* Nous ne tenons pas au mot ; mais *ne pas nous en servir serait injuste,* parce qu'il a été un prétexte de calomnies. Peu importe qu'on ait parfois exploité ce nom. Le Maître et d'illustres disciples veulent être défendus, car ils sont venus apporter la lumière.

On est, de nos jours, taxé d'ignorance quand on n'invoque pas, au lieu d'une loi simple, n'exprimant que des faits tangibles, les expériences sur les animaux et la physiologie pathologique.

Or on enseigne qu'avec une certaine dose de ciguë, le pouvoir excito-moteur de la moelle est augmenté, tandis qu'une dose plus forte l'abolit.

Que conclure, lorsque la même dose tantôt provoque, tantôt guérit la rétention d'urine, sinon qu'il faut en revenir à la loi tirée de l'observation pure et simple ?

(2) Le *conium* est, en effet, un médicament trop oublié de la *gastralgie.* STÖRCK dépeint ici, en peu de mots, la *forme* clinique à laquelle il

6º *Maux de tête invétérés* ou *migraines anciennes* (1).

7º *Obstructions dans l'appareil urinaire et dans la matrice*; les règles viennent, par la ciguë, plus abondantes et le sang est de meilleure qualité; disparition définitive des douleurs violentes, des nausées, efforts et vomissements bilieux, tension douloureuse aux aines et au sacrum, vertiges et obscurcissement de la vue. Deux femmes mariées, souffrant de la sorte aux époques menstruelles, ne purent devenir grosses qu'après avoir été guéries de ces souffrances par notre médicament (2).

« *Le sexe aimable et beau peut-il demander quelque chose de plus à la ciguë ?* ».

8º *Phthisie scrofuleuse* (en ajoutant le régime lacté). [*Voir plus bas la note de la page* 168.]

9º *Maux de gorge chroniques* les plus opiniâtres : ulcères, pustules scorbutiques.

10º *Hydropisie* produite par l'*induration des viscères du bas-ventre;* cependant, j'ai trouvé beaucoup de cas rebelles à la ciguë.

11º *Gouttes anciennes, rhumatismes* invétérés, *spina-ventosa.*

12º *Maladies vénériennes.*

---

convient : c'est de cette donnée, trouvée empiriquement, mais entièrement conforme à la pathogénésie qu'il faut partir pour recommencer les essais de notre auteur.

(1) Nous ne trouvons pas l'image moins nette du *syndrôme migraine* dans la matière médicale du *conium.* C'est vraisemblablement quand les vomissements sont violents et ne soulagent pas, que la tête semble serrée, vers les tempes, dans un étau, qu'il sera plus indiqué d'y avoir recours.

(2) Ceci porte à 4 le nombre de dysménorrhées guéries et rapportées dans le présent traité. (*Voir la note qui suit l'observ.* XX.)

13° *Surdité, mélancolies graves* n'ayant pas leur origine dans l'esprit.

14° *Teignes, gale, dartres les plus malignes, ulcères horribles, décollement et fistules rebelles.*

RELATION DE CAS D'INSUCCÈS DE LA CIGUE.

I. Jeune fille de 20 ans, tumeur de la joue gauche, adhérente au maxillaire inférieur : aucun résultat après plus de six mois de traitement.

II. Fille de 25 ans, grosse tumeur brune, au côté droit du cou. L'essai de la ciguë provoqua de la fièvre et un affaiblissement général. Après une suspension, un nouvel essai à dose plus petite fut suivi des mêmes résultats (1).

III. Femme de 42 ans, squirrhe très douloureux au sein droit depuis six mois, ulcéré; cessation des règles, toux sèche, ardeur à la poitrine, amaigrissement, sueurs nocturnes. Pendant 2 mois, amélioration par la *ciguë*; puis reprise de la toux, hémoptysie, mort par la phthisie.

IV. Cancer ulcéré du sein droit diminué des 2/3 par la *ciguë*. Fièvre tierce : quinquina. Asthme humide, suffocation, mort (2).

V. Homme de plus de 70 ans : apoplexie, hémiplégie gauche, avec toux considérable et tumeur charnue plus grosse que les deux poings au côté droit du cou; cachexie profonde. La tumeur s'accroissant par la suite, la *ciguë* la fit diminuer, tout en

---

(1) Contradiction *apparente* avec le *corollaire II* que l'on trouvera plus loin. La *loi de similitude* donne seule la raison de ce désaccord. Employée en effet longtemps chez l'homme sain, la ciguë amaigrit et affaiblit : c'est l'*effet physiologique*, qui peut se retrouver sur le malade, quand le médicament aggrave, au lieu de guérir. Mais, au contraire, chez beaucoup de malades émaciés, le conium engraisse et remonte les forces, ainsi que le fera remarquer le *corollaire II* : c'est l'*effet thérapeutique*. Notre échelle posologique permettant d'abaisser la dose, quand il est nécessaire, contribue à rendre l'effet thérapeutique plus fréquent, en faisant souvent éviter l'aggravation.

(2) Encore deux cancers que la ciguë n'a pas guéris !

facilitant l'expectoration, mais la vie ne fut prolongée que de 4 mois.

VI. Insuccès dans le plus grand nombre des cas de cataracte (1).

VII. Ulcères chancreux de la matrice : 4 guérisons; insuccès dans d'autres, après un soulagement momentané, chez quelques-unes seulement; il y a même eu aggravation de quelques malades.

J'ai dû rapporter ici sincèrement et sans réticences toutes mes observations sur la ciguë, pour ne pas être soupçonné d'avoir voulu en imposer aux savants, en ne publiant que les cas favorables (2).

----

(1) Ainsi les guérisons citées sont des exceptions: elles n'en seraient pas moins remarquables si le diagnostic était rigoureusement établi.

(2) Dans le 1er traité, il n'était question que de succès. Mais Störck prouve bien ici qu'il n'avait nulle intention de cacher ses revers. Quel remède réussit constamment, même quand il est parfaitement indiqué ? Aujourd'hui que la *loi de similitude* est couramment appliquée, que l'on peut, par conséquent, mieux choisir un médicament que du temps de Störck, avons-nous toujours la raison des insuccès ? Notons que les ennemis les plus acharnés de Störck, à la suite de de Haën, l'ont souvent accusé d'erreur, jamais de mauvaise foi.

CHAPITRE III.

QUELQUES OBSERVATIONS FAITES PAR DIVERS MÉDECINS (1).

1° Guérison d'un *squirrhe du sein gauche*, 1760 (PIERRE DES ARMES, médecin de Trente).

2° *Cancer parfait et ulcéré du sein* guéri en 7 semaines :
Amélioration de *squirrhes très douloureux* sous la langue ;

Squirrhe du cou chez un jeune homme depuis plus de dix ans, résolu en 5 mois par des cataplasmes et la ciguë à l'intérieur (JOSEPH BAADER, professeur à Fribourg).

3° *Squirrhe du sein droit* devenu, à la suite d'une incision malencontreuse, un énorme *cancer ulcéré*, adhérent, *pulsatille* ; amaigrissement excessif et fièvre lente. Avec la ciguë, gangrène de la tumeur, plaie de bel aspect : guérison presque complète, au moment où l'observation m'est communiquée (MARTIN VAN DER BELEN, professeur à Louvain) (2).

4° *Tumeur très dure de l'hypochondre gauche* chez un soldat, avec vomissements, douleur aiguë continuelle, amaigrissement, pouls fébrile, rebelle aux autres médicaments et guéri en un mois par la *ciguë* ;

Résolution de *squirrhes anciens* dans diverses parties du corps (JEAN KOLLEMANN, médecin militaire).

(1) Quelque confiance que puissent nous inspirer d'ailleurs les disciples de STÖRCK, nous résumerons le plus souvent leurs observations avec le titre seul, sans nous y arrêter. Ce sont, en effet, des documents de second ordre, bien que quelques-uns aient été contrôlés par l'auteur lui-même.

(2) Nous avons appris à nous défier du mot : *guérison presque complète*, et d'ailleurs ce n'est plus STÖRCK. Les tumeurs énormes ne sont pas toujours des *carcinômes*, mais peuvent bien être des *sarcômes*. Or, malgré la gravité habituelle de ces derniers, nous ne pouvons pas nier d'avance et sans preuves leur curabilité.
Souscrirons-nous au diagnostic de l'observation 2°, quelques lignes plus haut : cancer ulcéré guéri en 7 semaines ?

5° *Petit squirrhe du sein* droit, sur une femme de 45 ans amélioré et perdu de vue ;

Cancer du sein droit (femme de 50 ans), également amendé et perdu de vue ;

Guérison complète d'un *squirrhe très considérable et opiniâtre*, près de l'ovaire gauche (petite fille de 13 ans) ;

Femme de 30 ans parfaitement guérie, en très peu de temps, d'un *squirrhe à la mamelle* ;

Cancer ulcéré du sein (femme de 46 ans), complètement cicatrisé et guéri.

Tumeur aux fausses côtes (femme de 45 ans), paraissant contenir un liquide, plus grosse que le poing : résolution parfaite ;

Scorbut récidivé et rebelle guéri définitivement par la ciguë (CRAMPAGNA, médecin du duc de Lorraine, à Bruxelles) (1).

6° *Ulcère chancreux et calleux de la jambe*, chez un homme de 50 ans, traité inutilement par l'abrasion, guéri en 3 semaines par la ciguë à l'intérieur ;

Tumeur monstrueuse au cou d'un homme de plus de 30 ans, dissipée par l'extrait de ciguë à large dose et l'emplâtre de ciguë (CAMBON, premier chirurgien du duc de Lorraine).

7° *Dureté indolente dans le scrotum* d'un homme de 77 ans, accrue peu à peu, compliquée d'hydrocèles, état général grave. Traitement par la ciguë : ouverture spontanée d'un abcès, puis ponction de l'hydrocèle. Résolution du tout et cicatrice solide. Malade guéri en même temps de coliques néphrétiques anciennes ;

Fistule à l'anus depuis 4 ans, sur un homme de 50 ans : amélioration, c'est-à-dire indolence et suppuration diminuée (KAISIN, de Liège).

8° Guérison par la ciguë, à assez grande dose, de plusieurs *goutteux* et *rhumatisants* (traitement prolongé).

(1) La pathogénésie de la *grande* ciguë contient des symptômes bien nets de *scorbut* : gencives tuméfiées, ramollies et saignantes, etc.

De beaucoup de *galeux* (id) ;

D'une femme affectée de *cataracte* commençante, toujours avec un traitement très long ;

Rétablissement étonnant de quelques *phthisiques presque désespérés* (1).

Bons effets dans des *cachexies*, les *catarrhes gastriques* anciens (JEAN VAN DER BELEN, de Bruxelles).

9° Guérison, en 4 mois, d'un *ulcère de l'aine* gagnant vers l'anus et l'ombilic, horriblement fétide, siège de fréquentes hémorrhagies, diagnostiqué *cancer* (le célèbre médecin HERMAN GLEISNER).

10° *Ulcère chancreux* très douloureux de la lèvre inférieure (femme de 36 ans), ayant détruit l'orbiculaire et entamé la commissure, tellement étendu, en un mot, que l'on recula devant l'ablation, cicatrisé en trois mois (KOLLER, habile chirurgien de Bohème).

11° Même résultat pour un *ulcère chancreux*, chez une jeune fille : *destruction de tous les tissus, jusqu'aux os, depuis l'oreille jusqu'au milieu du menton* (SÉBASTIEN KAIM, chirurgien).

(1) Les excellents effets de la ciguë dans les périodes avancées de la phthisie, pour soulager la toux quinteuse, l'expectoration purulente et améliorer l'état général sont classiques dans l'école homœopathique (Voir *Art Médical*, 1882, p. 446). Mais les atténuations sont beaucoup plus utiles que les doses massives. J'ai vu survenir avec une ou deux gouttes de teinture de conium (dans une potion à prendre en 8 jours), après une amélioration passagère, la suppression de l'expectoration, accompagnés de retour d'une toux très sèche plus pénible que la première, et cette sensation de desséchement de la poitrine que nous trouvons parmi les effets physiologique de la ciguë. Les atténuations sont donc ordinairement préférables.

En dehors des anciens (*Quarin*, etc.), nous voyons la ciguë recommandée de nos jours par le D𝚛 LANTUR pour soulager la toux du phthisiques. Interpréter ses bons effets par une action *anesthésique* et *acinétique*, comme le font *Martin-Damourette et Pelvet*, est poser une hypothèse et non pas une source d'indication. Celle-ci est donnée par la loi de similitude. Le conium produit une toux caractéristique : la même qu'il peut soulager et guérir.

12° Fonte de *squirrhes du cou*, durs et invétérés, très gros même dans un cas :

Guérison d'un *cancer non ulcéré du sein* gauche ;

D'un *cancer ulcéré de la face* (en trois mois) ;

De deux cas de *spina ventosa* ;

D'ulcères malins, de cas de *gale opiniâtre* (le savant GEORGES HASENOHRE, médecin d'un hôpital militaire espagnol).

13° Succès chez plusieurs *goutteux* ou rhumatisants ; dans les *tophus goutteux* (bains avec la décoction) ;

Pour les *squirrhes rebelles des glandes du cou* : un cas même très grave de *squirrhe énorme du cou* avec dyspnée, émaciation ;

Dans des *toux* opiniâtres, avec *exulcération des poumons* ;

Temps d'arrêt, sans diminution, dans les progrès de deux cas de *cataractes* (JOSEPH QUARIN, médecin de l'hôpital des Frères de la Miséricorde).

14° Les *guérisons des écrouelleux* sont si communes et confirmées maintenant, qu'il est inutile d'en rapporter en détail : un malade ayant avalé une provision d'une demi-once d'extrait de ciguë n'eut d'autre accident que des selles nombreuses, et ses glandes disparurent plus rapidement ;

Excellents résultats dans les *ulcères chancreux, malins* et *gangreneux* ;

Parfaite guérison d'un *cancer ulcéré au sein*, sur une femme grosse qui, ensuite, accoucha heureusement et put allaiter de la mamelle saine (LÉOPOLD AVENBRUGGER, médecin d'un hôpital espagnol).

15° Résolution de *squirrhes anciens* très étendus et douloureux des *glandes du cou*, de *l'aisselle, des seins* ;

Cicatrisation d'*ulcères sanieux, serpigineux* et de *fistules profondes* (le savant JOSEPH HENRI COLLIN, mon collègue à l'hôpital qui, l'année prochaine, publiera ses observations) (1).

16° Nous avons dissipé plusieurs fois avec de la ciguë des

(1) J. H. COLLIN. (*Ann. med.*, t. II, ch. III.)

tumeurs très volumineuses au genou: les malades recouvraient des mouvements faciles et reprenaient leur embonpoint
perdu.

Lorsque nous trouvions de la fluctuation, *nous incisions
l'articulation* ; s'il y avait des fistules, nous lavions avec une
forte infusion de ciguë et appliquions un cataplasme de ciguë
chaud. Mais quand les os étaient malades, rongés ou détruits,
les mouvements ne se rétablissaient pas (1).

Les chirurgiens ne veulent pas ouvrir les *tumeurs lymphatiques* parce qu'ils ne peuvent arrêter l'écoulement indéfini et
épuisant qui en résulte. Mais nous les incisons maintenant,
les pansons avec de la charpie imbibée d'infusion de ciguë,
pendant que l'on donne l'extrait à l'intérieur, et *tous nos malades* se sont rétablis.

Exemple : une petite fille de 8 ans,. *tumeur lymphatique
au fémur droit*, dont M. Haffner fit sortir, par l'incision,
huit livres d'une sérosité assez âcre : à l'intérieur, fistules
pénétrant de tous les côtés. Le traitement cicutique procura la
guérison en quelques semaines (2).

Nombreuses guérisons de *galeux*, de *goutteux*, de *rhumatisants* ; disparition de roideurs et d'immobilités articulaires.

Un *squirrhe* avec *cancer ulcéré* du sein, *glandes axillaires squirrheuses*, fut guéri, et le cancer cicatrisé. *Laurent
Gasser, Crampagna*, le chirurgien *Cambon* et M. Leber
ont suivi cette malade et constaté sa guérison (STÖRCK et M.
HAFFNER).

17° Nombreuses cures :

a) *deux tumeurs dures de la mamelle*, avec *chute du
mamelon* (8 mois de traitement) ;

b) *tumeur de la joue*, d'origine traumatique ;

c) une *fluxion du sein* ;

(1) On ne craignait pas, à cette époque, d'ouvrir les articulations.

(2) Il s'agit d'*abcès froids*, scrofuleux, tuberculeux, et la pratique de
STÖRCK est justifiée pour les abcès *non ossifluents*.

d) *écrouelles* tout autour du cou :

e) un *cancer au bout du nez* (vomissement et diarrhée au début du traitement) ;

f) une *cataracte double* (guérison en 5 mois) ;

g) une *goutte sereine* (vue parfaitement rétablie en 16 mois) ;

h) *cancer ulcéré à la paupière inférieure* (4 mois) ;

i) *gonorrhée* de 4 ans, *fièvre hectique* (santé parfaite en 6 mois) ;

j) *abcès du sein*, suivi d'une induration persistante ; disparition, en même temps, d'une tumeur à l'hypochondre gauche et d'une dysménorrhée douloureuse habituelle ;

k) *testicules gonflés et squirrheux*, à la suite d'une *gonorrhée* invétérée ;

l) un autre cas de *fluxion du sein* ;

m) *cancer ulcéré du sein*, et ulcères sordides des pieds.

n) *cancer ulcéré du sein* depuis 2 ans (guéri en 7 mois) ;

o) *gonflement dur du sein*, et *petits squirrhes autour du mamelon* (guérison en 9 semaines) ;

p) second cas de *cataracte double*, seulement amélioré ;

q) *fluxion du sein*, chez un *homme*, à la suite d'un accès de *goutte* ;

r) *douleur coxalgique*, avec claudication, cachexie, améliorée ;

s) *cancer de la paupière inférieure*, guéri ;

t) *tumeur* douloureuse de *l'hypochondre gauche*, résolue en 6 mois ;

u) *cachexie* chez un enfant de 11 ans, guérie en peu de temps ;

v) beaucoup de personnes en traitement pour *cancers, squirrhes, cataractes, goutte sereine, ulcères malins, cachexie*, etc., donnent de grandes espérances ;

Insuccès complet chez plusieurs malades, entre autres chez 3 *cancéreuses* (FERDINAND LEBER, chirurgien).

18° *Inflammation chronique de la vessie*, urines purulentes chez un vieillard déjà presque guéri au bout de deux mois.

Leucorrhée douloureuse et *fétide*, à la suite de métrorrhagies ; malade complètement rétablie ;

Epilepsie chez un jeune homme, attaques plusieurs fois la semaine, radicalement guérie, avec retour des facultés intellectuelles affaiblies ;

Squirrhes très gros au *cou* (jeune homme).

Un cas analogue encore chez une jeune fille. (ALEXANDRE ENGELBERG, célèbre médecin de Constance).

19° *Squirrhe* ou *cancer* non ulcéré, considérable, du sein droit ; grossesse ; accouchement à terme, normal, malgré le traitement cicutique : résolution presque complète (SILVESTRE o HEUIR, célèbre médecin de Prague, et STÖRCK).

CHAPITRE IV

COROLLAIRES [1]

COROL. I. — *La ciguë ne dissout pas le sang et ne l'altère pas.*

Chez plusieurs sujets ayant largement et longtemps usé de la ciguë, j'ai pratiqué des saignées et constamment trouvé le sang d'une belle couleur et d'une excellente consistance. L'archiâtre Kestler fit saigner, peu de jours avant son accouchement, une illustre Comtesse qui avait pris la ciguë pendant plusieurs mois de sa grossesse, et nous constatâmes tous les deux que le sang était tout à fait semblable à celui des personnes saines. La même remarque a été faite par Jean de *Woensel*, célèbre praticien de Harlem, sur une dame à laquelle il avait fait prendre la ciguë pendant plusieurs mois.

Pendant que j'écris ces lignes, j'ai encore fait saigner une autre comtesse, qui emploie la ciguë depuis deux mois : je viens de voir que le sang est mieux lié et beaucoup plus normal qu'il ne l'était auparavant ; car il était alors épais, poisseux et recouvert d'une croûte irisée. J'en appelle à l'expérience, si quelque médecin ou chirurgien dit avoir observé, à la suite d'un traitement par la ciguë, du sang qui ne fût pas de bonne qualité (2).

COROL. II. — *La ciguë ne produit pas de consomption.*

De mes expériences et de celles des autres médecins, il résulte évidemment — si l'on veut les considérer attentivement—que les malades

(1) Dans tout ce qui suit, je donne complet et *in extenso* le texte de STÖRCK.

(2) Cependant, les altérations du sang par la ciguë sont indéniables et les expériences de MARTIN DAMOURETTE et PELVET, à cet égard, sont tout à fait démonstratives. (*Bulletin de thérapeutique*, 1870, tome 79ᵉ, p. 146.) Un élève de Gubler, *Casaubon*, a même essayé d'expliquer par l'altération du sang (*anoxémie*) tous les effets physiologiques et toxiques de la ciguë. Il est à peu près impossible qu'un traitement prolongé par la ciguë, à dose élevée, n'entraîne pas quelquefois des altérations du sang. Et cependant des cachectiques sont traités ainsi chaque jour, et se rétablissent. Comme le remarque Störck, leur sang revient à l'état normal, après s'en être éloigné. Quoi qu'on dise, c'est un fait qui resterait toujours inexplicable, *si la loi de similitude* n'en fournissait pas la clef. L'état cachectique est précisément une des meilleures indications du conium. Et il ne suffit pas, pour s'en rendre compte, d'opposer la dose thérapeutique à la dose toxique, étant données les hautes doses, longtemps continuées, que nous voyons administrer.

soumis à la ciguë ont recouvré l'intégralité de leurs forces, leur embonpoint et leur développement musculaire. Sous son influence, on voit très souvent s'arrêter les sueurs nocturnes, augmenter l'appetit, les digestions devenir plus faciles, toutes les fonctions être restaurées : comment donc surviendrait-il de la consomption ?

Le distingué conseiller de santé, Léopold *Erndl*, a gémi bien des fois de voir succomber, dans son hôpital, tant d'enfants de phthisie scrofuleuse. Il a employé avec discernement beaucoup de remèdes, pendant de nombreuses années, sans jamais pouvoir enrayer cette maladie.

Aussi se décida-t-il à donner la ciguë à haute dose, et bientôt tout changea de face : des enfants auparavant abattus, craintifs, cachectiques, émaciés, deviennent vifs, vigoureux, gras et les squirrhes des glandes disparaissent peu à peu.

Ce savant confrère a fréquemment eu la gracieuseté de m'inviter à visiter son hôpital et m'a montré avec plaisir les excellents et étonnants effets obtenus par la ciguë chez les petits garçons et les petites filles, voire même chez les enfants à la mamelle.

J'ai essayé, en effet, la ciguë sur plusieurs enfants de deux, trois ou quatre ans, qui sont devenus sains, bien nourris, agiles et dispos. Comment donc n'ont-ils pas dépéri ? (1).

COROL. III. — *La ciguë n'affaiblit pas la vue.*

J'ai toujours, en effet, observé l'effet contraire chez mes malades. Bien qu'il s'en soit trouvé un grand nombre qui avaient les yeux troubles, larmoyants ou brûlants à cause de l'écoulement continuel des larmes, et qui pour cela se servaient de lunettes, il arrivait qu'après avoir pris quel-

---

(1) Mêmes réflexions que pour le corollaire précédent. On ne contestera pas que la ciguë, administrée à l'homme sain, produise l'amaigrissement et la chute des forces. (Voir Martin Damourette et Pelvet (*loc. cit.*). Störck a eu occasion lui-même de constater cet effet chez quelques-uns de ses malades, ainsi qu'il s'est donné le soin de nous l'apprendre plus haut, quand il s'est agi de ses insuccès (p. 164) : « *Tentavi cicutam, verum mox oriebatur febris, et æger fiebat debilis.* » ....«...... *et æger ex usu cicutæ, quamvis maxime limitato, languit et angebatur.*» Déjà, dans l'Obs. II, nous avions vu Störck attribuer la chute des forces à la ciguë dont il diminua ensuite la dose.

Mais dans ces deux effets opposés : l'effet physiologique (chute des forces) et l'effet thérapeutique (retour des forces), on ne verra pas toujours une question de dose, le premier pouvant résulter d'une dose faible, et le second d'une dose forte. C'est une question de susceptibilité individuelle, dont on ne triomphera, le plus souvent, qu'en adoptant l'échelle posologique de notre école.

que temps la ciguë, le défaut de leurs yeux se corrigeait, et plusieurs d'entre eux pouvaient se passer de lunettes. (1).

COROL. IV. — *La ciguë n'enlève pas la puissance d'en-gendrer.*

J'ai traité un soldat que j'ai débarrassé, en deux mois, au moyen de la ciguë à haute dose, de glandes tuméfiées et squirrheuses sous la mâchoire, ainsi que d'une large écrouelle au cou. Intégralement guéri et sorti en bonne santé de l'hôpital, il revint au bout de quatorze jours, souffrant d'une violente gonorrhée qu'il avouait avoir contractée le lendemain de sa sortie de l'hôpital. En lui donnant tous les huit jours un purgatif hydragogue, la décoction de bardane et la ciguë, il fut guéri en cinq semaines de cette gonorrhée assez rebelle.

J'ai interrogé avec soin sur ce sujet d'autres hommes qui avaient pris l'extrait de ciguë en grande quantité et pendant longtemps, les adjurant de dire la vérité. Mais ils avouaient tous qu'il n'avaient rien trouvé de changé dans leur vigueur naturelle ; quelques-uns confessaient même avoir recouvré ainsi l'intégrité de leurs fonctions sexuelles. Un vieillard de 66 ans, paralytique, avait pris la ciguë pendant six mois et à haute dose, puisque durant neuf semaines, il en absorba une drachme et demie par jour. Parmi les bons effets qu'il en retira, voici celui qu'il me raconta spontanément : depuis douze ans, il se trouvait dans un état d'impuissance absolue ; mais depuis qu'il a eu recours à la ciguë, les désirs se sont réveillés, les érections ont reparu et la fonction a pu s'accomplir comme lorsqu'il avait trente ans.

Des femmes enfin, questionnées très sérieusement sur ce point, m'ont confié qu'elles étaient très satisfaites de leurs maris et assuré en toute conscience n'avoir jamais observé d'affaiblissement sous ce rapport. Ma religion était éclairée. Mais, pour ne pas m'en rapporter exclusivement aux autres, je résolus de répéter l'expérience sur moi-même (qui ai tous les attributs de l'homme), et je pris, dans ce but, l'extrait de ciguë pendant trois semaines, à une dose suffisante. Je n'éprouvai de ce fait aucun trouble, si ce n'est que l'urine coula un peu

(1) Voir, pour les troubles de la vision déterminés par la grande ciguë, la note de la page 113.et le mémoire du prof. IMBERT GOURBEYRE (*Mort de Socrate*). Par ailleurs, on ne pourrait faire que des hypothèses sur la question de savoir si la ciguë guérit les troubles de l'accommodation. HAHNEMANN avoue tout au moins qu'elle les produit.

plus abondamment, que l'appétit augmenta beaucoup, que je fus plus leste et plus gai ; mais ma puissance virile demeura intacte (1).

La ciguë peut-elle être donnée avec sécurité dans les squirrhes de l'abdomen ?

Beaucoup ont craint, non sans raison, qu'elle y excitât la suppuration, et par suite une tympanite mortelle. Mais je conclus d'expériences très multipliés, que j'ai fait résoudre de nombreux squirrhes du ventre à l'aide de la ciguë, guéri plusieurs hydropisies causées par la dégénérescence squirrheuse des viscères, sans avoir jamais vu survenir de suppuration ni de tympanite consécutive (2).

Chez les femmes, j'ai fréquemment constaté que l'usage de la ciguë faisait sortir par le vagin une matière puriforme, et qu'à la suite les squirrhes se trouvaient être guéris. J'en ai inféré que la matière dissoute avait pris, sous l'impulsion de la nature, une direction inoffensive et cherché un issue naturelle.

Le savant maître *Collin* a souvent, ainsi que moi, employé la ciguë comme remède des indurations de l'abdomen, avec de bons effets, et sans avoir jamais observé aucun accident. La suppuration résultant quelquefois, dans d'autres parties du corps, de l'usage de la ciguë, la raison dit que la même chose peut arriver également dans le ventre ; mais il n'y a rien à redouter par là pour un bon médecin (3).

---

(1) Il faut lire les documents tout à fait complets donnés, sur la question, par le prof. Imbert Gourbeyre (*Mort de Socrate* et in *Art médical*, t. XLI, p. 183). On y verra quel parti a été tiré de ce corollaire de Störck pour battre en brèche l'opinion des anciens (Dioscoride, St-Jérôme, St-Basile, St-Ambroise), et celle d'Albers, Harley, etc..., sur les propriétés *réfrigérantes* du conium maculatum. Notre savant maître donne les preuves les plus concluantes de la double propriété du médicament : tour à tour excitant et déprimant de la puissance virile. Aussi, conformément à la loi de similitude, la ciguë remédie-t-elle efficacement aux pollutions, comme le disait Harley, et à l'impuissance, ainsi que l'a constaté Hahnemann. On comprend bien que nous ne pouvons faire, dans ces notes, l'histoire de la ciguë. Tel n'est pas notre but, qui se borne a essayer de rendre plus clair le texte de Störck, sans viser a un travail de critique complète. Ceci est une réponse à des objections qui nous ont été faites.

(2) Les anciens comprenaient la péritonite dans la *Tympanite*. C'est sous ce nom que la décrit Van Swieten (*Commentaria* : t. IV, p. 149 ; art. *Hydrops*).

(3) Cette idée théorique que la ciguë fait suppurer une tumeur et évacuer le pus procède d'une autre, c'est-à-dire que toute résolution de tumeur suppose une évacuation visible ou non En fait, nous avons vu,

AVIS.

J'ai rapporté des cas en grand nombre auxquels la ciguë convient et je ne prétends pas néanmoins qu'il faille toujours se fier à elle seule. Parfois, en effet, il est nécessaire de lui adjoindre d'autres remèdes ; car le médecin doit se conformer aux indications, avec réflexion. Que le chirurgien modifie extérieurement, ajoute, retranche, suivant ce que lui commande la raison appuyée sur l'expérience.

On a souvent mal compris l'opinion exprimée dans mon premier Traité et pensé que je donnais un médicament réputé suffisant dans tous les cas, et d'un usage universel. Pas le moins du monde. Je n'affirme qu'une chose, c'est que la ciguë accomplit ce que les autres remèdes, même les plus héroïques, ne peuvent faire.

Elle guérit le cancer : si je le dis, c'est que je l'ai vu, et qu'une expérience prolongée a entraîné ma conviction. Mais je n'en conclus pas que la ciguë guérit tous les cancers, et aussi qu'il faille toujours confier à la ciguë le travail entier de la guérison. Si, sur cent malades abandonnés des autres médecins, j'ai réussi à en guérir un seul, je me tiens pour satisfait ; mais le nombre des femmes guéries est beaucoup plus considérable (1).

Le mercure guérit le mal vénérien ; mais convient-il toujours ? Guérit-il toujours ? Combien de milliers d'hommes ne meurent-ils pas de cette maladie ? L'écorce du Pérou chasse la fièvre intermittente : cependant, il y a des fébricitants qu'elle ne guérit pas, et combien n'en existe-

en lisant les observations de Störck, que ses squirrhes qui suppurent sont des phlegmons. De telles erreurs de diagnostic n'ont rien d'étonnant, et il n'est pas sérieux de partir de là pour rejeter en bloc la clinique de Störck comme *antiscientifique*. Quant aux théories, je le répète, la doctrine de la matière peccante et de l'évacuation des humeurs n'est pas plus antiscientifique que celle des microbes.

(1) La dernière phrase montre bien que l'objectif de STÖRCK est le cancer du sein. Nous avons toujours essayé de discuter les diagnostics portés par l'auteur à ce sujet avec des raisons cliniques, sans commettre la faute de nous égarer dans l'anatomie pathologique moderne du cancer. Aussi bien, l'on revient aujourd'hui à attribuer au mot *cancer* un sens purement clinique, synonyme de tumeur maligne de toutes provenances ayant envahi les ganglions et déterminé une cachexie spéciale.

Objecter à Störck qu'il ne faisait pas usage du microscope ne serait pas plus sérieux que d'opposer à ses observations de cataractes cette fin de non recevoir, qu'il ne se servait pas de l'ophthalmoscope. La science ne date pas d'hier, et mépriser les anciens n'est pas faire preuve de connaissances précises en médecine.

t-il pas dont elle aggrave l'état ? Faut-il donc, pour cela, mettre ces médicaments de côté et les tenir pour nuisibles ou inutiles ? (1).

Les médecins expérimentés jugeront de même des autres remèdes dits spécifiques. Se rencontre-t-il quelqu'un que son idiosyncrasie ou des complications empêchent de supporter la ciguë, qu'il y renonce. Si, d'autre part, les symptômes liés à la maladie demandent un autre médicament, pourquoi ne l'emploierait-on pas avec la ciguë ?

Souvent les purgatifs sont indiqués et la saignée nécessaire. Ainsi, on n'arrêtera pas brusquement les hémorrhagies chez un pléthorique, parce qu'elles sont beaucoup plus favorables aux malades que les saignées artificielles (2). Cependant, quand il s'agit d'une personne débilitée, il faut les arrêter promptement, ce que l'on fait à merveille avec l'agaric du chêne. On ne doit appliquer celui-ci que sur le point précis d'où le sang s'échappe : il est nuisible et souvent mortel d'étendre l'application à toute la surface de l'ulcère ou de la blessure.

Dans certains cas, les antiphlogistiques et les réfrigérants sont encore indiqués ; ainsi par exemple dans la goutte et le rhumatisme. Extérieurement, ce sont tantôt les émollients, tantôt les digestifs, d'autres fois encore les astringents. Ou bien, il faut ouvrir une issue au pus, ce que j'ai observé si souvent dans le spina-ventosa, afin de séparer les os cariés et altérés des parties saines ; quelquefois même on enlèvera, avec le couteau, un cancer fongueux. Mais, pour éviter la récidive en pareil cas, l'usage interne et externe de la ciguë rend des services et suffit ordinairement.

Il arrive aussi qu'on ne peut détruire les bords calleux du cancer qu'avec le mélange suivant :

Poudre de ciguë. . . . . .   2 drachmes 1/2
Miel rosat. . . . .   3 onces (3)

On étend cette préparation sur de la charpie, et on l'applique sur la partie malade, aussi souvent que le médecin ou le chirurgien le juge convenable.

---

(1) Cela nous conduit à la recherche des indications. On verra plus loin, dans le *Supplément nécessaire*, cette idée se développer et grandir, sans que Störck trouve la solution de la question, dont il avait les éléments, puisqu'il connaissait la *loi de similitude*. Ce devait être l'œuvre de HAHNEMANN.

(2) Tout en prenant l'effet pour la cause, les anciens constataient un fait, c'est que l'on n'imite guère l'effet salutaire des hémorrhagies critiques. Cela tient à ce que celles-ci sont un *signe*, non une *cause* de défervescence.

(3) Une once égalant 8 drachmes, la proportion est de un peu plus de 1/12 de poudre de ciguë.

Un médecin zélé et judicieux, un bon et habile chirurgien, s'ils unissent mutuellement leurs efforts dans les maladies désespérées, font souvent des miracles. Mais s'ils diffèrent de sentiment, ou ne savent pas traiter la maladie, la malade doit se résigner à souffrir ou à mourir. Si les femmes se décident à montrer leur mal dès le début et que les médecins appliquent à temps la ciguë, j'ai la certitude que, dans quelques années, nous aurons rarement l'occasion de voir des cancers du sein.

La ciguë n'exige pas un régime particulier : son usage est compatible avec tout ce que le malade digère facilement et une bonne nourriture. Il n'y a pas lieu d'interdire le vin, ni de défendre les acides, pourvu qu'on en use avec prudence et modération. Chaque médecin sait d'ailleurs ce qui convient, ou non, à son malade, et il n'est pas possible de poser de règle générale.

SUPPLÉMENT NÉCESSAIRE

SUR

LA CIGUË

PAR

ANTOINE DE STÖRCK

PRÉFACE

Si nous lisons avec attention l'histoire des grands médicaments, nous voyons que, toujours et partout, on a discuté passionnément leur efficacité.

Il s'est trouvé des médecins qui les ont condamnés de parti pris et proscrits comme dangereux ; tandis que d'autres, après avoir fait des expériences contradictoires, les ont préconisés et recommandés comme très salutaires. Ces savantes disputes n'ont pas empêché de mettre les médicaments à la place qu'ils méritent, et de les faire passer dans la pratique commune. Je prévois clairement qu'il en sera de même pour la ciguë.

Toutefois, ce dont je me plains vivement, c'est que quelques médecins, très élevés en dignités, aient dès maintenant, avec trop de hâte et de sévérité, prononcé leur arrêt contre la ciguë, qu'ils l'aient condamnée à titre de plante dangereuse et inutile, et se soient efforcés d'en éloigner les autres. Cela semble indiquer un esprit de contradiction trop accusé, et en désaccord avec la logique médicale. Mais ce qui m'arrive de plus cruel, le voici : ceux que j'ai rencontrés parmi mes adversaires les plus acharnés, ce sont les amis que j'ai aimés le plus tendrement, que j'ai comblés de tous mes bons offices, et dont le devoir eût été plutôt de prendre mon parti que de me combattre.

Je n'en suis point troublé et n'ai pas soif de vengeance : aussi, pour que mes adversaires sachent bien que, malgré tout, mon cœur ne leur a pas gardé rancune (bien que nous différions d'opinion), j'entreprends d'écrire en leur honneur ces nouvelles observations, que je leur présente et leur dédie avec la déférence qui leur est due. Je ne leur demande, en aucune façon, de faire quoi que ce soit pour m'être agréable : qu'ils ai-

ment seulement la vérité, qu'il agissent en arbitres équitables
des faits et conviennent sincèrement de ceux qui profitent au
salut des malades !

Quant aux vaines clameurs de quelques-uns, je n'en prends
nul souci et les méprise.

Que celui qui redoute le bruit des feuilles, ne s'engage pas
dans la forêt.

Dans les deux volumes précédents, j'ai démontré d'abord,
puis confirmé les propriétés inhérentes à la ciguë, et son efficacité. Il n'était.donc pas besoin de prendre une fois de plus la
plume pour revenir sur le même sujet. Cependant, comme il
y a encore beaucoup de personnes qui ne sont pas fixées sur
la ciguë et continuent à discuter l'espèce à laquelle elle ap-
partient et ses caractères, il était nécessaire de faire graver la
plante. Afin d'avoir un travail parfait et, pour être saisi de
tous, très élégant, clair, dépourvu d'erreurs, je priai le célèbre
et infatigable *Crantz*, professeur de Matière médicale, de vouloir bien cultiver cette plante dans son jardin botanique et de
veiller à ce qu'elle fût dessinée avec le plus grand soin. Il
s'y préta avec la meilleure grâce et me fit parvenir cette
planche (1), peinte et gravée par l'habile M. Cipps, candidat
en médecine.

En la regardant, si peu versé que l'on soit dans la botanique, on reconnaîtra la plante au premier coup d'œil et on la
distinguera de toutes les autres.

L'extrait n'est pas préparé partout selon mes désirs : on
prend, en effet, une masse énorme de suc exprimé, on le fait
cuire dans un vase de cuivre sur un feu assez fort, ce qui répand au loin une odeur extrêmement fétide et volatilise ce
qu'il y a de plus actif dans la ciguë ; de plus, on purifle trop
exactement le suc et l'extrait. Ce qu'on fabrique ainsi, c'est

(1) Au volume (*Vienne*, 1761) est jointe en effet une planche représen-
tant fort exactement le conium maculatum.

une masse noirâtre, adhérente au vase, d'une odeur repoussante (1).

Préparé au contraire suivant la méthode qui m'est particulière, l'extrait doit être épais, très foncé et d'odeur seulement désagréable, rappelant celle de la souris.

Les uns mélangent d'autres plantes à la ciguë. Les autres laissent, pendant plusieurs jours, l'herbe cueillie accumulée en un seul tas : ce qui fait qu'elle se flétrit, s'altère en partie, que le suc devient visqueux et mucilagineux. Par surcroît, ils ne mettent pas le suc sur le feu, aussitôt après l'avoir exprimé, mais attendent, deux ou trois jours, le moment le plus commode pour eux : pendant ce temps, le suc s'altère et son énergie diminue.

J'ai cru opportun de profiter de l'occasion qui m'est offerte de rapporter encore quelques guérisons menées à bien avec la ciguë seule, depuis la publication de mon second traité. Je serai bref, pour ne pas fatiguer et faire perdre un temps si précieux aux médecins.

Toutes les fois que je dirai que j'ai donné la ciguë, il sera toujours sous-entendu qu'il s'agit de l'extrait : j'en avertis ici, afin d'éviter les querelles de mots. Je n'ai pas mentionné la dose dans tous les cas, ma règle constante étant de commencer par une petite quantité et de l'élever graduellement, jusqu'à obtenir un bon effet : je m'arrête alors, sans chercher à augmenter la dose (2).

(1) Störck s'est parfaitement rendu compte de la volatilité du principe actif de la ciguë, devançant ainsi la découverte des propriétés de la cicutine. Ce qu'il dit de la différence de l'odeur du bon et du mauvais extrait est parfaitement exact.

(2) Il y a là, qu'on me pardonne le mot, une bonne intention, qui n'a pas toujours été mise à exécution jusqu'ici : La règle, la voici : *s'en tenir à la dose utile, la plus petite possible, sans la dépasser ; et il est des cas où la dose pondérable la plus minime est encore une dose trop forte.*

1er Cas.

Un homme de trente et quelques années souffrait, depuis
plusieurs mois, d'une très forte douleur, brûlante et continue,
dans l'abdomen ; il avait de l'inappétence, de la strangurie,
des selles fréquentes, petites, accompagnées d'ardeur à l'anus
et de ténesme ; couleur pâle du visage, émaciation générale.
Loin de se montrer utiles, les remèdes de toute espèce, que
l'on essaya, ne firent que troubler le sommeil et diminuer les
forces.

La ciguë ne mit que trois semaines à guérir ; l'appétit redevint bon, les selles naturelles, le cours de l'urine tout à fait
libre ; les forces étaient rétablies et la santé parfaite (1).

II e Cas.

Un jeune homme de 15 ans portait depuis trois ans, à la joue
gauche, une tumeur de la grosseur d'une noix, qui donna lieu
à une fistule suintant de l'ichor. Les médecins et les chirurgiens y épuisèrent en vain les ressources de leur art, pendant
longtemps. Mais la ciguë fit disparaître la tumeur, cicatriser
parfaitement la fistule et cesser toute douleur (2).

III e Cas.

Une femme de 40 ans passés avait, depuis plus d'une année,
une très grave affection de la peau d'une main, avec des fissu
res en divers points, qui pénétraient jusqu'à la chair vive. Les
remèdes externes et internes, purgatifs et dépuratifs du sang,
n'apportèrent aucun soulagement, et la ciguë procura la guérison en deux mois (3).

(1) Entéro-colite, ou rectite chronique. Les symptômes d'inflammation de la fin de l'intestin avec selles petites, ténesme rectal et vésical,
sont très marqués dans la pathogénésie du conium. Cette guérison
relève exactement de la *loi de similitude*.

(2) Abcès chronique probablement.

(3) Le texte porte : « in manu habuit pessimam *serpiginem* ».
Or si l'adjectif serpigineux qui dérive du mot *serpigo* a pris, dans

IVe Cas.

Une autre femme, de plus de trente ans, s'aperçut, plusieurs mois auparavant, d'un squirrhe très volumineux à la mamelle droite. L'application d'un emplâtre eut pour effet d'en accroître la dureté et le volume, et le mal s'étendit jusque sous l'aisselle.

Le sein était de couleur pourpre, strié, çà et là, de raies livides, et douloureux au point d'empêcher tout sommeil. La tumeur se couvrit enfin de tubercules qui faisaient pressentir une ulcération de la pire espèce.

Appelé près de la malade, je prescrivis d'enlever l'emplâtre et de n'appliquer à l'extérieur autre chose qu'une compresse molle ; à l'intérieur l'extrait de ciguë seul. La douleur disparut presque entièrement en huit jours, en même temps que la couleur se modifiait et que les tubercules s'effaçaient. A la neuvième semaine, le sein était revenu à l'état naturel, sans que la dose maximum eût dépassé une demi-drachme (1).

Ve Cas.

Une femme encore, âgée de 27 ans, rejetait par le vomissement à peu près tous ses aliments depuis 23 semaines et arrivait presque au marasme. Médecins, chirurgiens, charlatans, matrones, tous avaient exercé leurs talents sans aucun profit

---

notre langue, un sens précis, il n'en est plus de même du substantif qui ne peut se traduire exactement. Suivant Castelli (*Lexicon*), serpigo est synonyme du grec ερπης et correspond à la fois à l'*herpès* et à l'*impétigo*. Il ne peut s'agir ici cependant que d'*eczéma* ou de *psoriasis* palmaire.

(1) Diagnostic impossible à faire. La tumeur était très volumineuse et il semble qu'elle prenait un accroissement rapide. Le *sarcome* répond suffisamment à ce double caractère, et il est peut-être plus curable que le *carcinome*. C'est une question que je pose, une recherche à poursuivre, et nous ne savons rien sur ce sujet. Rien à conclure ici, la clinique ne pouvant s'appuyer sur des suppositions.

La dose, trouvée minime par Störck, est encore de 1 gram, 80.

pour la malade. Je lui donnai vingt grains d'extrait de ciguë dans une mixture de quatre onces, dont elle prit une cuillerée toutes les deux heures : le vomissement cessa au bout de peu de temps, l'appétit et les forces reparurent. Voici que trois mois sont écoulés, sans que le vomissement ait essayé de reparaître (1).

VIe Cas.

Un homme de 70 ans était affecté, depuis cinq ans, d'un ulcère au bras dont la sécrétion mordante enflammait continuellement les parties voisines et faisait naître des pustules brûlantes.

Les remèdes employés améliorèrent promptement le mal, mais bientôt il vint du prurit, la cicatrice se déchira et l'ulcère recommença à rendre un ichor très irritant. D'après mes conseils, le malade prit matin et soir six grains d'extrait de ciguë pendant cinq semaines, et appliqua extérieurement un emplâtre diapompholix : depuis six mois, l'ulcère est fermé par une cicatrice solide, et le vieillard jouit d'une bonne santé.

VIIe Cas.

Une dame de qualité avait les deux seins volumineux et squirrheux : on appliqua un emplâtre qui ne fit qu'irriter et exciter des douleurs considérables. Le mamelon droit, doublé de volume, s'exulcéra et laissa suinter sans cesse un ichor mordant et corrosif ; enfin, la tumeur s'étendit jusqu'au bord

(1) *Vomissement nerveux*, hystérique, dont le second Traité nous a déjà offert deux cas de guérison remarquables (XXV et XXXII). Voir la note de la page 154. M. Dujardin-Beaumetz (*Dictionnaire*) conseille aussi la ciguë dans les vomissements rebelles, comme étant *rationnellement* indiquée contre les symptômes réflexes partant du pneumogastrique. A ce compte, combien de médicaments arrêteraient les vomissements ! Non, une interprétation physiologique, *même rationnelle*, n'est pas une source d'indication. La médecine ne sera science exacte que quand on abandonnera les hypothèses pour les faits, et *la loi de similitude* est un fait.

axillaire. La douleur empêchait cette dame de parler, encore plus de rire, ou de respirer librement.

La ciguë, que je prescrivis, améliora bientôt le mal ; en quatre semaines, le mamelon retourna à son état naturel, et le quatrième mois, les deux mamelles étaient parfaitement saines. Il ne fut pas besoin de dépasser la dose de 18 grains par jour.

VIIIe Cas.

Un homme de trente ans passés avait, depuis un temps fort long, au côté droit du cou, une tumeur plus grosse que le poing d'un adulte. En outre, il était cachectique, souffrait de violentes douleurs qui jour et nuit lui torturaient le corps et les membres. Cependant l'appétit se perdit, le corps s'émacia et la face prit une teinte jaune foncé. Tous les moyens de guérison se montrèrent inutiles. Mais, aussitôt que ce brave homme m'eût consulté, je lui donnai la ciguë qui, dans l'espace de quelques jours, changea la face des choses et rétablit la santé au bout de deux mois (1).

IXe Cas.

Une femme de 36 ans était affectée, depuis deux ans, d'ulcères malins qui avaient profondément érodé le bout et les ailes du nez, ainsi que la totalité de la lèvre supérieure, et donnaient à l'ensemble du visage un aspect hideux. Toutes les surfaces malades étaient livides, dures, tuméfiées, et la douleur était assez vive pour empêcher le sommeil ; l'ichor qui s'en écoulait sans cesse exulcérait les parties voisines. Purgatifs, antiscorbutiques, mercuriaux, dépuratifs du sang, rien n'y fit : le mal semblait même en être beaucoup aggravé.

Avec la ciguë, l'ichor augmenta d'abondance, en devenant moins irritant, le gonflement diminua partout, la douleur disparut et la coloration redevint naturelle. Dans l'espace de

(1) Adénite cervicale ? Scrofule probable.

trois semaines, on observa un changement considérable en mieux, et la malade acquit beaucoup de force et d'embonpoint. Alors elle suspendit quelque temps la ciguë ; mais tout empira bientôt et les souffrances redoublèrent. Aussitôt toutefois que le médicament eût été repris, les mauvais symptômes s'évanouirent tous ensemble ; après avoir continué quinze jours encore, les ulcères furent cicatrisés, et il ne restait plus trace de tuméfaction.

X^e CAS.

Une autre femme de 32 ans souffrait, depuis six ans, de l'aine droite, à laquelle on constatait une tumeur indurée : de l'utérus suintait une matière âcre, purulente. Elle attribuait le mal à son dernier accouchement, moins heureux que les autres, dans lequel l'accoucheuse fut obligée d'arracher violemment le placenta. Ni les bains, ni les médicaments, employés pendant six ans, n'avaient modifié la maladie. Mais en faisant usage de la ciguë, la tumeur disparut en six semaines, ainsi que la douleur et l'écoulement vaginal.

XIe CAS.

Un homme de 29 ans, ayant été affecté, à de nombreuses reprises, de diverses maladies vénériennes, ne s'était jamais entièrement guéri. Les glandes du cou, des aines, de la région de l'oreille, du creux axillaire, s'étaient gonflées à la fin et excitaient des douleurs vives aussi bien dans le jour que la nuit. Les remèdes antivénériens, et les meilleurs d'ordinaire en semblable circonstance, ne firent qu'accroître le mal, et l'on commençait à craindre la consomption. Aussi, d'après l'avis même des médecins, s'abstint-on de tout traitement.

Les choses n'allèrent ni mieux ni plus mal, si ce n'est toutefois que les douleurs devinrent par suite tout à fait intolérables. Enfin, le malade fut complètement délaissé par son médecin ordinaire, sous prétexte qu'il fallait abandonner les choses à leur marche naturelle. Mais le pauvre patient fut témoin de quelques cas de succès de la ciguë ; enflammé d'espérance, il vint me trouver pour me demander si le remède ne lui conviendrait pas aussi à lui-même. Je le lui conseillai sans tarder, et il fut guéri en deux mois, sans qu'il subsistât rien du squirrhe (1).

XIIᵉ Cas.

Une jeune fille de 17 ans portait, depuis trois ans, au bras droit, un spina-ventosa au niveau duquel se voyaient des ulcérations de mauvais aspect. Un nombre incalculable de remèdes, à l'extérieur et à l'intérieur, ne furent d'aucune efficacité. Le ventre devint dur, volumineux, les membres furent le siège de douleurs dilacérantes ; puis vinrent la cachexie, la chute des forces, l'émaciation.

La ciguë réussit à elle seule à réduire le ventre à son volume normal, à triompher des douleurs, de la cachexie, de l'amaigrissement, à guérir les ulcérations et le spina-ventosa (2).

XIIIᵉ Cas.

Un enfant de sept ans avait toutes les glandes du cou et de derrière les oreilles squirrheuses, augmentées de volume, douloureuses. Le ventre aussi était dur et développé. On donna, matin et soir, six grains d'extrait de ciguë : l'effet en fut rapide, et toutes les tumeurs furent résolues dans l'espace de dix semaines (3).

XIVᵉ Cas.

Une femme de 25 ans était affligée, depuis quatre ans, d'une toux violente et d'un prurit général très désagréable. Tout d'un coup, se développèrent sur toute la surface cutanée

(1) Il s'agit plus vraisemblablement de scrofule que de syphilis.

(2) Scrofule grave, cachexie profonde : affection osseuse du bras. Pour ce dernier point, il ne saurait y avoir de confusion ; car quand Störck parle de *spina-ventosa*, il ajoute souvent que des esquilles se détachaient.

(3) Scrofule ganglionnaire : guérison merveilleusement rapide.

des pustules blanchâtres, transparentes, brûlantes. A force de prendre des remèdes, elle commença enfin à dépérir. C'est alors que j'eus recours, deux fois par jour, à quatre grains d'extrait de ciguë : bientôt après se produisit une expectoration abondante et très épaisse, et le prurit disparut. Maintenant les forces reviennent, les fonctions se rétablissent : c'est la santé. La dose ayant produit le but désiré, n'eut pas besoin d'être augmentée (1).

XVe CAS.

Un homme âgé de plus de soixante ans, vit, à la suite d'une fièvre intermittente, le ventre gonfler, l'hypochondre droit devenir tendu, dur, le visage prendre une teinte jaune, l'appétit se perdre, les membres être affligés de douleurs nocturnes et le corps s'émacier. La ciguë rétablit entièrement ce malade (2).

XVIe CAS.

Chez un vieillard de 70 ans, aucun remède ne put réussir à arrêter un vomissement violent qu'il avait depuis trois mois.

(1) Il est d'autant plus fâcheux de ne pas pouvoir ici établir le diagnostic rétrospectif exact que la guérison est certainement très intéressante et entièrement conforme à la *loi de similitude*. Produisant une toux violente et quinteuse, un *prurit intense et des éruptions humides*, la ciguë remplit les meilleures conditions pour guérir cette triade symptomatique. Pour les symptômes cutanés, que l'on se reporte à l'obs. IX du 2e *Traité*, p. 143. Ce sont les mêmes « *pustules blanchâtres transparentes* » que la ciguë produit là et guérit ici, des expressions identiques exprimant une chose identique. La production d'affections cutanées par ce médicament est du reste admise par MARTIN DAMOURETTE et PELVET (loc. cit.) et considérée comme due à son élimination par la peau ; je ne rappellerai pas la théorie fort inutile, à l'aide de laquelle ces auteurs *expliquent* la guérison d'affections de la peau par la ciguë. Ce point de thérapeutique est fort anciennement connu ; car l'efficacité de la ciguë contre les dartres avait été constatée, au XVIe siècle, par JEAN WIER.

Quant à la toux, voyez l'obs. II du 2e *Traité*, p. 133.

(2) Cachexie paludéenne, ictère et affection du foie.

La ciguë, dissoute dans une mixture, l'arrêta sans retour (1).

XVIIe Cas.

Un enfant rachitique de trois ans ne pouvait tenir sur ses jambes, ni respirer librement. La ciguë fit si bien que la maladie disparut en totalité, et qu'aujourd'hui l'enfant respire à l'aise, court avec ardeur, se porte mieux que son frère.

Je possède plusieurs cas semblables : chez quelques enfants, il suffit de quatre ou six grains ; chez d'autres, il faut élever la dose à dix, douze et vingt grains.

XVIIIe Cas.

Une jeune fille de 26 ans était sujette depuis quelques années à des hémorrhagies utérines abondantes ; le flux sanguin était suivi d'un écoulement vaginal épais, jaunâtre, irritant, corrosif. Plusieurs médecins très renommés et moi-même, essayâmes longtemps des remèdes sans nombre, sans que la malade éprouvât aucun soulagement : au contraire, elle devint cachectique et enfla.

Je voulus expérimenter ce que ferait la ciguë, employée seule, dans un cas aussi rebelle, et je donnai trois fois le jour trois pilules de trois grains. Quelques jours après, je vis la couleur du corps entier redevenir naturelle, les forces s'accroître, l'appétit renaître, et il fut rendu beaucoup d'urine très muqueuse. A la fin du mois, la maladie prenait déjà une tournure tout à fait différente. En effet, la respiration était dégagée, tandis qu'auparavant le moindre mouvement entraînait des menaces de suffocation ; les palpitations et l'anxiété cardiaque cessèrent, pendant que le sommeil redevenait paisible.

Mais le point le plus important, c'est que les hémorrhagies utérines ne reparurent pas : le flux menstruel se montra à l'é-

(1) Nouvel exemple d'arrêt de vomissements chroniques, dont il ne nous est pas donné de connaître la cause.

poque régulière, avec sa quantité et ses qualités habituelles.
Et l'utérus cessa de fournir un écoulement épais et mordant.

Au bout de deux mois, cette jeune fille parut être à tous en
bonne santé, et il ne s'écoulait du vagin qu'une quantité très
petite de sérosité sans caractères (1).

XIXe Cas.

Un homme ayant dépassé la soixantaine portait sous le
menton une tumeur de la grosseur d'un œuf d'oie, dure
comme la pierre et douloureuse, qui restait immobile et sans
changement, malgré tous les remèdes possibles, internes et
externes, essayés avec persévérance. Mais la ciguë put la résoudre et la faire disparaître dans l'espace de deux mois (2).

XXe Cas.

Une femme de 40 ans, cachectique, mélancolique, déclinait
peu à peu, et l'on ne pouvait découvrir en aucune partie du
corps de lésion manifeste, comme raison de cette maladie. Le
visage était terreux, les yeux excavés, la voix affaiblie, les
palpitations du cœur fréquentes ; à chaque mouvement un peu
plus fort, la respiration devenait anxieuse et courte ; l'appétit
était presque nul. Les remèdes usités dans les cas semblables
étaient demeurés sans résultat.

Cependant, trois onces de ciguë, prises peu à peu, rétablirent l'appétit, les forces, la gaîté, modifièrent la cachexie, et

(1) A ne considérer que les ménorrhagies, cette guérison serait faite
pour nous dérouter. *Conium* ne passe pas pour hémorrhagipare, et ne
peut être de la sorte assimilé aux médicaments qui sont capables de
guérir à la fois l'aménorrhée et la métrorrhagie. Ici, en effet, ni les
pathogénésies, ni la clinique ne seraient propres à nous éclairer, si
nous ne constations que les ménorrhagies n'étaient, dans l'observation précédente, qu'un des signes d'une métrite dont les autres
symptômes indiquaient suffisamment la ciguë : la cessation de l'effet
a dès lors suivi celle de la cause qui lui avait donné lieu. Mais c'est
néanmoins une donnée clinique précieuse que de savoir que le conium peut être indiqué dans la métrite hémorrhagique.

(2) Adénite sous-mentonnière, assez rapidement résolue.

cette femme jouit maintenant, à l'étonnement général, de la santé la plus parfaite.

La cachexie et le marasme, s'ils ne dépendent pas d'une vomique latente à l'intérieur, ou d'une altération quelconque d'un viscère, sont donc la plupart du temps guéris par la ciguë.

XXIe Cas.

On observait, sur un enfant de dix ans, des spina-ventosa partout et au niveau de toutes les articulations, en même temps que des exulcérations repoussantes à la face et autour des yeux. Il était émacié, tout à fait cachectique, et c'est en vain que les meilleurs médecins lui firent subir les traitements les plus variés : la maladie ne continuait pas moins à s'aggraver.

En donnant seulement la ciguë, les ulcérations se sont cicatrisées, sans difformité, après que se furent détachés de grands fragments d'os : les forces sont excellentes, la couleur du visage naturelle, et l'habitude extérieure exprime la santé. En augmentant graduellement la dose, je suis parvenu, depuis plusieurs semaines, à donner une drachme entière d'extrait de ciguë (1).

XXIIe Cas.

Une femme ayant dépassé la quarantaine souffrait, depuis deux ans, d'un cancer affreusement ulcéré. L'usage interne et externe de la ciguë l'a déjà presque cicatrisé. Auparavant elle était émaciée, avec des sueurs nocturnes et perte de l'appétit. Aujourd'hui, les forces sont excellentes, le sommeil tranquille; il n'y a pas de douleurs, la transpiration a cessé, ainsi que l'amaigrissement. On donne maintenant chaque jour une drachme et demie d'extrait de ciguë.

Chez une personne de trente ans, j'ai réduit à un petit volu-

----

(1) Scrofule osseuse et scrofulides graves.

me un cancer ulcéré et énorme, avec la ciguë seule et en six
semaines : il commence déjà à se former une cicatrice (1).

(1) *Sommaire des 23 observations du Supplément.*

No. d'ordre.	DIAGNOSTIC RECTIFIÉ AUTANT QUE POSSIBLE	Terminaison.	DURÉE du traitement
1	Rectite chronique.	Guérison.	3 semaines.
2	Abcès (?) chronique de la joue	Id.	Id.
3	Eczéma ou psoriasis palmaire.	Id.	2 mois.
4	Tumeur volumineuse du sein.	Id.	9 semaines.
5	Vomissements nerveux anciens.	Id.	peu de temps
6	Ulcération ancienne au bras.	Id.	5 semaines
7	Tumeurs dures des deux seins : exulcération d'un des mamelons.	Id.	4 mois.
8	Tumeur volumineuse du cou.	Id.	2 mois.
9	Ulcération indurée du nez et de la lèvre supér.	Id.	6 semaines.
10	Adén. inguinale très ancienne; leucorrhée pur.	Id.	id.
11	Adénites multiples, scrofuleuses ?	Id.	2 mois.
12	Scrofule grave, cachexie; affection osseuse du bras.	Id.	Id.
13	Adénites scrofuleuses multiples.	Id.	10 semain.
14	Toux violente, prurit général, affection vésiculeuse. Etat cachectique.	Id.	Id.
15	Cachexie paludéenne ; ictère et affection du foie (?).	Id.	Id.
16	Vomissements violents depuis 3 ans.	Id.	Id.
17	Rachitisme.	Id.	Id.
18	Métrite blennorrhagique chronique.	Id.	2 mois.
19	Adénite sous-mentonnière.	Id.	Id.
20	Cachexie de cause indéterminée.	Id.	Id.
21	Scrofule osseuse et scrofulides graves.	En voie de guérison.	Id.
22	Cancer (?) ulcéré.	Améliorat.	Id.
23	Id.	Id.	Id.

Résumé du tableau des 23 guérisons.

Scrofule ganglionnaire ; cutanée ou osseuse......	10
Affections cutanées indéterminées.......................	2
Cachexies paludéennes ou indéterminées.....	2
Rachitisme.........................	1
Tumeurs du sein, bénignes (?).........................	2
— — cancéreuses (?).........................	2
Métrite chronique hémorrhagique.......................	1
Vomissements rebelles.................................	2
Rectite chronique.....................................	1

Les cas que je viens de rapporter sont tirés de ma pratique civile ; je ne puis le faire pour ceux que j'ai observés à l'hôpital, qui sont on ne peut plus remarquables et méritent l'attention du monde savant, parce que M. *Collin,* mon excellent collègue, les décrit fidèlement et les livrera bientôt à l'impression.

Notre hôpital est chaque jour témoin de nouveaux effets excellents et indiscutables de la ciguë, au point de causer la surprise et l'étonnement, non seulement des étudiants, mais de tous les ignorants qui approchent les malades.

Toutefois, nous comptons des insuccès. Si la période de la maladie est trop avancée, ou si toutes les fonctions sont déjà tout à fait enrayées, qui pourra assurer la guérison? quel traitement garantira la santé? Nous ne faisons et n'attendons pas de miracles avec nos médicaments ; mais nous cherchons jusqu'à quel point l'art peut parvenir. Si nous rencontrons un obstacle, nous considérons si nous avons des moyens d'en triompher ; si non, il ne nous coûte pas de reconnaître que nous sommes des hommes, ignorant encore beaucoup de choses.

Loin de nous, à tout jamais, la pensée que, dans notre art, nous ayons surpassé les autres : chaque jour, au contraire, nous désirons être instruits, même par les plus humbles.

Ce qu'en retour nous demandons aux autres, c'est d'user envers nous de réciprocité. Si nous nous trompons ou nous sommes trompé dans le passé, qu'ils nous montrent notre erreur avec l'amitié qui nous est due et des procédés convenables ; nous ne rougirons pas d'apprendre à faire mieux, au lieu de demeurer dans la routine.

COROLLAIRE I.

L'extrait de ciguë est un remède tout à fait inoffensif.

On peut, en augmentant graduellement la dose, employer chaque jour, jusqu'à deux, trois ou quatre drachmes. Et une quantité aussi forte sera continuée, sans danger, pendant plusieurs semaines.

La ciguë n'est pas dangereuse pour les enfants du premier âge, ou plus âgés, ni pour les adultes, les vieillards, même en décrépitude, les femmes grosses, ni aussi le fœtus enfermé dans l'utérus, et cela quelle que soit la condition, noble ou roturière (1).

COROLLAIRE II.

La ciguë n'augmente pas le mouvement du sang et n'en trouble pas le cours.

Elle ne diminue ni n'augmente la chaleur.

COROLLAIRE III.

L'extrait de ciguë est un médicament très efficace. Rarement il provoque la diarrhée, plus rarement encore le vomissement. S'il augmente quelquefois la transpiration, il provoque souvent une abondante émission d'urine glaireuse (2). Chez beaucoup de malades cependant, il n'augmente sensiblement aucune excrétion.

COROLLAIRE IV.

L'extrait de ciguë jouit d'une grande puissance résolutive, et il pénètre souvent en tel et tel point que n'avaient jamais pu atteindre les médicaments les plus énergiques connus jusqu'ici.

Il dégage les obstructions, et rétablit le cours régulier du sang qu'elles troublaient et empêchaient.

C'est ainsi qu'il enlève la langueur, l'engourdissement et la douleur des membres (dépendant d'une cause semblable), il rend l'esprit tranquille, ramène le corps à son agilité et à sa vigueur naturelles, il augmente les sécrétions, grâce à quoi souvent la bouche, les oreilles, les narines, la gorge, de sèches qu'elles étaient, deviennent humides et lubréfiées.

Les hommes devenus stériles, par suite de l'imperméabilité ou de l'obstruction des canaux, recouvrent la fécondité.

Chez les femmes, la ciguë fait résoudre l'utérus induré et affecté d'un

---

(1) Cette question a été souvent éclaircie. Voir pages 101, 120, 123 (notes).

(2) La fréquence de ce symptôme pathogénétique chez les malades en traitement n'a pas échappé au lecteur. La polyurie avec urine limpide est propre à un grand nombre de médicaments ; mais l'urine glaireuse est caractéristique de *conium*.

flux muqueux ; elle ouvre un passage au flux menstruel arrêté par cette lésion, et rend la conception possible.

Elle guérit les enfants du rachitisme.

Souvent elle fait disparaître l'engourdissement, le refroidissement, l'insensibilité et l'affaiblissement des membres et aide le retour de la chaleur naturelle, de la vigueur et du volume des muscles, ainsi que de la sensibilité.

De la même manière, elle désobstrue les vaisseaux des yeux, rétablit la vue troublée et guérit quelquefois l'amaurose.

La surdité cède souvent au même médicament, de même que la perte de l'odorat ; la parole embarrassée devient fréquemment libre et distincte.

Dans beaucoup de cas, le rhumatisme disparaît par résolution, et aussi les douleurs invétérées et rebelles des articulations (1).

COROLLAIRE V.

La ciguë résout les tumeurs causées par l'obstruction, fait fondre les squirrhes même d'ancienne date, et qui ont résisté à tous les remèdes les plus efficaces. Peu importe la partie du corps où siègent de semblables tumeurs ; car elle agit sur tous les organes : glandes sublinguales, sous-axillaires, derrière les oreilles; au cou, aux aisselles, à la poitrine, au ventre, aux aines ; à l'anus, au vagin à l'utérus, au pénis, au scrotum, aux testicules.

En résolvant les squirrhes du ventre, la ciguë guérit souvent l'hydropisie, ramollit, chez les enfants, le ventre dur et gonflé, et le remet à l'état naturel.

C'est ainsi que souvent elle améliore, fait rétrograder ou guérit la cachexie, et même la phthisie, ou la fièvre hectique. Elle fond les squirrhes des poumons, provoque une expectoration très visqueuse et enlève ainsi la difficulté de respirer, la sueur nocturne, le marasme.

Le médicament dissipe encore les gonflements articulaires, et rétablit la flexibilité et les mouvements des membres.

COROLLAIRE VI.

La ciguë fait fondre les cataractes ou met obstacle à leurs progrès.

(1) Ce corollaire IV est un beau morceau de doctrine mécaniciste ; c'est du BOERHAAVE sans alliage. Ces idées naïves ne paraissent *antiscientifiques* qu'aux ignorants de l'histoire. C'est cependant la science de l'époque de Störck. Est-ce que, dans cent ans, la *conception microbienne* ne paraîtra pas aussi naïve, aussi simpliste, aussi..... *ridicule* ? Il n'y aura jamais rien de scientifique, en médecine, aussi longtemps que l'on ne renoncera pas aux explications, pour s'en tenir à la recherche des lois naturelles. L'hypothèse est mortelle à la médecine. Celle-ci a sa méthode à elle, bien à elle. Pourquoi vouloir perpétuellement en sortir ?

C'est ainsi qu'elle conserve la vue, l'augmente ou la restitue, lorsqu'elle a été perdue.

COROLLAIRE VII.

Elle diminue l'àcreté du sang, et enlève par suite les maladies qui en dérivent : fluxions, irritations, prurit, impétigo ; teigne de la pire espèce, gale invétérée et rebelle à tous les moyens.

Sont également guéris les ulcères les plus malins, les fistules et décollements.

COROLLAIRE VIII.

La ciguë enlève la carie des os, fait disparaître les parties osseuses, altérées, et aide à la séparation des séquestres. C'est donc un remède du spina ventosa.

COROLLAIRE IX.

Le cancer est guéri, ou sa violence diminuée : il se produit du pus de bonne nature et les douleurs se calment.

COROLLAIRE X.

C'est un remède contre les flueurs blanches malignes, contre la gonorrhée invétérée et rebelle.

COROLLAIRE XI.

Ce médicament arrête les vomissements et les cardialgies opiniàres.

COROLLAIRE XII.

Il enlève les accidents consécutifs à la maladie vénérienne, quand ils n'ont cédé à aucune médication.

COROLLAIRE XIII.

La ciguë guérit aussi les maladies qui succèdent à la variole maligne. Cette proposition est confirmée par deux lettres que m'a écrites M. *Lebmacher*, médecin très distingué de cette ville (1).

« Le propre enfant de Lebmacher, âgé de 5 mois : au 9_e jour d'une variole discrète, affaissement des pustules de tout le côté gauche du corps seulement ; diarrhée, gonflement du bras gauche, du genou et du pied du même côté ; douleur excessive, impotence des membres atteints. Rétablissement des mouvements en quatre mois ; mais le corps entier se couvrit d'ulcérations du plus mauvais aspect ; cachexie

(1) Suivant notre habitude à l'égard des collègues, disciples ou correspondants de STÖRCK, nous ne ferons que résumer les deux observations indiquées, mais en transcrivant à la suite, et in extenso, les commentaires de l'auteur.

extrême, ophthalmie, dans les deux derniers mois, avec photophobie excessive. A 21 mois, état désespéré : extrait de ciguë (deux, puis six grains : dose totale accumulée 6 drachmes) ; guérison rapide et totale. » (1).

Amis lecteurs ! si ce cas était resté unique, est-ce que la ciguë ne mériterait pas encore les plus grands éloges ?

On donne la ciguë à un enfant épuisé, couvert d'ulcérations, cachectique au plus haut point, et cet enfant est guéri. La ciguë est donc un remède inoffensif et efficace. Mais il existe, parmi les médecins, de terribles calculateurs qui mettront peut-être cette cure sur le compte de la décoction d'orge grillée, du café ou du chocolat que prenait ce pauvre petit être, ou des forces de la nature. Qu'ils sachent cependant qu'on avait fait usage de ces boissons avant d'en venir à la ciguë, et que les choses n'en allaient pas moins s'empirant : ce ne sont donc pas ces infusions, pas plus que la nature, qui ont agi. Mais aussitôt que l'on eût commencé la ciguë, l'enfant se trouva mieux (2).

O ciguë ! quels éloges ne mérites-tu pas ! Voici la seconde observation de M. *Lebmacher* :

« Dame noble de 23 ans, à la suite de la variole : perte de l'œil droit, ulcération de la joue droite, avec induration considérable, insuccès de tous les médicaments. Guérison complète de l'ulcère avec la ciguë (de 8 à 32 grains, pansements à la décoction de ciguë, repression des bourgeons exubérants ; on saupoudre de poudre de ciguë) ; en même temps, augmentation des forces, engraissement, disparition des douleurs rhumatismales anciennes. »

Aucun homme sensé pourra-t-il douter de l'efficacité du remède ?

Puisque la ciguë a d'aussi puissants effets sur les reliquats de la variole, il se pose une question : ne serait-il pas permis de l'essayer dans la variole maligne elle-même, à faible dose, avec prudence et la surveillance la plus attentive ? Cela serait conforme à la nature ; car il résulte d'un nombre infini d'expériences que les végétaux de tout genre peuvent être digérés par l'estomac et convertis en substances assimilables ; ce qui n'est jamais vrai des minéraux. Les végétaux sont plus facilement tolérés par l'économie et se recommandent par la sécurité de leur action (3).

(1) L'Ecole homœopathique a retenu *conium* comme médicament de premier ordre dans les *ophthalmies scrofuleuses* avec photophobie excessive.

(2) L'esprit si fin de notre auteur avait prévu, dans ces « *terribles calculateurs* » l'avènement des statisticiens modernes de l'expectation, gens utiles d'ailleurs pour modérer l'enthousiasme qui suit facilement les découvertes thérapeutiques, et forcer les chercheurs à prouver jusqu'à l'évidence. Ils jouent le rôle de l'avocat du diable, dans les procès de canonisation.

(3) Discuter ici cette théorie serait un hors-d'œuvre. Elle repose sur la confusion de l'*aliment* et du *médicament*. Ce qui est inexact pour le second n'est même pas vrai d'une manière aussi exclusive pour le premier.

J'en conclus : s'il a été permis à d'autres médecins d'employer, dans la variole, le mercure, l'antimoine, pourquoi ne serions-nous pas autorisés, sans le plus léger remords de conscience, à essayer la ciguë, puisque les meilleurs remèdes connus jusqu'ici n'y ont aucune efficacité? Les deux cas du savant Lebmacher m'étaient tout à fait nécessaires pour appuyer ma thèse.

Je tiens en réserve de nombreuses observations, émanant de médecins de notre pays ou de l'étranger, et terminées tantôt par le plus heureux succès, tantôt par une issue fâcheuse ; mais j'ai cru devoir en remettre la publication à un autre temps.

AVIS.

Les corollaires ci-dessus sont déduits d'expériences réitérées et confirmées. Je n'en conjure pas moins tous les médecins individuellement, de ne pas se persuader que, dans mon opinion, ces corollaires sont d'une application générale et que la ciguë doit tout guérir.

Je dis et je proclame hautement que j'ai vu des malades de toute espèce, auxquels la ciguë n'a été d'aucune utilité, bien qu'elle fût indiquée par la similitude de la maladie. Cependant, je ne pense pas que personne puisse douter de l'exactitude des faits que j'ai rapportés. Dans le cas où quelqu'un hésiterait à admettre leur véracité, et tiendrait en suspicion mon honnêteté, qu'il s'adresse au *très illustre baron* Van Swieten, qui a les noms des malades et connaît leur adresse. Combien je suis heureux de faire la médecine sous les auspices d'un *homme aussi considérable*!

J'ai vu des femmes souffrant de la plus mauvaise espèce de cancer du sein, que la ciguë améliorait aussitôt ; plusieurs autres n'en obtenaient que du soulagement, sans guérison réelle ; d'autres enfin n'en éprouvaient aucune modification ; une ou deux n'ont même pas pu la supporter. Et je voudrais qu'on le comprît : il en est de même des autres maladies pour lesquelles j'ai préconisé la ciguë.

Je prétends seulement qu'elle est quelquefois utile et fait merveille, alors que les médicaments les plus vantés et héroïques demeurent sans effet. Que d'autres médecins découvrent encore d'autres remèdes, nous pourrons arriver successivement à guérir les maladies les plus difficiles. Assurément, c'est pour moi une grande satisfaction d'apprendre que plusieurs médecins suivent mon exemple, au sujet d'un certain nombre de végétaux. Combien de milliers de plantes dont nous ignorons les propriétés ! Mais, pour découvrir celles-ci, il faut du zèle, du travail, du jugement et une absence complète d'esprit de secte.

Ne jurez point sur la parole du maître. Et ne perdez jamais de vue ceci : qu'il y a des limites à l'art et aux vertus des médicaments.

Puisque la ciguë, dans la même maladie, tantôt réussit à guérir, tantôt échoue, il est certain qu'il doit exister, entre les deux séries de faits, quelque différence cachée, dont les signes diagnostics nous font défaut jusqu'ici. Seul, je ne suffis pas à la tâche de les déterminer ; aussi n'ai-je pu trouver encore de règles fixes. Mais ceux qui eussent pu ou dû m'aider, non contents de déserter leur devoir, ont condamné mes ouvrages, dans des discussions passionnées et des conseils réitérés à la jeunesse des écoles ; ils les ont proscrits et auraient voulu les détruire par le fer et le feu.

Hélas ! Malheureuse destinée humaine ! Dans mes deux Traités sur la ciguë, j'ai raconté les cas heureux et les cas malheureux, n'oubliant jamais d'ajouter : la ciguë ne sera pas à tous d'un égal profit ; j'ai dit encore dans le second livre que je me tiendrais pour satisfait, quand même la ciguë n'eût conservé et guéri qu'un seul malade sur cent, alors que les autres médicaments n'avaient pu lui rendre la santé. Si chacun des quatre-vingt-dix-neuf autres eût trouvé un médecin pour lui rendre le même service que moi, les cent malades seraient maintenant hors d'affaire.

Que peut-on écrire de plus sincère et de plus honnête ? Liberté pour tout le monde d'exposer fidèlement et prudemment ses expériences ; liberté enfin pour chaque médecin d'employer le remède ou de le laisser de côté.

Je n'ambitionne ni l'honneur, ni la gloire, ni l'immortalité, ni l'argent ; je voudrais seulement être utile à l'espèce humaine malheureuse et souffrante, soulager, guérir les fléaux qui l'affligent, comme c'est le devoir de tout médecin ; mais je désirerais aussi ne point être troublé.

J'ai donné aux malades quelques centaines de livres d'extrait de ciguë et, la main sur la conscience, j'affirme n'avoir jamais nui à personne : lorsque je voyais tout aller bien, je persévérais énergiquement, continuant, augmentant la dose ; mais dès que je m'apercevais — ce qui était toutefois très rare — que le malade ne s'en trouvait pas bien, je suspendais la ciguë. Voilà ce que l'art nous prescrit de faire.

Aussi bien, comme ce médicament, employé avec prudence, ne peut jamais nuire, les besoins de la pratique exigent que l'on recommande fortement à tous de faire des expériences sans nombre, de les confronter, de comparer tous les signes, les symptômes, les terminaisons dans les différents cas ; de chercher ensuite à découvrir les raisons et les causes pour lesquelles, dans la même maladie, la ciguë réussit quelquefois à guérir radicalement, et d'autres fois n'est d'aucune utilité.

Une fois la différence trouvée et la cause saisie, on comprendra clairement les limites de l'efficacité de la ciguë et la raison pour laquelle elle n'agit pas toujours de la même manière : rien de facile alors comme de déterminer les cas où le médicament convient évidemment, ceux où il est inutile (1).

(1) Tout ce qui a trait dans ce passage à la recherche de l'*indication*, par la *méthode clinique*, est très remarquable. Si l'étude de la matière médi-

Ces faits une fois acquis, nous pourrons, dans les cas où la ciguë ne peut agir, songer à un autre remède. C'est ainsi que seront, au grand avantage de l'intérêt public, reculées les limites de notre art. Déjà, dans quelques cas où la ciguë n'a pas rendu ce que j'en avais espéré, j'ai eu recours à un autre agent, et non sans succès. Si celui-ci est insuffisant, j'en tiens encore un autre en réserve. Je marcherai ainsi pas à pas, plein de l'espérance que le Dieu très bon secondera mes efforts, accomplis uniquement pour le salut du prochain.

Je le promets religieusement à mes adversaires, ma persévérance sera d'autant plus grande qu'ils s'efforceront davantage de me troubler et de m'entraver. En suivant la ligne droite, je ne crains personne.

Bien que la ciguë soit un médicament tout à fait inoffensif, je souhaiterais cependant que l'on commençât toujours par une petite dose, pour augmenter peu à peu. Nous avons appris, en effet, combien étonnantes et diverses sont les idiosyncrasies personnelles, et il pourrait s'en trouver qui supportassent moins bien le remède. Avec une petite dose, personne *ne pourra se tromper*, parce que tout bon médecin, s'il observe quelque chose de fâcheux, suspendra aussitôt le traitement.

Mais il faut toujours bien examiner si l'accident provient du remède, ou des symptômes concomitants de la maladie, ou de l'inobservation des règles de l'hygiène. On voit des personnes qui, après avoir pris des yeux d'écrevisses, remède à coup sûr très inoffensif, sont prises d'angoisse, de fièvre, vomissent, ont des lypothymies : pourquoi donc ne s'en rencontrerait-il pas qui, pour une raison inconnue, se trouvassent mal de la ciguë ? Conclure de là que la ciguë n'est pas un médicament, la condamner pour ce motif, aucun médecin prudent ne *pourra* y souscrire (1).

Si un accident quelconque résulte de l'usage de la ciguë, cela tient surtout — à ne prendre la chose au sens strictement médical — non à l'application du remède, mais à une faute de celui qui le prescrit (2).

. . . .
. . . .

Les tumeurs, les ulcères et les cancers ne sont pas toujours de la même nature.

J'ai fait prendre la ciguë à haute dose, pendant plus de deux ans,

cale et l'application courante de la *loi de similitude* ont simplifié ce travail pour chaque médicament, elles ne l'ont pas supprimé. Il faut toujours une enquête semblable à celle que Störck demande pour fixer les indications définitives.

(1) Ainsi Störck a fort bien observé quelques-uns des symptômes pathogénétiques propres au carbonate de chaux, ce vieil *absorbant* classique, auquel il est de bon goût de refuser toute propriété physiologique. L'observation de notre auteur prouve, de plus, que ces *propriétés peuvent se révéler* avec une dose massive.

(2) Nous passons ici quelques pages de redites inutiles et sans intérêt.

à une femme pour des tumeurs du cou, sans qu'il se produisît aucune amélioration ; mais comme les règles coulaient plus facilement, que les forces étaient accrues, l'esprit plus gai et que toute l'habitude extérieure avait beaucoup gagné, la malade me pria de ne pas lui retirer les pilules. Enfin, au bout de deux ans et demi, les tumeurs se résolvaient, le retour à l'état naturel était complet. Un si long traitement n'avait eu aucun inconvénient (1).

Une autre personne est en traitement pour un cancer du sein : il se produit une modification si bonne et si rapide, une telle diminution de la tumeur que les assistants et moi en sommes étonnés, bien que cette femme soit septuagénaire. Son urine est excessivement abondante et dépose un sédiment muqueux ; lorsqu'elle reste un seul jour sans prendre de médicament, l'urine devient rare et dépourvue de sédiment (2).

Dans les maladies des reins, de la vessie et des voies urinaires, l'administration de la ciguë produit fréquemment de remarquables effets. C'est ainsi qu'elle guérit la rétention d'urine, la stranguric, et supprime souvent les douleurs de la miction plus rapidement que l'opium. On ne doit même pas rejeter l'extrait de ciguë dans les affections calculeuses.

Il résulte de tout ce qui précède que la ciguë mérite d'être expérimentée. Ce n'est pas que je lui attribue une vertu spécifique ; mais je convie les bons médecins à l'œuvre commune de l'établissement des règles précises de son indication (3).

---

(1) Rarement les médecins, plus rarement encore les malades consentent-ils à imiter la patience de Störck.

(2) Voir la note de la page 198.

(3) C'est au nom de l'expérience que Störck condamne la spécificité thérapeutique, par une suite de raisons exposées dans les pages précédentes. La doctrine que Trousseau a voulu faire revivre est, en effet, avant tout, une erreur clinique capitale.

PETIT TRAITÉ

DANS LEQUEL ON DÉMONTRE QUE LA RACINE DU

COLCHIQUE D'AUTOMNE

non seulement est employée chez l'homme sans danger,

MAIS PEUT QUELQUEFOIS, PAR SON USAGE INTERNE, GUÉRIR DES MALADIES TRÈS REBELLES QUI NE CÈDENT PAS AUX AUTRES REMÈDES

PAR

ANTOINE DE STÖRCK

PRÉFACE

Par les traités précédents, le lecteur était prévenu que je ferais de nouvelles expériences relativement à plusieurs plantes vénéneuses, et que leurs résultats, bons ou mauvais, seraient exposés au monde savant, d'une plume fidèle et avec une bonne foi sincère.

Il s'agit maintenant de la racine du Colchique d'automne, dont j'ai étudié les propriétés. J'ai reconnu tout d'abord qu'elle était très âcre et dangereuse ; mais j'étais néanmoins étonné de voir tous les auteurs la ranger au nombre des poisons les plus actifs. Je ne tardai pas, en effet, à découvrir qu'il était possible, par des artifices de préparation, de corriger son âcreté et d'affaiblir ce poison violent, au point de le convertir en un remède très efficace dans certains cas.

Pris à petite dose, le médicament produit des effets merveilleux en provoquant la diurèse, ainsi que le démontreront clairement les expériences relatées dans ce petit traité. Le plus grand nombre d'entre elles a été institué dans notre grand hôpital, en présence de nombreux médecins ; car beaucoup suivent les visites, pour compléter leur instruction médicale et ajouter à leur pratique le fruit de l'enseignement quotidien donné au lit du malade. Aucun autre hôpital de Vienne ne reçoit d'ailleurs autant de malades de tous genres, de tout sexe et de tout âge. Il a, de plus, l'avantage d'avoir à sa tête le savant docteur *H. J. Collin*, qui le dirige avec une méthode simple et parfaite. Heureux les malades confiés aux soins d'un tel médecin !

Lorsque, dans le cours d'une observation, je dirai qu'on a donné aux malades une petite cuillerée d'oxymel, j'entendrai toujours par là qu'il s'agit de la dose d'une drachme.

DU COLCHIQUE D'AUTOMNE

Le *Colchique d'automne* est appelé en Allemagne *Herbst-blumen* ou *Zeit-lossen*. C'est le *Colchicum* de LINNÉ dont les feuilles sont planes, lancéolées. dressées, etc. (V. *Spec. plant.*, p. 341). Il croît le plus souvent dans les prés très humides. A l'automne, il sort de la racine même une fleur pourprée, en forme de tube, supportée par un pédoncule blanc, très mince et pellucide.

La racine, tubéreuse et charnue, se compose de deux parties : l'une, extérieure, est stérile et flétrie, tandis que l'autre se décompose en fibres et donne naissance à la plante ; le bulbe est en outre enveloppé d'un involucre membraneux.

La saveur de la racine fraîche est très âcre, celle de la racine ancienne farineuse et peu prononcée. Vers le printemps on voit pousser trois ou quatre feuilles analogues à celles du lis.

Voulant savoir si le bulbe de cette plante, regardée jusqu'ici comme très vénéneux, peut être utilisé pour la guérison des malades, j'instituai les expériences suivantes :

EXPÉRIENCE Ire

Je mis en contact avec la pointe de ma langue, pendant deux minutes, une tranche de racine pleine de suc et légèrement contuse. La langue devint difficile à mouvoir, puis rigide, enfin comme paralysée, et resta pendant six heures presque entièrement privée de sensibilité. Je n'eus recours à aucun remède, me bornant à laisser la langue baigner dans la salive, ce qui fut suffisant pour rétablir d'abord les mouvements de l'organe et, en dernier lieu, sa sensibilité (1).

(1) Cette expérience, qui ne paraît pas avoir été renouvelée, est passée sous silence par les auteurs modernes, à l'exception d'ALLEN (*Encyclopédie*), qui a relaté avec soin les essais de Störck. Il semble que le colchique, dans cette première expérience, ait eu une action musculaire directe, malgré l'opinion accréditée qu'il n'est pas un *poison musculaire* et n'agit sur les muscles que par l'entremise de la moelle.

EXPÉRIENCE IIe

Trois grains de cette même racine furent mis à digérer, une heure, dans quatre onces de vin d'Autriche (vin dont je faisais un usage quotidien), et je bus le tout à petites gorgées, après l'avoir filtré. Le vin me sembla, en l'avalant, un peu plus dur et légèrement astringent ; j'en éprouvai des chatouillements au larynx et une petite toux courte et sèche, sans aucun trouble du côté de l'estomac. Mais, quelques minutes après, je ressentis de la brûlure dans les voies urinaires, suivie bientôt d'un flux d'urine pâle et abondante ; ce qui ne m'était jamais arrivé auparavant de l'usage du vin d'Autriche.

Du côté des autres fonctions, il ne survint aucun changement : appétit bon, selles régulières, nuits tranquilles et forces intactes. Je fus donc amené à attribuer à cette racine un pouvoir diurétique (1).

Cette dernière opinion résulterait, en effet, de l'expérience de JOLYET qui, ayant lié le train postérieur d'une grenouille, à l'exception des nerfs, vit ce train agité de mouvements convulsifs. Mais la conclusion ne saurait être rigoureuse, en ce qui concerne les phénomènes paralytiques.

L'atteinte la plus profonde et la plus durable fut ici celle de la sensibilité. Il en serait des muqueuses comme de la peau, qui devint insensible dans les expériences d'ALBERS (de Bonn) avec la *colchicine* (*Gaz. méd. de Paris*, 1858, p. 9).

On peut aussi rapprocher l'observation de Störck de celle de BENNEWITZ (cité par Allen) : 50 gouttes de teinture données, en une heure, à un goutteux ; difficulté dans l'articulation des mots, langue embarrassée, en même temps que peine à trouver le mot propre (syndrôme évidemment complexe).

(1) Rien de plus net, de plus convaincant à première vue que cette expérience sur l'homme sain : si elle n'eût point eu ce résultat, STÖRCK ne se fût certainement pas adressé au colchique pour guérir l'hydropisie, et cependant aucune question n'est plus controversée que celle-là, à savoir l'action diurétique du médicament. Cette action, en effet, défendue par HAMMOND, a été niée par GRAVES, GAIRDNER, ROSSBACH, SCHROFF, GARROD, etc..., c'est-à-dire par le plus grand nombre, et la diminution de la sécrétion urinaire est au contraire plus fréquemment notée. Störck lui-même, dans l'expérience IV, ainsi qu'on le verra tout à l'heure, éprouvant des effets beaucoup plus intenses, aura de la

Expérience III°

Ayant fait macérer dans du vinaigre fort, pendant plusieurs heures, un grand morceau de racine fraîche de colchique, je le mâchai, et en frottai la langue et le palais ; mais je n'éprouvai que de légers effets de brûlure et d'astringence (1).

stranguric, avec une diminution certaine de la quantité d'urine excrétée.

Que concluent de là les auteurs modernes, Dujardin-Beaumetz, Aug. Olivier et G. Bergeron par exemple? Que l'effet diurétique est incertain et qu'il n'est pas sûr de recourir au colchique comme diurétique, le médicament ne pouvant, à leurs yeux, agir chez l'hydropique et provoquer la diurèse qu'en vertu de son action physiologique. Cette dernière idée était bien celle de Störck, qui ne s'en rapporta qu'à sa première expérience.

Mais le colchique n'aurait-il pas successivement les deux effets, suivant la dose, ou plus particulièrement l'un des effets, suivant la susceptibilité individuelle du sujet toujours supposé sain, *car nous ne confondrons pas, à ce point de vue, l'homme bien portant et le malade?* C'est ce qu'on a oublié de se demander, faute d'avoir réfléchi aux conditions différentes des deux expériences contradictoires de Störck sur lui-même. Du vin dans lequel trois onces de bulbe de la plante avaient subi une macération tout à fait insuffisante d'une heure, ne pouvait nécessairement représenter qu'une dose faible, et nous verrons plus bas qu'il n'en était pas tout à fait de même dans la seconde expérience (Exp. IV). C'est alors que nous achèverons de nous rendre compte de la question physiologique.

Remarquons auparavant les caractères particuliers de la *diurèse* du cas présent : elle fut précédée d'un notable sentiment de brûlure dans l'urèthre, germe de la strangurie que nous verrons plus loin être provoquée par une dose plus active. Il eût été intéressant d'avoir la suite de l'observation et de savoir si la diurèse n'aurait pas été suivie d'*oligurie*.

(1) La conclusion que l'auteur va bientôt tirer de là, c'est que le vinaigre affaiblit, atténue les effets du colchique. Störck ne pouvait se rendre un compte exact des principes actifs des plantes, de leur solubilité et de leur entraînement par les véhicules. Il aurait pu réfléchir cependant que le vinaigre, dont il va se servir tout à l'heure comme médicament, devait avoir dépouillé le bulbe d'une grande partie de son activité, à son profit. Ce qu'il fallait conclure, c'est que le vinaigre n'affaiblit pas le colchique, mais qu'il lui soustrait la plus grande part de son énergie, en dissolvant sa partie efficace. Nous savons aujourd'hui, en effet, que le vinaigre est un excellent véhicule de la colchicine.

EXPÉRIENCE IVe

Deux heures après le repas de midi, j'avalai un grain presque entier de cette même racine fraîche, enveloppé de mie de pain blanc ; et pendant le premier quart d'heure, je ne sentis rien de particulier. Mais il se développa ensuite un sentiment d'ardeur à l'estomac, en un point tout à fait fixe ; la tête fut prise de douleurs passagères, des frissons rapides couraient le long de la colonne vertébrale. L'ardeur localisée à l'estomac persista une heure entière et s'étendit à toute la hauteur du sternum. En même temps, des brûlures se faisaient sentir au ventre, en changeant continuellement de place, s'accroissant d'instant en instant et se convertissant en coliques vagues.

Au bout de deux heures encore, je ressentis dans la région lombaire, et le long des voies urinaires, un grand prurit, accompagné d'un besoin continuel d'uriner : il ne sortait cependant qu'une très petite quantité d'urine brûlante, avec strangurie. Un moment après, c'était un ténesme anal très douloureux, suivi de petites selles ; puis vint une matière gélatineuse, transparente, tremblotante, en assez grande quantité, non sans quelques légères douleurs de ventre.

La même ardeur ne persista pas moins dans les conduits extérieurs de l'urine, et celle-ci ne devint pas plus abondante.

J'observai encore une grande tension de l'épigastre, de violentes douleurs de tête, quelques efforts de hoquet. Le pouls était très agité, l'appétit tout à fait nul, et la soif très vive.

Ces symptômes me remplissaient d'anxiété et de crainte, me faisaient m'accuser d'imprudence envers moi-même. Ce qui me rassura cependant, ce fut que la dose absorbée était minime et ne pouvait être toxique : il s'agissait, en définitive, d'un remède dont il était possible de mitiger ou de détruire les ravages. Aussi bien le souvenir de la troisième expérience me revint à la mémoire : elle m'apprenait, en effet, que la macération dans le vinaigre diminuait beaucoup l'âcreté de la racine de colchique. Je devais croire, par conséquent, que l'acide en détruisait la causticité, ou au moins l'adoucissait assez pour qu'elle n'affectât plus fortement l'organisme. J'eus donc recours à un acide comme antidote, et m'arrêtai à la potion suivante :

R. Eau de fontaine .... 6 livres.
Suc de citron frais .... 4 onces.
Sirop diacode.................... 2 onces.
Esprit de nitre dulcifié........... 1 drachme ;

dont je bus trois onces tous les quarts d'heure. Chaque deux heures je pris en outre une tasse de décoction d'orge.

Vinrent quelques garde-robes, et quelques heures après j'éprouvai un grand soulagement : douleur de tête moins forte, ardeur à l'estomac presque disparue, coliques et soif très diminuées. Cependant les voies urinaires étaient encore dans un état d'irritation continuelle ; l'urine sortait pour ainsi dire à tout instant, brûlante, avec d'excessives souffrances, et la nuit ne cessa pas d'être agitée.

Le lendemain matin, je me retrouvais affaibli, débarrassé toutefois de la douleur d'estomac et des coliques ; la miction demeurait difficile, et il s'y ajoutait de fréquents et pénibles efforts de défécation. La tête restait pesante, bien qu'indolente, et une légère ardeur persistait derrière le sternum. Mais la strangurie était le symptôme le plus désagréable : comme l'irritation dont elle dépendait ne cédait pas entièrement à l'acide employé comme correctif, je songeai aux remèdes adoucissants, et je bus une décoction concentrée d'althœa qui, le jour même, fit couler librement l'urine ; de rouge foncé qu'elle était tout d'abord, elle devint brune, puis verdâtre et d'odeur forte, enfin pâle et aqueuse. L'appétit ne revint pas ce jour-là. La nuit fut assez calme, grâce à une once de sirop diacode.

Le troisième jour, à part un peu d'affaiblissement des membres et des douleurs vagues, courtes et lancinantes, dans les jointures, je ne remarquai rien d'insolite ; mon dîner fut pris de bon appétit, et je ne m'en sentis pas alourdi. La nuit fut

bonne, malgré l'absence de narcotique. Le quatrième jour.
je me portais bien, et paraissais avoir recouvré mes forces (1).

(1) Voici donc le colchique pris en substance, au lieu et place de cette
macération insuffisante et peu active de tout à l'heure, et un seul grain
va produire des effets véritablement intenses. Ce sont d'abord les
symptômes gastro-intestinaux qui apparaissent, d'autant mieux que
l'expérience était faite en pleine digestion ; ils sont décrits, du reste,
d'une manière très précise : ardeur épigastrique et rétro-sternale, tension de l'estomac, hoquet, anorexie, soif ; ténesme anal, petites selles
muqueuses.

Les troubles urinaires n'apparaissent qu'au bout de trois heures,
tandis que dans l'expérience II, ils s'étaient montrés très rapidement.
Aussi sont-ils d'un sens directement opposé. C'est la règle pour toutes
les sécrétions influencées par une cause perturbatrice : 1er effet, excitation de la fonction ; 2o effet, diminution ou suppression. Petite cause
ou petite dose toxique : le 1er effet paraît seul. Cause intense ou dose
forte : le 1er peut manquer et le 2e se montrer à sa place. Mais c'est
d'ordinaire le privilège du premier de se montrer plus vite, d'autant plus
vite même quelquefois que la dose a été plus minime, infinitésimale
même.

Nous voyons donc ici : ténesme continuel, urine brûlante, strangurie
qui ne cède qu'à la fin du second jour ; urine certainement très diminuée d'abondance, c'est-à-dire un effet tout opposé en apparence, en
tant qu'influence sur la sécrétion urinaire, au résultat de l'expérience
II. Voyons si les faits connus dans la science viennent corroborer l'indication que nous avons tirée de la comparaison des deux faits de Störck.
Ces renseignements, nous les demanderons à ALLEN (*Encyclopédie*).

Cet auteur cite six cas où la sécrétion a été augmentée par le colchique, sept dans lesquels elle a été diminuée.

1re *Catégorie.* — 1o Expérience de SCHLADT (2 à 10 gouttes de teinture) ;

2o Expérience de LINDERMANN (même dose) ;

3o Expérience du Dr KEIL, avec la teinture (dose non indiquée) ;

4o, 5o, 6o. Trois *provings* de STAPF, sur les nommés *Bethmann, Sie-
bert* et *Schweikert*, sans indication de préparation ni de dose. Mais, vu
le nom de l'auteur, on peut être certain qu'il n'était donné que de très
faibles doses de teinture, et peut-être même une atténuation. Il n'est
pas besoin de dire que ces six faits, étant expérimentaux, ont tous été
observés sur des personnes saines.

2e *Catégorie.* — Ce sont, au contraire, des cas d'empoisonnement,
avec de fortes doses :

1o BALLUF: empoisonnement d'un enfant de deux ans et demi ; *urine
rare* ;

Expérience Vᵉ.

Je divisai deux drachmes de racine fraîche de *colchique* en seize parties, que je mélangeai intimement à deux onces de viande rôtie, et je présentai le tout à un chien de moyenne taille et affamé : il dévora sa pâtée avidement et en quelques

2° FERREDAY : un homme avale deux onces de semences ; *urine rare*, au bout de *5 heures* seulement ;

3° Un homme de 40 ans, rhumatisant, prend (en une fois probablement) 1/2 once de vin de colchique; urine rare ;

4° J. ROUX (*Union Médicale*, 1885) : cinq forçats avalent chacun 60 grammes de teinture de colchique, prise pour du vin de quinquina ; *rétention d'urine* ou *anurie* ;

5° GOULON : empoisonnement par la teinture prise pour du genièvre ; *rétention d'urine* également ;

6° Homme en traitement pour un rhumatisme articulaire prenait d'abord 4 grammes, puis s'éleva à 16 grammes par jour; *anurie* ;

7° DE BERGE (*Journal de médecine*, t. 22, p. 526) : ascite probablement. Avec une petite quantité d'oxymel colchicique ; ardeur considérable dans les voies urinaires, urine très rare, respiration difficile et accroissement du volume du ventre.

Si nous éliminons cette dernière observation, qui est un exemple d'aggravation médicamenteuse, nous restons en face de dix cas, dont un quintuple, qui se décomposent ainsi : 8 faits d'empoisonnements accidentels chez des individus pris en pleine santé, 2 faits observés chez des rhumatisants, que l'on n'a aucune bonne raison pour éliminer ; l'un des deux est un *empoisonnement médical* par des doses croissantes et excessives.

Ainsi donc, rien n'est plus tranché que la différence entre les deux catégories.

D'un côté, c'est la *diurèse*, avec de *petites doses* prises ou données par des expérimentateurs prudents (le mot de petite dose n'exprimant rien d'absolu en raison de la variation des susceptibilités individuelles).

De l'autre, c'est l'*oligurie*, l'*anurie* même, avec des *doses fortes* ou *toxiques*.

Il est, de plus, hors de doute, que le second phénomène suivrait le premier, si l'on continuait l'expérience pendant un temps suffisamment long.

Voilà pour le litige physiologique, et dans quelles conditions est résolue la question que nos auteurs modernes ont préféré faire suivre d'un point d'interrogation que d'étudier. Reste la grosse question de la *diurèse thérapeutique*, tout autre, quoi qu'en dise la Faculté, et que

instants. Cela fait, je conservai l'animal dans ma chambre, pour observer attentivement ce qui s'en suivrait.

Pendant une heure entière, il resta joyeux et agité de tous les membres ; puis se coucha dans sa posture accoutumée et ne tarda pas à s'endormir. Au bout d'une demi-heure de sommeil tranquille, il s'éveilla, étendit longuement les membres et, au milieu de violents bâillements, rejeta par le vomissement, et sans efforts, tout ce qu'il avait pris de viande, avec les seize morceaux de racine qui avaient déjà subi un commencement de macération. Je lui présentai de nouveau le vase qui avait servi à sa pâtée : il accourut en donnant des signes de joie, le flaira fortement, semblant désirer un autre repas. Une heure durant, il se tint encore éveillé, actif, attentif à tout : aussitôt qu'il apercevait de la viande, du pain ou quelque semblant de pitance, il faisait entendre des aboiements significatifs.

nous essaierons de même d'éclaircir, quand nous en serons aux observations de malades.

La digitale offre le même contraste entre l'effet des petites doses et des doses toxiques sur la sécrétion urinaire, avec cette différence que la diurèse digitalique n'est généralement obtenue chez l'homme sain, ainsi que l'a montré M. Marc Jousset, qu'avec les très petites doses et non avec les doses moyennes (*Art méd.*, t. LIX, p. 217).

Nous avons encore l'exemple de la cantharide que personne n'aura l'idée de donner comme *diurétique*, tant elle produit facilement l'ischurie et la strangurie; à très petite dose cependant, la cantharide produit la diurèse chez l'homme sain.

J'ai négligé une objection faite par Ollivier et Bergeron (in *Dict. de Jaccoud*, t. VIII, p. 689) à l'oligurie colchicique : elle ne surviendrait que comme corollaire d'une diarrhée séreuse abondante. C'est une erreur, puisque Störck n'avait que des selles muqueuses d'une quantité insignifiante. Mais il faut faire la remarque très importante, que la diarrhée ne survient, par le colchique, qu'avec l'oligurie ; qu'elle n'accompagne jamais la diurèse dans ces expériences, comme pour l'*aconit*.

Il est clair enfin que la diurèse doit être bien plus difficile à obtenir avec la *colchicine* à l'état physiologique, et c'est sans doute l'usage plus fréquent de cette substance qui a le plus contribué à faire douter aujourd'hui des propriétés diurétiques du colchique.

Enfin, il se coucha, et encore dans une position naturelle où il se rendormit. Mais quelques minutes après, ses membres furent agités d'un tremblement très rapide, en même temps que tout le corps se convulsait et que l'épigastre montrait un tirage très prononcé.

Après que ces symptômes eurent duré une demi-heure, le chien s'éveilla brusquement, se dressa en proie à une vive anxiété et, avec de grands mouvements des flancs, vomit une grande quantité de glaires blanchâtres ; il repoussa toute nourriture, resta triste et abattu.

Malgré le tremblement continuel des membres et les cruelles contractions du ventre et des hypochondres, l'animal se roula encore pour dormir. Mais il ne se passa pas quelques minutes, avant qu'il ne commençât à hurler et à chercher à sortir de la chambre, comme il était accoutumé de le faire pour vider son intestin ; comme on ne le laissa pas, il rendit sur le sol une grande quantité d'urine et de matières fétides, liquides, foncées. Dès lors, il ne put rester en repos, le ventre et les flancs violemment agités, les extrémités continuant leur tremblement : en treize heures, on compta cinquante-six vomissements et quarante selles, avec émission d'urine.

Par suite, la chute des forces était complète, le corps était couvert d'une abondante sueur visqueuse et fétide. La diarrhée et les vomissements cessèrent ; les yeux devinrent tristes, excavés, larmoyants ; enfin la mort arriva, sans qu'eussent cessé un instant le tremblement des membres et les mouvements convulsifs.

Au début, les matières rejetées par le vomissement étaient blanchâtres, visqueuses et épaisses ; peu à peu elles devinrent plus liquides et semblables à la salive, puis à de la lavure de chair. Celles que rejetait l'intestin, fécales d'abord, prirent ensuite l'aspect des vomissements et ne consistèrent plus qu'en un mélange de sang, de chair et de membranes. Vers la fin, des débris membraneux, larges d'un pouce et longs de deux, pendaient au dehors de l'anus, adhérents à l'intestin par l'autre extrémité.

Chaque fois que l'animal se levait pour un besoin, il faisait quelques pas pour sortir. Lorsque les forces vinrent à lui manquer, il essayait encore de se dresser sur ses pattes et cherchait la porte de la tête et des yeux : d'où je conclus que le *sensorium commune* n'avait reçu aucune atteinte de ce violent poison, puisque le sentiment et la mémoire avaient persisté dans leur complète intégrité jusqu'à la fin. L'odeur fétide et nauséeuse des selles persista plus de huit jours dans la pièce, en dépit de fumigations prolongées et d'une ventilation permanente.

Ayant ouvert le ventre, je trouvai l'estomac rétracté, rempli d'eau rousseâtre, parsemé çà et là de plaques gangreneuses, enflammé en d'autres endroits. Les deux intestins étaient tordus comme une corde et tellement rétrécis que c'est à peine si l'on pouvait introduire un stylet dans leur cavité. Les tuniques intestinales se montraient tellement résistantes, dures et desséchées que les ciseaux avaient peine à les couper ; on y remarquait aussi des plaques gangreneuses ou enflammées. La totalité des autres viscères était saine ; le sang veineux fut trouvé noir, épais et poisseux (1).

(1) L'empoisonnement des chiens par le colchique est connu de longue date, témoin le vieux nom français de *tue-chiens*. On connaît aussi des exemples d'empoisonnement accidentel chez les herbivores, et l'on avait anciennement observé des hémorrhagies intestinales, en même temps que l'on trouvait l'intestin, le grêle surtout, enflammé et d'aspect gangreneux (voir MURRAY, *loc. cit.* V, p. 198). HECQUET a fait la remarque que les bœufs de la Carniole ont, comme premier effet du poison, une tumeur de l'aine (*ibid.*).

On remarquera tout d'abord, dans l'expérience de Störck, la lenteur d'action du poison qui, vomi au bout d'une heure et demie, met encore notablement plus d'une heure avant de se révéler par aucun symptôme. Cela est noté partout, comme une caractéristique du colchique.

L'appétit est altéré tardivement, ce qui est entièrement conforme aux données pathogénétiques de l'homme, le premier effet paraissant être,

Ainsi les expériences instituées jusqu'ici nous apprennent clairement : que le colchique est, à l'état naturel, un poison tout à fait âcre et violent et qu'on ne saurait impunément, et en cet état, l'administrer à l'homme. Mais, puisque les acides paraissent en diminuer l'énergie, je me posai cette question :

au contraire, une augmentation de l'appétit, chez l'homme comme sur le chien.

Les symptômes dominants furent ici ceux de la gastro-entérite, le tremblement et les mouvements convulsifs. Des premiers il faut retenir l'origine dynamique, les fragments de bulbe ayant été promptement vomis, la violence des coliques, la nature dysentérique et pseudo-membraneuse des garde-robes (exagération de ce que STÖRCK avait déjà observé sur lui-même).

Suivant NOTHNAGEL et ROSSBACH, les mouvements convulsifs ne seraient déterminés par la colchicine que chez la grenouille, tandis qu'ils feraient défaut chez tous les animaux à sang chaud, lesquels présenteraient d'emblée la perte de connaissance et du sentiment, puis des phénomènes paralytiques. Est-il suffisant, pour expliquer une aussi grande divergence, d'invoquer la différence du colchique et de la colchicine, comme le fait M. Dujardin-Beaumetz ? Si le premier effet de la colchicine sur le chien est la perte de connaissance, comment se fait-il que le colchique qui en contient ait laissé intacts, chez le chien de Störck, « le sentiment et la mémoire » ? Et les mouvements convulsifs — qui auraient dû faire défaut — ont persisté jusqu'à la fin. Il y a évidemment erreur, parce que OLLIVIER et BERGERON ont relevé trois cas d'accidents convulsifs chez l'homme. Le pouvoir convulsivant de la plante est d'ailleurs de tradition ancienne ; car DIOSCORIDE affirmait qu'elle tue « *strangulando* ».

On a cité, en plusieurs endroits, l'expérience de Störck sur le chien comme un exemple de diurèse colchicique. Si le fait était absolument certain, j'en déduirais qu'il ne faut pas toujours conclure du chien à l'homme ; mais rien, dans l'observation cependant si précise, ne nous autorise à conclure à la polyurie. Ce qui est évident, c'est que la sécrétion urinaire n'était pas supprimée ni très diminuée, et qu'elle persista, malgré l'abondance et la fréquence des selles.

Des auteurs déjà anciens ont cité des cas d'empoisonnement chez l'homme : MURRAY, 2 morts (vol. V, p. 200); AGRICOLA AMMONIUS (*Medic. herbar.*, lib. V, p. 90) ; LOUIS (*Œuvres*, p. 63) ; GARIDEL (*Plantes d'Aix*, p, 123) ; GUÉNEAU DE MUSSY et MOUTARD-MARTIN (*Mém. de la Soc. de thér.*, t. II, p. 170) ; LEROY DES BARRES (*Ac. de méd.*, 1848).

Cependant, plusieurs auteurs ont considéré le bulbe de colchique comme inoffensif, ce qui a fait croire à Murray que la racine avait été

le colchique, mitigé par un acide, ne pourrait-il pas être converti en un médicament utile et inoffensif ? Pour le savoir, je fis préparer le vinaigre composé qui suit :

R : Racine fraîche, succulente, de colchique, divisée en minces fibrilles.......................... 1 once

Vinaigre de vin........................... 1 livre

Faites digérer, sur un feu doux, dans une capsule de verre, pendant quarante-huit heures, en agitant très souvent, puis passez avec légère expression.

Pendant le temps que l'on divise la racine fraiche, elle répand des particules douées d'une grande àcreté, qui s'attaquent aux narines et les irritent, ainsi que la gorge et la poitrine. Le bout des doigts qui ont touché la racine s'engourdit graduellement et perd, pour quelque temps, la faculté de sentir (1). Les fragments restés sur le filtre sont doux au goût, et presque insipides.

Le vinaigre préparé de la sorte conserve une odeur et une saveur acides ; mais il est àcre, mordant, irritant pour la gorge qu'il resserre en provoquant une petite toux sèche. Dans le but de l'adoucir encore davantage, je l'ai converti en oxymel, en ajoutant la quantité nécessaire de miel purifié, suivant cette formule :

cueillie à l'automne, époque où elle serait quelquefois inactive. Mais KRATOCHWILL dit qu'il a fait la récolte au printemps, qu'il a donné une drachme, 1/2 once, et même un bulbe entier à des personnes de tout âge et de tout sexe, sans aucun accident, sans aucun trouble urinaire. KRAPF aussi (cité par Störck dans le *Libellus quo continuantur*, etc...) a mangé impunément un bulbe entier : c'était à l'automne. Il semble, en conséquence, que l'époque de la plus grande activité des bulbes reste très indécise.

(1) L'anesthésie locale directe est ici précisée dans des termes qui ne peuvent laisser aucun doute, et il ne semble pas que l'observation en ait été renouvelée. Nous savons cependant par les expériences d'ALBERS (*de Bonn*) que le colchique, à dose toxique, détermine par absorption une anesthésie cutanée étendue.

R. Vinaigre de colchique préparé avec soin...... 1 livre
Miel purifié............................... 2 livres

Mêler, et cuire à petit feu, en remuant continuellement avec une cuiller de bois, jusqu'à consistance de mellite (1).

Cet oxymel est brunâtre, d'une agréable acidité ; légèrement mordant et astringent, il dépouille complètement la langue de son enduit muqueux. J'en avais goûté et avalé souvent une petite quantité, sans cependant en ressentir aucun effet. Aussi je pris le parti d'augmenter la dose : le matin à jeun, je pris une petite cuillerée de l'oxymel (une cuillerée à café) dans une tasse d'infusion de thé ordinaire. Cette dose n'affecta ni le gosier, ni l'estomac, et ne causa aucune gêne du côté des intestins. Mais deux heures après, j'éprouvai un pressant besoin d'uriner, suivi de l'émission d'une grande quantité d'urine citrine, à peine odorante. La miction fut répétée trois fois en quatre heures.

Au dîner, l'appétit fut excellent, et les envies d'uriner disparurent dans l'après-midi : la nuit fut tranquille.

Le lendemain, je pris de nouveau la même quantité d'oxymel et de la même manière. J'observai que l'urine était beaucoup plus abondante qu'à l'ordinaire, sans aucun trouble par ailleurs.

Le troisième jour, même dose et même effet.

Le quatrième, je ne pris pas d'oxymel, mais continuai à boire autant de thé que les jours précédents : l'urine fut rendue en moins grande quantité, et les besoins d'uriner ne furent pas aussi vifs. Il en fut de même les cinquième et sixième jours.

(1) Ces cuissons prolongées, d'abord pour le vinaigre (48 heures), puis pour la mellite, doivent détruire une part énorme de colchicine. *Autrement*, la dose, par rapport à la substance, au bulbe de colchique employé à la préparer, serait environ de 1/50ᵉ ; soit approximativement 0 g. 08 centigrammes de substance par cuillerée à café de 4 grammes (1 drachme) et 0 g. 65 centigrammes par *once* de mellite.

Le huitième, je ne pris rien, et l'urine vint comme de coutume, avec sa quantité habituelle : ma santé était parfaite.

Je pus donc conclure que :

1° Cet oxymel, donné à petite dose, ne cause aucun accident, ne trouble aucune fonction du corps ;

2° Il recèle la propriété d'augmenter la sécrétion urinaire ;

3° On peut l'essayer dans toutes les maladies où il y a stagnation de la sérosité, ou qu'elle se produit en trop grande abondance, et lorsque la matière peccante doit être expulsée par la voie de l'urine.

4° Ce médicament pourra donc être très avantageux pour les malades affectés d'hydropisie (1).

Voici maintenant les observations des malades :

1er Cas.

Un homme de 27 ans était affecté, depuis plusieurs mois, d'une fièvre intermittente tierce ; médecins et chirurgiens lui avaient fait prendre un nombre presque incalculable de remè-

(1) Cette nouvelle expérience est admirablement conduite, et toutes les précautions prises pour qu'on ne puisse attribuer la polyurie à autre chose qu'au colchique ; car il est expressément noté que la quantité de thé absorbée fut maintenue identique chaque jour : l'urine diminua le quatrième jour, l'oxymel étant suspendu, bien que STÖRCK eût eu soin de boire la même quantité de thé.

Cette dose d'une cuillerée à café qui a provoqué la diurèse correspondrait, nous l'avons vu, à 8 centigrammes de la substance, si la préparation de l'oxymel n'avait considérablement altéré, dans sa quantité tout au moins, le principe actif. Nous n'avons, pour en être persuadé, qu'à nous rappeler que c'est un fragment de bulbe pesant moins de 5 centigrammes (*Expér*. IV) qui a provoqué une ischurie considérable, c'est-à-dire un effet diamétralement inverse. Et force est de conclure qu'une cuillerée à café d'oxymel représente une dose active des plus minimes, correspondant parfaitement aux quelques gouttes à peine de teinture avec lesquelles a été obtenue, de nos jours, la diurèse dans les expériences sur l'homme sain. Plus nous avançons, plus s'éclaircit la question pathogénétique.

Ce n'est pas le moment d'apprécier les déductions thérapeutiques.

des. Le seul résultat obtenu était que la fièvre se suspendait
pendant plusieurs jours, pour recommencer ensuite avec une
plus grande violence. Voyant enfin l'inutilité de ses efforts, il
prit une poudre (dont il ne sait pas le nom), qui lui fut donnée
par une dame. La drogue coupa complètement la fièvre ; mais
les forces s'alanguirent, l'appétit se perdit, le facies devint
blafard et terreux, les hypochondres se tendirent. L'urine était
rare et brûlante, les selles fréquentes, muqueuses, avec ténesme continuel. La quatrième semaine, le ventre se tuméfia ;
les pieds, puis les membres supérieurs, furent envahis peu à
peu par un œdème tout à fait mou, et c'est dans ce lamentable
état que le malade fit appel à mes conseils.

Le premier jour, je lui donnai une drachme de rhubarbe
choisie, qui lui procura huit garde-robes : la tension des hypochondres diminua légèrement, et le lendemain l'estomac
supporta mieux les aliments. Ensuite il fit usage de la conserve
suivante :

Poudre de racine d'Inula campana (aunée).	1/2 drachme,
Terre foliée de tartre......................	1 drach. 1/2,
Conserve de cresson d'Eau...............	2 onces 1/2,
Oxymel scillitique.........................	1 once,
Esprit de nitre dulcifié....................	60 gouttes.

A prendre une petite cuillerée (à café) toutes les trois
heures.

Dans l'espace de trois jours, la tension des hypochondres
disparut entièrement, l'appétit s'améliora, et les nuits, auparavant inquiètes et agitées, devinrent beaucoup plus calmes.
Sous l'influence de ce remède, les selles étaient éloignées et
dures, l'urine toujours rare et d'une émission très douloureuse : aussi, le sixième jour, donnai-je une nouvelle drachme de
rhubarbe. Le malade se sentit par là très soulagé, son appétit
reparut et ses forces s'accrurent chaque jour.

Je continuai huit jours encore la conserve ci-dessus : la couleur du visage était plus naturelle, le ventre plus mou, l'appétit bon, sans que cependant la quantité de l'urine fût aug-

mentée, ni les selles plus fréquentes, ni l'œdème des membres en rien modifié.

C'est pourquoi je songeai à essayer l'oxymel de colchique ; mais avant d'en venir là, je prescrivis encore une drachme de poudre de rhubarbe, laquelle produisit six selles suivies d'un grand soulagement. Le malade dut prendre ensuite une drachme d'oxymel colchicique le matin, et autant le soir, dans une tasse d'infusion de fleurs de sureau.

Le premier jour, il fut tourmenté par un ténesme anal incessant et irritant ; l'urine, encore peu abondante et foncée, excitait beaucoup d'ardeur dans le canal de l'uréthre.

Le second jour, il s'écoula une grande quantité d'urine brune et la sensation de brûlure cessa ; le même jour, deux garde-robes fétides, bilieuses, mêlées de beaucoup de mucus.

Le troisième jour, je fis renouveler trois fois (au lieu de deux) la dose d'oxymel de colchique, et ce jour-là le malade rendit trois mesures d'urine de teinte de plus en plus pâle ; les besoins d'aller à la selle augmentèrent de fréquence avec la même irritation anale.

Le quatrième jour, la même dose fut continuée, et l'urine ne perdit rien de son abondance, en même temps que l'appétit était excellent, les forces augmentées et les membres beaucoup plus faciles à mouvoir.

Le cinquième, on répéta la dose quatre fois, dans la même infusion : deux selles bilieuses, avec sensation de brûlure, urine pâle et copieuse, à peine odorante. En conséquence, le gonflement des bras et des jambes diminua considérablement, le bien-être s'accusa davantage, il ne se déclara pas de soif, et l'appétit devint excellent.

En neuf jours disparut l'œdème des membres supérieurs et inférieurs, le ventre retourna à son volume normal. Cependant, comme durant les trois derniers jours le ventre s'était resserré, je recourus encore une fois à la rhubarbe. Enfin, j'eus soin de faire frictionner deux fois par jour toute la surface du

corps avec des compresses saturées de vapeur de benjoin, ce
qui acheva parfaitement la convalescence : intégrité des forces,
sommeil paisible, bon appétit et, pendant toute la durée de
l'observation, aucun indice de récidive de fièvre intermittente (1).

(1) Cette observation doit nous arrêter un instant, car elle nous indique déjà la solution de la question thérapeutique litigieuse que les
suivantes élucideront encore davantage.

Voici donc une anasarque consécutive à une cachexie paludéenne
que Störck met une certaine complaisance à nous montrer améliorée
par les purgatifs et les diurétiques, médication qui toutefois n'accroissait, en aucune façon, la quantité des urines devenues très rares
et restait sans action sur l'œdème. Cette impuissance des diurétiques
à provoquer la diurèse, nous la retrouverons constamment plus loin,
et elle est une preuve de la difficulté de rétablir une fonction troublée
par un médicament dont l'action physiologique est d'exciter cette
fonction, c'est-à-dire en appliquant la *loi des contraires*.

Störck donne donc le colchique à son malade, en débutant par
deux cuillerées à café d'oxymel, en souvenir de la diurèse qu'il avait
éprouvée avec une seule cuillerée. Dès le second jour, l'urine prit à
couler abondamment. C'est que, me répondra-t-on de suite, le colchique se montra diurétique plus efficace que les précédents.

Est-ce cependant la diurèse qui fût venue, si le malade eût été bien
portant ?

Notons d'abord que le phénomène n'est survenu qu'après plus de
24 heures, et nous savons qu'il est d'invasion rapide à l'état physiologique. Mais cet argument est discutable et je passe. Voici quelque
chose de plus grave.

Le 1er jour : ténesme anal ; le second selles liquides, bilieuses et
muqueuses. Or on voudra bien se souvenir que, dans les expériences
sur l'homme sain (je dis homme et non pas chien), la diarrhée ne se
montre qu'avec l'ischurie : Störck l'a éprouvé lui-même et tous les
auteurs l'ont remarqué au point qu'ils ont eu recours à une théorie
pour expliquer la diminution des urines. Voilà donc un fait capital,
un critérium certain qui nous permet de conclure que l'effet physiologique du colchique ne pouvait être ici que l'ischurie et la strangurie. *Il faut donc que l'effet thérapeutique soit tout autre et opposé :
la loi de similitude* est *seule* capable d'en fournir l'interprétation.

Continuons encore à suivre le malade : la diurèse continua jusqu'à
la fin, jusqu'à la guérison, *malgré l'augmentation de la quantité d'oxymel* portée à 4 cuillerées, c'est-à-dire à une dose quadruple de celle
dont s'était servi Störck dans son expérience sur lui-même. Est-il

II° CAS.

Une femme âgée était couchée, depuis plusieurs mois, dans notre hôpital, souffrant d'une toux très violente et expectorant des crachats purulents, verdâtres, fétides. La respiration était tout à fait anxieuse, avec réveils en sursaut la nuit, menaces de suffocation, impossibilité de se coucher sur le dos ou l'un des côtés, de sorte que la malade était forcée de se tenir presque constamment assise dans son lit.

Les meilleurs remèdes n'apportèrent aucun soulagement ; il venait le soir une fièvre violente, et peu à peu le corps s'œdématia. La face même était gonflée au point que les paupières étaient presque closes, les forces diminuaient et l'urine n'était émise qu'avec strangurie. Nous bornions nos efforts à essayer de prolonger cette quasi-mourante avec des réconfortants cardiaques ; le mal n'en faisait pas moins de rapides progrès, et il ne restait plus guère d'espoir de guérison, les remèdes administrés ne produisant pas le plus léger effet.

Je voulus voir ce que produirait l'oxymel de colchique dans ce cas tout à fait désespéré. Et pour cela je priai l'illustre Docteur *Collin*, mon vénérable ami, chargé du service des malades, de faire prendre le matin une petite cuillerée d'oxymel et autant le soir, dans quelque infusion pectorale. Nous constatâmes que non seulement il n'en résultait aucun accident, mais que l'abondance des crachats augmenta considérablement dans les premiers jours.

Le troisième jour, nous répétâmes donc trois fois la cuillerée, et le quatrième quatre fois. Alors les urines coulèrent en

certain que s'il eût employé cette dose quatre fois plus forte, l'auteur n'eût pas obtenu de l'ischurie en place de la polyurie ?

Dans les trois derniers jours du traitement, la diarrhée cessa, mais cela arrive avec toutes les substances purgatives que l'on continue, et n'en prouve que mieux que la purgation fut étrangère au résultat. D'autre part, cette guérison rapide, en neuf jours, est-elle le fait d'un diurétique banal ? Pour qui observe, l'action élective, homœopathique, est évidente.

beaucoup plus grande abondance, et le gonflement œdéma
teux, auparavant dur et tendu, prit à devenir plus mou.

Après huit jours de la même dose, la face et tout le côté
gauche désenflèrent, le volume du ventre diminua également ;
mais l'enflure du côté droit, bien que ramollie, demeurait
aussi apparente. L'appétit devint meilleur, le décubitus sur
le côté droit fut possible, la parole bien plus facile et le sommeil moins interrompu ; l'urine sortait abondamment et sans
aucune douleur, quoiqu'elle fût restée foncée, fétide et lais-
sât déposer un sédiment noirâtre, épais, floconneux et grume-
leux.

Cependant, la fièvre vespérale continuait d'être aussi intense, malgré les émulsions nitrées et autres réfrigérants, les
délayants ; et les forces ne gagnaient pas davantage. Il nous
suffisait toutefois d'avoir pu soulager la malade avec notre
médicament, après que l'oxymel scillitique, le vin scillitique
et d'autres remèdes actifs se fussent montrés inefficaces. Nous
décidâmes en conséquence de continuer la même dose, ce
qui eut pour effet de faire disparaître la presque totalité de
l'œdème, sans que la violence de la toux fût amoindrie (malgré l'abondance des crachats), sans que les forces eussent cessé
d'être consumées peu à peu par la fièvre vespérale ; de sorte
que, la cinquième semaine, la malade mourut.

Nous n'eûmes à aucun moment l'espoir de la sauver ; mais
le cas nous apprit que l'oxymel colchicique, loin de nuire à de
semblables patientes, provoquait la diurèse, facilitait l'expectoration et promettait de soulager ainsi des malheureux arri-
vés à la situation la plus lamentable (1).

(1) L'autopsie dont il est question après l'obs. suivante nous montre qu'il s'agissait d'une phthisie : le colchique eut un effet palliatif certain sur l'œdème cachectique, sur l'expectoration rendue plus facile.

La diurèse ne survint qu'au 4e jour de traitement avec 4 cuillerées
à café d'oxymel colchicique. *L'urine venait sans douleur* : effet thérapeutique, et non effet physiologique ; la diurèse obtenue chez l'homme sain avec le colchique s'accompagne de douleur, comme on le voit

IIIe CAS.

Une autre vieille femme, atteinte exactement de la même manière, occupait, à la même époque, un autre lit de l'hôpital ; les forces étaient tellement précaires et la respiration si anxieuse qu'on attendait qu'elle succombât brusquement d'un moment à l'autre. Comme tous les remèdes étaient restés sans succès, il nous sembla que l'on devait essayer l'oxymel de colchique, dont on donna une drachme matin et soir dans une tasse d'infusion pectorale.

Dès le premier jour, l'urine devint beaucoup plus abondante, et les crachats purulents furent rejetés sans efforts, en plus grande quantité. Le lendemain la malade accusa un grand soulagement.

Le troisième jour, nous donnâmes quatre doses d'oxymel. Il en résulta une diminution notable et générale de l'enflure, un pouls meilleur, une respiration bien plus facile et une expectoration tout à fait copieuse. L'ardeur à l'estomac, dont cette femme se plaignait constamment avant l'usage du colchique, disparut totalement après qu'elle l'eût pris ; bien plus, l'appétit reprit. Mais les forces ne se relevèrent pas et la malade succomba le quinzième jour.

Le médicament avait rendu la maladie beaucoup plus supportable et put en prolonger la durée : quand elle est au-dessus des ressources de l'art, le médecin ne peut exiger davantage.

Les deux cadavres furent ouverts et, sur tous les deux,

dans l'expér. II de STŒRCK sur lui-même. En définitive, le colchique détermina, dans ce 2e cas, une diurèse sans douleur, parce que, pour remédier au syndrôme *oligurie* et *ischurie*, on l'administra à une dose voisine de celle qui produit le même syndrôme chez l'homme sain. Nous ne disons pas cela par suite du vain désir d'une explication, mais pour bien établir une *règle d'indication* indispensable à connaître.

Quant à *l'expectoration* rendue facile, c'est encore par application de la *loi de similitude*.

nous trouvâmes dans le thorax de vastes épanchements de
sérosité, les poumons entièrement ulcérés, en partie détruits
et creusés de petites cavernes (1).

IV⁰ Cas.

Une femme de 62 ans, souffrant depuis quatre mois d'une
ascite et d'une anasarque grave, fut apportée à l'hôpital le
24 octobre 1762, pour y finir ses jours.

La respiration était anxieuse au dernier point, le pouls inégal, intermittent, la toux fatigante, presque continue, et l'on
entendait dans la poitrine un bruit permanent de liquide en
mouvement ; la malade ne pouvait se coucher d'aucune façon
et se tenait toujours assise dans son lit. Ni les expectorants,
ni les diurétiques, ni de légers laxatifs ne furent d'aucun secours. On tenta, pendant plusieurs jours, le vin scillitique ad-
ditionné d'oxymel scillitique, sans plus de succès. C'est pourquoi, M. *Collin* et moi, nous passâmes à l'oxymel de colchique, dont nous prescrivîmes le premier jour une seule drachme dans une infusion pectorale. Ce jour-là même, la malade rendit des crachats abondants, visqueux et verdâtres ;
elle urina, sans aucune douleur, en grande quantité.

Le lendemain, l'état s'était amélioré, les crachats venaient
bien, l'urine coulait à merveille, il y eut aussi deux garde-
robes. De même le troisième jour.

Le quatrième, nous fîmes prendre deux drachmes répétées
quatre fois, et cette dose demeura suffisante jusqu'à la guérison. Les voies urinaires fournissaient chaque jour, en effet,

(1) La diurèse arriva dès le premier jour, et elle continua avec 4
cuillerées d'oxymel. Mais ce qui montre bien que ce résultat n'est pas
dû à la provocation d'un effet physiologique comme celui que l'on ob-
serverait chez l'homme sain, c'est que l'ardeur à l'estomac dont la
femme se plaignait disparut. Avec une dose minime de bulbe frais
(Exp. IV), Störck observait sur lui cette même ardeur à l'estomac que
le même colchique, à une dose équivalente sans doute, fit disparaître chez la malade.

une telle abondance de liquide que, le douzième jour, l'enflure du ventre et du reste du corps avait totalement disparu. La poitrine était très dégagée, le pouls presque naturel, le décubitus fut possible dans toutes les positions et les nuits devinrent tranquilles.

Nous diminuâmes alors la dose d'oxymel, en ne donnant qu'une seule drachme à chacune des quatre prises. La toux se fit de jour en jour moins pénible, l'abondance des crachats moindre ; les forces augmentèrent, ainsi que l'appétit. Au bout de la troisième semaine, la malade put se lever, et peu de jours après sa santé était parfaite.

Quand nous vîmes la guérison complète, combien nous fûmes heureux, M. *Collin* et moi, et c'était un concert d'admiration de la part des médecins qui fréquentaient l'hôpital. Notre plus grand bonheur était que l'illustre *Van Swieten* eût pu observer cette cure de ses propres yeux : il avait vu la malade dans le plus déplorable état qui fût possible, et la retrouvait convalescente, bientôt tout à fait guérie. Nous la conservâmes plus de trois mois dans les salles, pour voir si, la guérison achevée, il ne surviendrait pas quelque accident consécutif à l'usage du colchique. Mais cette femme demeura bien portante, s'acquittant des travaux du ménage, mangeant parfaitement, dormant de même, le ventre libre, et l'urine tout à fait normale. A la fin nous lui accordâmes sa sortie (1).

(1) Reconnaître une ascite, avec anasarque, ce n'est pas ici avoir un diagnostic qui nous permette rétrospectivement d'établir un pronostic sérieux : toutefois, l'état du pouls et de la respiration semblent confirmer les inquiétudes conçues au sujet de cette malade, et la satisfaction éprouvée par les médecins d'une guérison aussi rapide.

Les diurétiques n'avaient rien produit : une seule cuillerée d'oxymel colchicique provoqua de la diurèse, en amenant aussi, dès le lendemain, de la diarrhée. Puis la polyurie devint excessive, avec 32 grammes (8 petites cuillerées), de la même préparation : *dose qui à l'état de santé et continuée, n'eût sans doute pas manqué d'entraîner l'oligurie.* Ce n'est qu'après le 12ᵉ jour que la dose fut réduite à 16 grammes. Nous reprendrons cette question de la dose ; ce que nous voulons constater pour le moment, c'est *l'invraisemblance de l'action du colchi-*

Vᵉ Cas.

Un homme de 56 ans, affecté d'ascite depuis plusieurs mois, entra à l'hôpital. On avait eu recours à tous les moyens que l'art indiquait pour combattre une telle maladie ; mais il ne s'en était suivi aucun soulagement, le volume du ventre continuait à s'accroître, les jambes et les cuisses enflèrent et l'appétit disparut.

Ces symptômes fâcheux nous forcèrent à essayer l'oxymel colchicique. Quatre fois par jour, on en donna une drachme dans une tasse d'infusion de lierre terrestre. Cette dose fut continuée quatre jours, pendant lesquels nous remarquâmes que l'urine venait en plus grande quantité : le quatrième jour on la doubla, et alors l'urine dépassa douze livres par jour. Sa couleur était variable ; elle déposait presque toujours un sédiment muqueux, floconneux, elle sentait mauvais et se couvrait d'une pellicule de matière grasse et irisée.

En six jours, le ventre devint beaucoup plus mou et moins gros. Puis les jambes et les cuisses furent moins tendues. La quantité quotidienne d'urine était énorme, et cette propriété du médicament produisit un si heureux résultat que, dans

que comme diurétique. Quant aux indications du médicament dans l'ascite, elles seront peut-être plus difficiles à déterminer.

Mais notre interprétation de l'action de la drogue est confirmée par l'inconstance même de la diurèse dans les hydropisies traitées par le colchique, par les *aggravations* fréquentes par son emploi. Avec la *scille*, le *nitre* à haute dose, si l'urine n'augmente pas de quantité, l'aggravation ne surviendra en général que plus tard, tandis qu'elle est prompte avec le colchique, quand il ne réussit pas. Voyez, par exemple, l'obs. de DE BERGE (in ANCIEN *Journal de médecine*, t. 22, p. 526) : avec une petite quantité d'oxymel, il survint aussitôt une ardeur considérable dans les voies urinaires, une urine très rare, une respiration difficile et l'accroissement rapide du ventre gonflé. « Il n'est donc pas étonnant — dit MURRAY — que beaucoup d'hydropiques ne soient pas guéris. » Et le même auteur nous fait connaître les insuccès de plusieurs médecins anglais (*Med. obs. and Inqu.*, vol. 3, p. 5), de HUTCHISON (in *Monro's Essay on dropsy*, p. 108), de QUARIN (*Animadv. pract.* p. 168), de KRATOCHWILL (*De colch.*, p. 37).

l'espace de cinq semaines, toute l'enflure s'était dissipée. L'appétit et le sommeil revinrent, et chaque jour se produisait une selle naturelle (1).

VIe Cas.

Une femme de 35 ans, atteinte depuis longtemps de phthisie pulmonaire, tomba dans une très grave hydropisie de tout le corps. L'expectoration était supprimée, la respiration anxieuse : il n'était plus émis que quelques gouttes d'urine qui excitaient une grande ardeur à l'urèthre. L'état de la malade était si mauvais que l'on devait craindre à tout moment une suffocation subite. Les meilleurs remèdes ayant été vains, on essaya l'oxymel de colchique, dont on donna quatre fois le jour une petite cuillerée délayée dans une tasse d'infusion pectorale : on continua néanmoins un julep cordial employé auparavant pour remonter les forces.

Les deux premiers jours, la malade commença à rejeter des crachats sales et fétides, sans que rien fût changé par ailleurs.

Le troisième, nous fîmes prendre quatre fois la dose d'oxymel. L'urine coula dès lors plus facilement, et sans douleur ; les crachats vinrent en abondance, et il y eut un soulagement très prononcé.

(1) Ce second cas d'ascite est non moins obscur que le premier, au point de vue du diagnostic : ce qui semble évident, c'est que, quel que fût l'état du foie, il n'existait pas d'affection cardiaque. La pathogénésie étant muette de ce côté, l'indication du colchique dans les ascites ne pourrait s'établir que d'une manière empirique, par la clinique et une analyse rigoureuse des cas de guérison — chose tout à fait impossible avec les observations de Störck. Cela est d'autant plus regrettable que la guérison du sujet de cette observation V est encore extrêmement remarquable.

Ici on donna d'emblée 16 grammes d'oxymel colchicique, et l'urine vint abondamment ; le 4e jour, 32 grammes, et alors 6 litres d'urine. Ainsi la diurèse (dont l'abondance a peut-être été exagérée) augmente au fur et à mesure de l'accroissement de la dose, c'est-à-dire *en sens inverse* de l'effet physiologique. Comme résultat, guérison en cinq semaines d'une ascite qui datait de plusieurs mois.

16.

En continuant la même quantité du médicament, on vit le ventre désenfler graduellement, ainsi que le corps tout entier, et la malade, dans l'espace de vingt jours, fut délivrée de son hydropisie.

Les forces gagnèrent quelque peu et l'appétit sembla renaître ; il était donc visible que ce remède prolongeait la vie et que l'hydropisie, qui tout à l'heure menaçait de la faire périr à tout instant, avait disparu. Cependant, l'affection pulmonaire demeura la même et la toux ne perdit rien de sa violence. Nous suspendîmes alors l'oxymel de colchique, les remèdes cardiaques et pectoraux, et grâce à la diète lactée, nous pûmes encore conserver deux mois cette pauvre femme, qui à la fin fut suffoquée, quand l'expectoration se supprima.

A l'autopsie du cadavre, on trouva tout le poumon droit détruit et putréfié ; la cavité pleurale du même côté remplie de sérosité sanieuse, noire, fétide ; le médiastin parsemé d'innombrables taches noires. Le poumon gauche était sain, ainsi que tous les autres viscères (1).

VIIe Cas.

Un homme de cinquante ans, très adonné au vin, dépérissait depuis plusieurs mois, quand enfin il fut affecté d'hydropisie. Des diurétiques variés et les purgatifs furent mis en usage, sans le plus léger soulagement ; aussi bien, sous leur influence, les forces s'abaissèrent et le volume du ventre s'accrut. Le vin scillitique, souvent si efficace, n'y fit rien. Enfin, on donna, quatre fois le jour, une drachme d'oxymel de colchique, sans

(1) Nouveau cas de phthisie, à la période de cachexie ultime, que le colchique soulagea, en faisant disparaître l'hydropisie en 20 jours. La diurèse ne commença qu'avec 16 grammes d'oxymel colchicique, en même temps qu'une expectoration plus facile : traitement palliatif *partiel*, puisque la toux n'était même pas diminuée. Le médicament étant ensuite supprimé et remplacé par la diète lactée, l'anasarque ne reparut pas.

L'indication du colchique était donnée chez cette malade par l'*anurie* presque complète.

aucun effet très appréciable. C'est pourquoi, dès le troisième jour, nous employâmes deux drachmes à chaque fois ; cette dose provoqua une si grande diurèse qu'en onze jours toute l'eau fut évacuée et qu'il ne resta plus aucune trace d'hydropisie (1).

VIIIe Cas.

Une femme de trente ans fut affligée, pendant neuf mois, d'une fièvre tierce : après qu'elle en eût été enfin guérie, elle commença à être atteinte d'hydropisie du ventre. Elle consulta beaucoup de médecins, prit un grand nombre de drogues et le mal ne continua pas moins à empirer graduellement : elle en vint à être si affaiblie qu'elle dut garder le lit, et on l'apporta à l'hôpital.

Elle se plaignait d'une grande soif, avait le pouls accéléré, un peu dur, le ventre tendu et tellement volumineux qu'il rendait la respiration difficile et courte ; on observait en même temps une petite toux brève et presque continuelle. En raison de la dureté et de l'accélération du pouls, de la soif vive, les remèdes antiphlogistiques et délayants étaient indiqués. La prescription du premier jour consista donc dans une émulsion réfrigérante, nitrée.

Le second jour, on donna en outre quatre doses d'une drachme d'oxymel de colchique.

En quatre jours, la fièvre tomba, la soif s'éteignit, et le ventre prit à devenir plus souple. L'émulsion cessa donc d'être nécessaire, et on doubla la quantité d'oxymel. Il était rendu une énorme quantité d'urine, d'où il résulta que le ventre s'affaissa tout à fait au bout de quelques jours, que la malade sentit

---

(1) Hydropisie chez un alcoolique. Ascite? Quel était l'état du foie : Pas de diurèse avec 16 grammes d'oxymel de colchique. Diurèse abondante seulement avec 32 grammes, c'est-à-dire toujours avec une dose forte. Nous n'expliquons pas, nous ne théorisons pas, nous constatons. Guérison en onze jours.

la santé revenir, respira librement, fut délivrée de sa toux, jouit d'un sommeil paisible, prolongé et réparateur.

Après deux semaines écoulées, la malade avait recouvré toute sa vigueur et, complètement guérie, elle dit adieu à l'hôpital (1).

IXe Cas.

Une autre femme de 37 ans, souffrant depuis plusieurs mois d'ictère et d'hydropisie de l'abdomen, après avoir pris nombre de remèdes, entra à notre hôpital.

L'abdomen était tendu ; dans l'hypochondre gauche, on trouvait par le palper un gâteau large, dur et mobile ; la région du foie était douloureuse au toucher ; toute la surface du corps revêtait une teinte jaune brune. Appétit très petit, soif nulle, selles rares et difficiles, urines rares aussi, épaisses, noirâtres. Avec une décoction saturée de racine de chiendent, additionnée de terre foliée de tartre, nous nous efforçâmes de dégager l'obstruction, d'ouvrir les voies urinaires, de relâcher légèrement les intestins.

Après qu'elle eût fait usage de cette décoction pendant plusieurs jours, la malade ressentit de l'anxiété précordiale et rejeta, tant par la bouche que par l'anus, une quantité considérable de sang noir. Cela la rendit très faible et elle se plaignit de vives douleurs au ventre. Nous remplaçâmes donc la décoction par des remèdes émollients et parégoriques.

Le lendemain, elle rendit par l'anus une quantité extraordinaire de sang de même couleur, mais rien par en haut : les douleurs abdominales persistaient, tandis que l'anxiété précordiale était moindre. Notre avis fut, en conséquence, de per-

---

(1) Ascite consécutive à une fièvre intermittente. Soif vive ; mais il n'est rien dit de l'urine. Enhardi par l'expérience qui lui a appris la dose nécessaire, Störck débute toujours maintenant par 16 grammes de sa préparation. La polyurie n'est notée que quand on arrive à 32 grammes. Quant à la guérison, la sortie de l'hôpital au bout de 15 jours en dit plus que tout le reste.

sévérer dans l'usage des médicaments émollients, vulnéraires
et légèrement parégoriques. Par ces moyens, la douleur brûlante du ventre se calma, le sang ne reparut pas dans les selles, mais le volume du ventre augmenta au point de mettre
obstacle à la respiration et de faire naître la crainte de suffo-
quer.

En percutant le ventre, on sentait manifestement que la cavité abdominale renfermait une énorme quantité de liquide,
dont l'évacuation était urgente. Les diurétiques puissants,
âcres et irritants, ne pouvaient être essayés sans imprudence
chez un sujet aussi cachectique ; nous n'osions pas davantage
avoir recours aux purgatifs violents, de peur de rappeler le
flux sanguin qui aurait pu naguère entraîner la mort.

On ne pouvait donc songer, en dernière analyse, qu'à l'oxy
mel de colchique, dont nous avions déjà constaté les excel-
ents effets sur tant de malades, sans qu'il eût jamais causé
d'accidents. Dès le premier jour on en donna une petite cuillerée à quatre reprises, en faisant boire par-dessus, chaque fois,
une tasse de quatre onces d'émulsion, suffisamment édulcorée
de sirop diacode. Cette émulsion était prise dans le but d'é-
teindre à l'instant, par sa vertu parégorique et enveloppante,
toute irritation qui eût pu se produire.

Le colchique, dans ce cas, fit merveille ; l'urine se mit à
couler copieusement, sans douleur ; foncée, épaisse, elle déposait, au fond du vase, un sédiment noirâtre et adhérent. Il
n'y eut pas besoin d'augmenter la dose, puisqu'elle suffisait
à produire l'effet désiré : car, dans l'espace de quatre semaines, disparurent l'hydropisie et l'ictère, de sorte que la convalescence fut achevée. Déjà, dans les premiers jours, les douleurs du ventre avaient disparu entièrement ; les selles se produisaient spontanément, bien digérées ; pas de soif, malgré
cette énorme masse d'urine émise chaque jour ; l'appétit aussi
reparut rapidement, et l'accroissement des forces suivit de près,
toutes circonstances qui avaient donné bon espoir de guérison
prochaine.

Celle-ci nous causait d'autant plus de joie, au Docteur *Collin* et à moi, que des professeurs émérites avaient auparavant tout mis en œuvre pour observer et traiter la maladie de cette femme, mais que tout semblait peine perdue, lorsqu'ils l'envoyèrent à notre hôpital, comme étant affectée d'une maladie incurable (1).

Xe Cas.

Une jeune fille de vingt et quelques années était couchée depuis plusieurs mois dans nos salles, avec un ventre énormé-

---

(1) Observation extrêmement intéressante : affection du foie et gonflement de la rate, ictère très foncé, hémorrhagies gastro-intestinales, ascite considérable. Quoique le pronostic naturel ne puisse être établi sans diagnostic précis, la guérison en quatre semaines ne reste pas moins fort digne de remarque. La dose du colchique a été omise.

Le récit de Störck est encore instructif par l'exposition clinique de la théorie de *l'obstruction*, exposition claire et précise. L'illusion de ces explications conduisant directement à une thérapeutique fantaisiste n'est pas plus choquante à nos yeux que les hypothèses actuelles. Nos contemporains sont-ils plus sages que les iatro-mécaniciens ? N'abandonnent-ils pas comme eux le terrain solide de la médecine positive pour le songe-creux des explications causales, des hypothèses étiologiques ?

N'est-on pas frappé des motifs qui déterminèrent notre auteur à choisir le colchique ? Il craignait les diurétique âcres et irritants, redoutait les purgatifs violents. Peut-être *in petto* les jugeait-il inefficaces, comme il avait eu tant de fois l'occasion de la remarquer ? Quoi qu'il en soit, n'est-ce pas reconnaître — et telle semble bien être l'opinion de Störck — que le colchique n'agit pas, dans l'hydropisie et l'ascite, comme un diurétique banal (encore moins à la façon d'un purgatif, ainsi que l'ont avancé des auteurs modernes) ? N'est-ce pas avouer implicitement que le colchique a, en pareil cas, une *action élective* déterminée, que c'est un médicament répondant à une *indication positive* et non pas au but systématique et unique de provoquer une évacuation désobstruante ?

Dans notre pensée, nous irons encore plus loin que Störck. Il est légitime, en effet, d'attribuer au colchique une action élective sur la circulation de la veine porte. Les pathogénésies sont muettes à cet égard ; mais on conçoit combien il est difficile que cette action s'exprime sur l'homme sain par des phénomènes sensibles. Les faits cliniques sont très nets.

ment tuméfié et dur : les jambes et les cuisses étaient aussi très gonflées, aussi dures que le bois, de sorte que la malade ne pouvait ni s'asseoir, ni se tenir debout, ni fléchir le corps.

Les remèdes essayés jusque-là n'ayant en rien amendé la situation, on employa l'oxymel de colchique. Sous son influence, il y eut une très copieuse émission d'urine, si bien qu'en deux semaines le ventre reprit son volume et sa souplesse naturelles, en même temps que s'effaçait l'enflure des jambes et des cuisses : aussi la malade put se lever, se baisser, se mouvoir et marcher, sans qu'il subsistât autre chose qu'une douleur lancinante dans les articulations des tarses, laquelle douleur diminua rapidement.

On n'avait jamais perçu de fluctuations dans le ventre, le gonflement des membres ne semblait point être œdémateux, les tissus étant partout durs et rigides (1).

XIe Cas.

Pour un vieillard plus que sexagénaire, qui souffrait de toux chronique, de difficulté de respirer et d'une strangurie extrêmement pénible, j'eus recours à l'oxymel de colchique.

La toux devint moins forte, il se fit une expectoration purulente abondante et la respiration devint plus aisée. Mais la strangurie ne put être guérie de même, bien qu'on eût insisté pendant six semaines entières sur l'usage du médicament. C'est sans doute parce que ce symptôme avait pour origine une gonorrhée vénérienne, arrêtée trop tôt avec des injections d'eau de Saturne (2).

(1) Œdème dur généralisé, dont la date d'origine (plusieurs mois) a lieu de nous étonner, tant la description de Störck ressemble à celle d'une anasarque aiguë, subinflammatoire, affection encore assez mal connue. La guérison fut rapide, eu égard à une maladie déjà assez ancienne.

(2) Störck explique lui-même l'insuccès du colchique contre la strangurie. Le soulagement des symptômes thoraciques est à noter, ainsi que cet effet que nous rencontrons à chaque pas : expectoration abondante et facile.

XIIᵉ Cas.

Une femme de 35 ans avait été prise, trois mois auparavant, d'une toux très violente, et la respiration devint peu à peu très difficile : les remèdes employés ne parvinrent pas à l'enrayer. Les nuits étaient agitées ; la malade ne pouvait se coucher dans aucune position, sans que, dès qu'elle s'endormait, elle s'éveillât en sursaut, à peu près suffoquée, et la bouche grande ouverte pour un appel d'air énergique.

A la fin, l'œdème envahit les pieds, les jambes et les cuisses, l'abdomen se tendit et, en peu de jours, le corps entier s'œdématia à tel point que tout mouvement fut impossible ; les yeux étaient cachés sous les paupières infiltrées et closes, la voix très affaiblie ; la toux demeurait aussi pénible, la respiration beaucoup plus difficile, et il s'y ajouta de la rétention d'urine.

Les diurétiques préparés avec la scille et les autres végétaux et sels minéraux accoutumés excitèrent le besoin d'uriner, mais n'eurent d'autre résultat que de faire rendre quelques gouttes d'urine brûlante. Toutefois, les purgatifs firent sortir par l'intestin une grande quantité de liquide, sans que la tuméfaction diminuât : l'oppression, bien au contraire, en était augmentée et les forces s'en allaient. Je conseillai enfin trois petites cuillerées par jour d'oxymel de colchique.

Le premier jour, l'urine coulait déjà plus librement.

Le second, il fut expectoré des crachats purulents, fétides ; la respiration commença à être plus facile, les membres purent légèrement se mouvoir, l'urine fut rendue en abondance, sans aucun sentiment de brûlure.

Le troisième jour, on donna quatre petites cuillerées. Cette dose eut sur l'expectoration et la quantité de l'urine une telle influence qu'en quinze jours l'enflure avait disparu intégralement et que la malade respirait sans difficulté. Elle eut désormais bon appétit, presque pas de toux, put se lever, dormir tranquillement la nuit, se coucher indifféremment sur les deux côtés et vit de jour en jour ses forces s'accroître.

Rien de plus évident, dans ce cas, que le merveilleux effet du médicament : si la dose était très petite, l'effet fut considérable (1).

XIIIe Cas.

Une vieille femme, de quatre-vingt-dix ans, était conduite à notre hôpital le 21 avril.

Elle était tout à fait sans connaissance, sourde, sans parole, sans aucun mouvement des membres (comme si elle avait été atteinte d'apoplexie); la respiration était stertoreuse, haute, le pouls irrégulier, intermittent, très faible ; quand elle toussait, on entendait un bruit très fort de liquide en mouvement, dont la poitrine était remplie. Enfin, tout le corps était tuméfié démesurément et l'abdomen, rempli d'eau, très tendu, affectait un développement considérable.

Durant plusieurs jours, on donna les remèdes propres à faire évacuer les crachats et l'urine, à réveiller les forces anéanties,

(1) Voilà une affection thoracique sérieuse tout au moins, compliquée d'anasarque avec œdème de la face. *Y avait-il de l'albuminurie ?* Les diurétiques vulgaires, la scille en particulier, avaient aggravé la situation ; de même pour les purgatifs, bien qu'ils eussent réussi à faire évacuer par l'intestin de grandes quantités de liquide. Mais il est désormais superflu de démontrer que le colchique n'agit pas dans les hydropisies comme purgatif. Certes, l'œdème de la face n'est pas suffisant ici pour faire regarder l'existence de l'albuminurie même comme très probable. Mais il ne faut pas oublier que, de nos jours, *Bouchardat, Maclagan, Bonnet* se sont loués du colchique dans le traitement de l'albuminurie et de l'anasarque post-scarlatineuse.

Trois cuillerées d'oxymel colchicique provoquèrent une diurèse légère le premier jour, plus marquée le second; 15 grammes l'augmentèrent encore, et l'amélioration des symptômes thoraciques commença dès le second jour.

La dernière remarque de Störck confirme nos réflexions à la suite de l'obs. IX : dose petite, guérison et effet merveilleux; *action élective.* Dose petite, moins au point de vue réel que pour rendre l'idée qu'il ne s'agit pas de ces doses énormes nécessaires, dans l'ancienne médecine, à la production des effets évacuants.

pendant que l'on vidait l'intestin à l'aide de lavements. Mais la maladie ne subit de la sorte aucune modification favorable. J'en vins alors à l'oxymel de colchique dont on fit prendre, le premier jour, une once entière divisée en quatre doses. Cette quantité fut admirablement supportée, et l'efficacité du médicament ne tarda pas à se faire sentir.

L'urine sortit avec abondance, et le lendemain la malade reprit un peu plus de connaissance. En peu de jours, elle commença à répondre aux questions, à respirer plus librement, à mouvoir tant soit peu les membres ; l'enflure était plus molle, le pouls assez régulier. On n'augmenta pas la dose, puisque le résultat n'en pouvait être désiré meilleur, l'urine coulant copieusement. Chaque jour, la santé s'améliora, et la convalescence fut complète en trois semaines : l'œdème avait totalement disparu, le ventre était revenu à son volume naturel, la respiration dégagée, la toux nulle ; le sommeil était déjà calme et il y avait de l'appétence pour le vin et la nourriture.

L'illustre *Van Swieten* fut aussi témoin de cette guérison.

Quelle admirable puissance du médicament, chez une femme aussi âgée et arrivée à un état si misérable !

L'urine, chez cette malade, était de couleur variable et laissait déposer au fond du vase une grande quantité de mucus épais. Il n'y eut pas d'expulsion de crachats, bien qu'au commencement de la maladie la poitrine semblât remplie ; la matière des crachats ne sortait-elle pas d'aventure par les voies urinaires ?

Peut-être aussi y eut-il épanchement de sérosité dans la cavité crânienne ou infiltration séreuse de son contenu, alors que la malade était privée de mémoire et comme frappée d'apoplexie, au moment de son entrée ?

Plusieurs malades affectés d'hydropisie, sont encore couchés dans les salles de l'hôpital ; tous éprouvent un bon effet de l'oxymel de colchique, et quelques-uns sont en voie de guérison. Mais si les expériences que nous avons publiquement instituées ont d'aussi heureux résultats, on le doit, pour une très grande part, au zèle et à l'expérience consommée du savant Docteur *Collin* (1).

Des observations que nous venons de rapporter, il résulte évidemment :

1° Que l'on peut en toute sécurité employer chez l'homme l'oxymel colchicique ;

2° Qu'il a souvent la plus grande efficacité dans les maladies les plus désespérées, où les autres remèdes sont impuissants (2) ;

(1) Nous avons dû, depuis longtemps, renoncer à établir, à essayer même d'établir des diagnostics rétrospectifs dans tous les cas. Cette guérison n'en est pas moins étonnante, si l'on songe surtout que le sujet en avait 90 ans ! La production de la diurèse, la disparition de l'anasarque suivaient très rapidement une dose d'oxymel colchicique forte d'emblée : une once. La cessation du coma et le retour de la connaissance ne constituent pas l'épisode le moins remarquable de l'observation. Devons-nous considérer la disparation de ce syndrôme comme un effet secondaire et indirect de celle de l'œdème ? Pouvons-nous y voir au contraire une action propre et directe du colchique ?

Pour montrer que cette dernière question peut être posée, il suffit de faire observer qu'au nombre des effets toxiques du colchique figure la *perte de connaissance* (1 obs. de SHILLING sur un enfant de 6 ans ; 1 cas observé en broyant des semences pour la préparation de la teinture) sans compter les cas de perte de mémoire et d'embarras de la parole, qui sont assez nombreux. Résultat conforme chez les animaux à sang chaud. Conformément à la loi de similitude, l'indication du colchique aurait donc porté, dans ce XIII⁰ cas, sur l'ensemble complet des symptômes de la maladie.

(2) *Storck*, dans son Traité (nous verrons les observations ultérieures) ne nous donne que des observations d'hydropisies et d'affections pulmonaires mal déterminées.

Sur 13 malades, nous trouvons : 12 cas d'hydropisie et 1 affection pulmonaire sans œdème.

Les 12 *hydropisies* se décomposent ainsi :

4 *ascites de cause diverse,* très rapidement guéries ;

2 *anasarques consécutives à des fièvres intermittentes,* avec ou sans ascite ;

1 *anasarque de cause indéterminée,* avec *état comateux.*

4 *anasarques consécutives à des affections pulmonaires.*

1 *œdème dur généralisé.*

3° Qu'il n'est pas besoin d'une forte dose de ce médicament pour guérir les affections les plus rebelles, attendu qu'une très faible dose est suffisante (1) ;

Ces cas divers comprenaient-ils des lésions ou affections cardiaques ? Cela est possible ; mais non seulement rien ne permet de l'affirmer, les probabilités sont encore en faveur de la négative.

Quelle était l'indication qui guidait Störck ? Il n'en avait pas d'autre que l'*oligurie* ou l'*anurie*, l'*ischurie* aussi ; car ce grand médecin ne laisse pas que de noter que la miction douloureuse devient indolente sous l'influence du colchique.

Pour nous, en face des échecs répétés que tous les médecins ont éprouvés (toute réserve faite de la question de dose), nous avouerons que cette indication n'est pas suffisante.

Nous reconnaissons au colchique une action élective fort nette sur la fonction urinaire ; nous lui en trouvons une autre bien certaine aussi sur le foie et la circulation porte ; notons, en troisième lieu, l'action cérébrale du médicament : symptômes voisins de l'aphasie, perte de la mémoire, état comateux ; et enfin une action pulmonaire, qui est peut-être la moins connue.

Quoi qu'il en soit, des succès confirmatifs ont été obtenus dans les hydropisies, non seulement par les élèves de Störck, ZACH, KRAPF, PLENCK, COLLIN (*Obs. circa morb. acut. et chron.* P. 2, ch. I), mais encore par CARMINATI : guérison de 3 ascites, dose jusqu'à 3 onces d'oxymel ; MARGES (*Journ. de Méd.*, t. 23, p. 20) ; PLANCHON (ibid., t. 23, p. 324) ; du MONCEAU (cité par *Murray*, vol. V, p. 207). *Cons.* aussi *F. Christ.* JUNCKER (*Diss. de aq. hydrop. evacuatione prudenti*, Hale 1768) ; EHRMANN (*Diss. de Colchico* § 15) : soulagement marqué dans une grossesse tubaire datant de 5 ans 1|2.

Nous passons sous silence les enthousiastes exagérés bien antérieurs à Störck : *Wolffgang* WEDEL. (*Comm. de colch. veneno et alexipharmaco*, 1718) ; GÖRITZ ; *Christ. Lud.* WILHEM (*De Peste*, Leipsick, 1721) : c'est la croyance que le bulbe de colchique enfilé et porté sur la peau était un préservatif efficace des maladies épidémiques et contagieuses.

Nous n'avons pas à nous occuper ici de la *goutte* à laquelle l'histoire du colchique est plus intimement liée. Mais en laissant même de côté les maladies goutteuses, est-il permis de rayer d'un trait de plume ce qu'on n'a pas vérifié soi-même? Arguera-t-on de l'état incomplet de nos connaissances sur les indications du colchique pour dire de lui comme M. DUJARDIN-BEAUMETZ : « *On peut se demander si réellement il est jamais utile.* » Cet auteur prête cette opinion à MURRAY ; mais j'avoue n'avoir rien lu de semblable dans l'*Apparatus medicaminum*.

(1) Une petite dose pour STÖRCK, c'est une dose non toxique. Ses doses habituelles varient entre 8 et 48 grammes d'oxymel.

4° Que ce remède provoque l'expectoration et, par là, calme la toux, rend la respiration facile :

5° Qu'il est extrêmement diurétique, sans cependant exciter aucun trouble fonctionnel, ni ténesme (1) ;

6° Qu'il convient toutes les fois qu'une grande quantité de sérosité doit être expulsée par les voies urinaires (2) :

7° Que, par conséquent, il est utile, avant tout autre, aux hydropiques.

Cependant, je me garde bien de dire que ce remède pourra guérir tous les hydropiques, et je conclus seulement que, dans ces maladies, l'oxymel de colchique se montre quelquefois très utile, alors que les autres moyens employés, fussent-ils d'ailleurs très actifs, n'avaient servi de rien (3).

Je déclare n'avoir observé sur aucun malade de mauvais

(1) Nous croyons avoir démontré : 1° que la diurèse, chez l'homme sain, est un premier effet passager des doses certainement pondérables, mais petites, du colchique ; 2° que l'effet dont serait suivi l'usage continu des *doses thérapeutiques* de Störck serait l'*oligurie*, s'il s'agissait de l'homme sain ; 3° qu'en conséquence, le résultat thérapeutique ne peut être interprété, ni compris (ni imité avec chances de succès) que par l'application de la *loi de similitude*. Aussi les *aggravations* sont-elles possibles, nous l'avons montré.

C'est précisément parce qu'il agit conformément à la loi de similitude que le médicament ne provoque pas de *ténesme vésical* ; car, quand il procure la diurèse à l'homme bien portant (Voir *Expér. I*), c'est en causant de la dysurie, des douleurs uréthrales. Pour qui observe, cette remarque est caractéristique de l'action homœopathique.

(2) Ici Störck interprète en humoriste incorrigible. Aussi sa généralisation est fausse, comme toute déduction d'une conception systématique. Non, toutes les hydropisies ne sont pas guéries par le colchique. Non, l'oligurie même ne suffit pas sans doute à l'indication.

Tout lecteur attentif aura déjà souvent fait la remarque qu'il y a une grande différence entre Störck dirigeant un traitement en clinicien consommé, attentif, sagace, réservé, et Störck auteur de conclusions et de corollaires, qui toujours dépassent la portée des faits. Le premier est le *médecin* ; le second est l'inventeur enthousiaste.

(3) C'est une contradiction complète avec la conclusion 6° que nous venons de réfuter. L'enthousiasme fait dire : « toujours ». Puis le sens clinique et la vérité interviennent qui font ajouter : « quelquefois.»

effet de ce médicament, quelque attentif que je sois et que je
veuille être dans l'avenir à le rechercher. S'il m'arrivait un
jour à moi-même d'observer quelque fait qui m'en rendît l'u-
sage suspect, ou le condamnât tout à fait, je serais le premier
à le déclarer publiquement, je serais le premier à fournir des
armes contre moi. Que peut-on me demander de plus (1) ?

On donne, en débutant, deux fois par jour à un adulte une
drachme de l'oxymel délayé dans une tasse de décoction, au
goût du malade ou à la convenance du médecin. Le second ou le
troisième jour, on renouvelle la dose trois, puis quatre fois. Si les
malades tolèrent cela facilement et que l'effet voulu ne soit pas
obtenu, on pourra augmenter graduellement la dose, jusqu'à
faire prendre une once entière par jour, ou une once et demie.
Mais si cette quantité reste sans effet, on n'attendra plus à peu
près rien du médicament. Lorque les malades supportent bien
l'oxymel dilué, on pourra encore le donner sans véhicule.

En commençant par une petite dose, on procède toujours
sûrement ; si toutefois le cas est pressant, on est autorisé à
employer d'emblée une quantité plus forte.

Dans le cas où, outre le colchique, un autre remède est indiqué (à cause de symptômes différents) il ne faut jamais en
différer l'emploi. Je n'ai rencontré jusqu'ici aucune substance
capable d'entraver l'action du colchique ou de diminuer son
énergie d'action. L'opium même ne la contrarie pas ; il s'impose souvent, lorsque les nuits sont sans sommeil, ou que les
malades sont affectés de spasme, etc.

Ce que je viens de dire fait voir par quelle méthode on
peut donner aux malades la racine de *colchique* sans danger,
et montre dans quelles maladies elle semble être avantageuse.
Cela suffit amplement.

----

(1) Ainsi Störck indique clairement qu'il n'a pas observé d'aggravation. Aussi bien, les effets pathogénétiques qu'il a observés sont peu
nombreux ; nous les avons notés en leur temps.

APPENDICE SUR LA CIGUE

C'est avec une vive satisfaction que je viens confirmer ici,
au sujet de la ciguë, ce que j'ai avancé dans mes deux *Traités*
et dans le *Supplément nécessaire*. Nous nous sommes convaincu, en effet, par une expérience chaque jour répétée, que la
ciguë est un médicament tout à fait inoffensif : elle rétablit
quelquefois rapidement la santé des malades non soulagés par
d'autres remèdes et déjà abandonnés à leur sort.

L'usage de ce médicament s'étend donc toujours davantage,
et on commence à le donner en infusion, à l'instar du thé.
L'odeur désagréable déplaît au début ; mais, après en avoir
bu quelque temps, les malades s'y habituent tellement qu'ils
le prennent avec plaisir. Des dames de condition ont aussi ima-
giné de faire cuire la plante dans du bouillon, et après l'avoir
passé, elles en boivent souvent dans la journée. Cette pratique
a pour effet de corriger parfaitement l'âcreté du sang, d'augmenter les forces, de rendre toutes les fonctions plus aisées (1).

Une dame fort belle était affectée depuis longtemps de flueurs blanches très irritantes ; on trouvait dans le ventre une tumeur dure et
volumineuse, et le vagin était tellement oblitéré de tubercules squirrheux qu'on pouvait à peine, et au prix de vives douleurs, y introduire une mince canule ; car le plus léger contact provoquait de violentes
souffrances. Cette personne fit usage du bouillon préparé comme je
viens de le dire ; de plus, elle pratiquait, deux ou trois fois le jour, de
légères injections vaginales avec une infusion de ciguë. Par ce moyen,
les douleurs s'apaisèrent au bout de peu de temps, la sécrétion utéro-
vaginale devint beaucoup plus belle et inodore ; enfin les tumeurs et
les squirrhes disparurent, ainsi que l'écoulement ; c'est donc par le

(1) N. B. Les notes sont reportés à la fin de l'apendice.

bouillon de ciguë exclusivement qu'elle recouvra une santé parfaite.

Des bains préparés avec une infusion de ciguë, et dans lesquels on plonge le corps entier du malade, rendent de grands
services, et aident l'extrait donné à l'intérieur à résoudre
beaucoup plus vite les squirrhes et les tumeurs, à guérir rapidement les ulcères chancreux et sanieux.

Le célèbre Hoffmann, professeur à Erfurt, a écrit une courte
dissertation sur ces bains de ciguë ; les avantages qu'il y trouve
sont exacts et conformes à l'expérience.

Je pourrais rassembler de nombreuses guérisons accomplies
par l'extrait de ciguë depuis l'époque où j'ai publié le *Petit
Traité du stramoine, de la jusquiame et de l'aconit* ; mais je
crains qu'en répétant à peu près les mêmes faits que contien-
nent les premiers opsuscules, je n'arrive à fatiguer quelques
personnes et à les priver d'un temps précieux. Je ne raconte-
rai donc que quelques cas qui me paraissent dignes d'appeler
encore l'attention.

Une dame noble fut saisie d'une violente colère au moment de ses
règles. L'écoulement s'arrêta de suite ; il se déclara des douleurs lombaires considérables, du vertige, de l'anxiété à la poitrine ; le pouls
fut trouvé dur, plein, parfois intermittent. Aussitôt on donna un lavement, on appliqua des pédiluves, on fit une saignée au pied, et on
employa des remèdes propres à faire tomber la fièvre, à dériver le sang
vers les organes de l'écoulement menstruel.

En deux jours, le mouvement fébrile du pouls tomba presque totalement, mais ses intermittences persistèrent, ainsi que le vertige, l'injection des yeux et le lombago. Je conseillai alors à cette dame de
prendre toutes les deux heures deux pilules à la fois d'extrait de ciguë
(chaque pilule étant du poids de trois grains).

Dès le premier jour, elle ressentit un grand soulagement, et du vagin
s'écoula un liquide muqueux légèrement teint de sang. La nuit fut bien
plus tranquille, et le lendemain les règles reparaissaient avec leur
abondance accoutumée, sans aucune douleur. A la suite, disparurent le
vertige, la rougeur des conjonctives ; la face, qui était gonflée, revint
à l'état naturel, le pouls cessa d'être intermittent, et la santé se rétablit. Le flux menstruel dura six jours entiers, puis cessa peu à peu, et
pendant tout ce temps la malade absorba la même quantité de ciguë.

Je prescrivis encore que pendant quatorze jours elle continuât le même remède de peur que dans les voies utérines il ne se fît quelque obstruction capable de mettre obstacle à l'époque suivante. Mais les règles reviennent maintenant régulièrement, en quantité normale et sans aucune incommodité.

Une autre femme voyait ses règles se suspendre brusquement à la suite d'une terreur subite : elle fut prise d'anxiété, de douleur obtuse à la tête. L'appétit se perdit : le pouls était lent, inégal, la région lombaire était le siège d'une roideur assez prononcée pour empêcher la malade de fléchir le corps en avant et sur les côtés. Je lui administrai aussi l'extrait de ciguë, si bien que le soir du premier jour les règles reparurent et que le lendemain la santé était parfaite.

Une jeune fille de vingt-trois ans, éprouvait, depuis plus de six mois, un prurit très incommode et une ardeur déchirante aux aisselles, aux aines, aux parties génitales et à l'orifice anal. Toutes ces régions s'étaient écorchées par le grattage, et laissaient couler une sérosité jaunâtre, fétide, mordante. Après avoir pris l'extrait de ciguë pendant un mois, cette jeune fille fut entièrement guérie, bien qu'auparavant des bains divers et des remèdes intérieurs variés fussent restés sans effet.

Une femme de 38 ans était affectée de flueurs blanches depuis plus de dix ans ; l'anus aussi laissait échapper un mucus visqueux, fétide, et l'on sentait partout là une dureté véritablement squirrheuse d'où résultaient de temps en temps des douleurs si vives que la malade devait garder le lit pendant plusieurs jours, sans pouvoir dormir malgré les préparations opiacées.

La sécrétion devint peu à peu plus âcre, exulcérant les parties voisines et détruisant la cohésion des pièces de pansement. Les remèdes essayés, quels qu'ils fussent, demeurèrent inutiles ; aussi la malade devint triste et s'émacia. Dès que je la vis, je prescrivis aussitôt l'extrait de ciguë qui ne mit que quatre mois à la guérir.

Aujourd'hui, elle est vigoureuse, a bon appétit, dort bien ; l'induration péri-anale a disparu, et la sécrétion muqueuse a cessé ; il n'existe aucune douleur, l'intestin se vide chaque jour, tandis qu'auparavant il était obstinément resserré, à moins de lavements ou de purgatifs. Les règles sont maintenant régulières et les flueurs blanches disparues.

Une femme de 28 ans portait, depuis l'âge de trois ans, des ulcérations fétides envahissant toute la face, la poitrine, les bras et les mains. Beaucoup de médecins exercèrent leur savoir sur cette malheureuse ; deux fois on provoqua la salivation avec le mercure ; on lui donna des bains, on lui appliqua des fomentations, des liniments, des emplâtres. Elle continua cependant à vivre, grandit avec l'âge, mais au fur et à mesure le mal s'accroissait aussi.

Tout étant inutile, je lui fis boire chaque jour six onces d'infusion de ciguë ; elle dut, en même temps, laver trois fois les ulcères avec la même infusion et ne rien faire de plus. Voici maintenant trois mois qu'elle suit ce traitement, et elle est déjà presque guérie : le mouvement du bras est libre, toutes les ulcérations sont consolidées, les parties émaciées se sont remplies de bonne chair et les forces sont intactes.

J'ai guéri avec l'extrait de ciguë seul un homme très âgé d'un ulcère chronique ; les forces sont devenues beaucoup meilleures, l'appétit plus grand, le sommeil calme ; la vue faible, auparavant, a repris une telle acuité que, sans lunettes, il peut distinguer, lire et former des caractères de la plus grande finesse. Ce même sujet, ayant été accablé de travail, sentit de nouveau sa vigueur diminuer six mois plus tard et sa vue s'affaiblir. Mais l'ulcère demeura fermé sous sa cicatrice solide. Il eut encore recours à l'extrait de ciguë et, en un temps très court, les forces furent restaurées et la vue entièrement rétablie.

Voici plusieurs années que, lorsqu'il croit en avoir besoin, ce vieillard retourne à la ciguë et conserve, par ce moyen, dans un âge avancé, la vue et la vigueur corporelle, qu'il peut remplir sa charge et s'acquitter parfaitement des travaux intellectuels qu'elle nécessite.

Déjà, chez plusieurs vieillards, dont l'organisme était bon par ailleurs, j'ai observé de semblables effets de la ciguë. Serait-il donc permis de soupçonner qu'en débarrassant les vaisseaux du mucus et des obstructions et en rendant plus facile la circulation du sang, la ciguë pourrait disposer à la longévité ? Si ceux qui nous ont précédés ont espéré ce résultat du mercure, de l'antimoine, etc., pourquoi les végétaux, de beaucoup supérieurs à ceux-ci, ne nous réserveraient-ils pas des surprises ? (2)

Prenons courage. Souvent se réalise en un moment ce que plusieurs siècles ont ignoré.

La ciguë, à l'extérieur et à l'intérieur, est d'un grand secours dans les maladies des yeux, ainsi que nous en convainquent un grand nombre d'exemples. Il est inutile de citer les cas légers, et ceux-ci suffiront.

Une religieuse, aveugle depuis plusieurs années, fit usage de l'extrait de ciguë, à mon instigation, et recouvra ainsi l'intégrité de la vision. Le célèbre TAUBE, médecin de la cour d'Angleterre, rapporte dans une lettre qu'une jeune fille de vingt ans, affectée depuis quatre ans d'une amaurose parfaite, recouvra entièrement la vue, sous l'influence de ce seul remède.

Le savant FERD. LEBER, professeur de chirurgie dans notre Université, observe de très beaux effets de l'usage de la ciguë dans les mêmes affections des yeux.

Quand il n'y aurait qu'un aveugle sur cent aveugles incurables par d'autres remèdes, que la ciguë peut parvenir à guérir, n'est-ce pas un encouragement à employer ce médicament avec prudence, dans toute les occasions qui se présenteront ?

Une femme de plus de quarante ans était depuis vingt ans languissante et cachectique, avec les dents ébranlées, les gencives exulcérées, l'haleine fétide et tout le corps émacié. Comme les remèdes employés pendant tout ce long espace de temps n'avaient servi de rien, elle me pria de lui donner de la ciguë.

Après cinq mois de traitement, elle entra en convalescence et put reprendre ses occupations. Il faut noter toutefois que cette femme ne put prendre plus de quatre grains par jour ; une dose plus forte lui procurait, en effet, de grandes coliques, tandis que quatre grains étaient parfaitement supportés.

Répétons-le encore une fois, combien sont différentes les idiosyncrasies et qu'ils sont prudents ceux qui commencent toujours par une petite dose !

Une jeune fille, de vingt et quelques années, épuisée depuis plusieurs mois par une toux très violente, éprouvait une grande anxiété dans la poitrine et de la difficulté à respirer. Les divers moyens qu'elle essaya pour calmer la toux, détacher les crachats et enlever l'anxiété en dégageant la respiration, n'apportèrent aucun soulagement. Enfin, je les remplaçai par l'extrait de ciguë à haute dose, dont le premier effet fut de faire expectorer presque aussitôt des crachats épais, visqueux, bruns, de procurer un sommeil tranquille et de déterminer la convalescence en quelque semaines.

Un jeune homme de 25 ans était, depuis sa première enfance, pris toutes les cinq ou six semaines de convulsions cruelles, véritables attaques d'épilepsie. Pas de remèdes qui n'eût été essayé, toujours sans succès ; les attaques augmentèrent au contraire de fréquence. Il s'y joignit une tristesse excessive, les forces diminuèrent, de sorte que la cachexie était imminente. Il y a six mois, ce jeune homme vint me trouver et me demander mon avis : je lui conseillai l'extrait de ciguë

Les forces reparurent bientôt ; le sommeil, agité auparavant, devint calme et réparateur ; l'appétit reprit et les selles étaient chaque jour régulières. Dans cet intervalle d'une demi-année, on n'observa qu'une légère attaque d'épilepsie. Aujourd'hui il a l'apparence d'un homme bien portant, jouit d'une mémoire excellente, alors qu'elle était autrefois affaiblie et confuse.

Le célèbre GRAFFENHUEBER, médecin en chef de l'armée, a eu soin de recommander l'emploi de la ciguë dans les hôpitaux, à toutes les occasions favorables, et il a prié les médedecins et chirurgiens d'observer attentivement quels seraient ses effets et de consigner les résultats bons ou mauvais du traitement.

Il a constaté, par des exemples presque innombrables, les excellents effets de la ciguë et des guérisons parfaites dans des cas où les autres remèdes, même les plus héroïques, restaient inefficaces, où les malades étaient déjà abandonnés des médecins et tenus pour incurables.

Le savant HEISSIG, médecin des armées impériales, m'affirmait, il y a quelques jours, et en toute sincérité, les mêmes faits.

Le Docteur KOLLWEG, médecin d'armée, en outre des bons effets de la ciguë observés par lui dans sa pratique militaire, a guéri sa propre femme, à la stupéfaction générale, d'un énorme cancer du sein, après avoir précédemment essayé des remèdes sans nombre, remèdes dont le résultat était plutôt aggravant.

Je pourrais apporter ici un plus grand nombre de témoignages et récapituler d'innomblables guérisons dans presque toutes les espèces de maladies ; mais on imprimera dans peu de temps le catalogue des cures opérées par la ciguë dans notre hôpital, et je passe outre. Je me bornerai à ajouter ceci : il n'y a pas d'année que je n'aie occasion d'examiner quelque malade guéri par moi avec la ciguë et de voir s'il ne surviendrait pas, au bout de plusieurs années, quelque modification de l'organisme imputable à la ciguë. Mais j'avoue, en toute sincérité, que je n'ai jamais remarqué rien de fàcheux ; tout au contraire, les sujets guéris par cette substance jouissent ensuite d'une santé beaucoup plus solide. Cela est vrai des enfants comme des adultes, des nobles comme des plébéiens : tous supportent également bien la ciguë (3).

Le fils du célèbre professeur LEBMACHER, dont j'ai rapporté dans un autre ouvrage la cure imputable uniquement à la ciguë, se porte à merveille. Il en est ainsi de la fille du docteur Kollmann, médecin militaire, que son père guérit parfaitement d'un ulcère vraiment cancéreux qui dévorait la joue en largeur et en profondeur, alors que les remèdes précédemment essayés avaient été de nul effet (4).

J'en conclus, en définitive, que la ciguë est un remède tout à fait inoffensif et que l'on peut souvent guérir avec elle des maladies qui ne cèdent pas aux autres remèdes ; que c'est par conséquent un médicament plus efficace, dans sa sphère, qu'aucun autre.

Néanmoins et encore une fois je conviens, comme je l'ai fait dans mes précédents traités, qu'il existe beaucoup de malades que la ciguë elle-même ne parvient pas à guérir. Est-ce donc une raison pour qu'il soit permis d'en négliger, mépriser ou proscrire l'usage ? (5).

Déjà les propriétés curatives du *stramoine*, de la *jusquiame* et de *l'aconit*, telles que je les ai décrites dans un traité antérieur, ont reçu la confirmation d'un grand nombre d'expériences instituées par plusieurs médecins.

Des trois cependant, c'est *l'aconit* qui tient le premier rang ; son efficacité est extrême et son emploi ne m'a jamais rendu témoin d'aucun mauvais effet. Ce médicament permet de guérir des malades qui ne pouvaient mouvoir aucun membre, qui depuis plusieurs années avaient éprouvé des douleurs rhumatismales atroces et ne pouvaient quitter le lit. Les ulcères les plus graves, rebelles à tout autre moyen, ont pu, grâce à son emploi, être parfaitement cicatrisés, et l'on a vu disparaître encore des tophus très persistants. Je m'occupe maintenant à rassembler, sur ce sujet, des expériences que je rapporterai en suivant une méthode sévère (6).

C'est pourquoi j'arrête ici mon travail ; mes vœux et efforts, en l'écrivant, sont qu'il tourne au salut et au profit des malades (7).

NOTES.

(1) Nous voici à la période d'abus de la ciguë : la ciguë prise sans dosage régulier, à la façon d'une infusion de thé, et non seulement pour les malades, mais pour les affaiblis, les chlorotiques, les femmes du monde qui éprouvent le besoin de se rafraîchir le teint. Certainement les accidents graves sont rares ; mais les symptômes pathogénétiques sont fréquents, nous les avons constatés chemin faisant. Il en est un dont la répétition est vulgaire, c'est la *diurèse* ; elle est tellement facile à produire que nous l'avons observée bien des fois chez des personnes qui prenaient une seule goutte de teinture de ciguë par semaine.

On voit que Störck fait prendre la ciguë pour *remonter les forces des personnes simplement affaiblies.* La chute des forces est en effet une indication capitale pour le médicament, et nous la retrouverons dans les observations les plus remarquables de guérison. Mais il est précieux de savoir que l'on peut rendre des services avec ce médicament dans des cas de simple faiblesse, chez des convalescents, des vieillards où précisément l'on manque d'ordinaire d'indications précises.

(2) La recherche des médicaments capables de prolonger la vie directement a beaucoup occupé les anciens, et c'était une des prétentions des alchimistes. Störck doit être loué d'employer ici la forme interrogative.

Il pose ainsi la question de la supériorité des végétaux qui était la thèse antique, oubliée à la suite de Paracelse. Störck ne s'est occupé que des plantes, et l'ouvrage de Murray devait leur être exclusivement consacré.

(3) C'est avec une certaine complaisance que Störck revient toujours sur l'amélioration définitive et durable de la santé chez les guéris de la ciguë, pour bien montrer qu'il ne s'est pas agi d'un traitement palliatif, en même temps qu'il insiste sur l'absence d'accidents consécutifs imputables au médicament. Il tient à cœur de justifier sans cesse le titre de ce traité : que le médicament peut être donné sans danger. *Primo non nocere.*

(4) Voir page 200.

(5) Le bon sens de Störck, qui est la qualité dominante de son esprit, s'est bien rendu compte de l'objection faite à tous les médicaments

par le vulgaire des médecins, à savoir qu'un médicament ne guérit pas toujours. Aussi dans tous les temps, et surtout dans le nôtre, les remèdes sont-ils, suivant une sorte de roulement périodique, vantés à l'excès, puis délaissés tour à tour. Aujourd'hui même, le vulgaire, sur ce point, c'est pour ainsi dire tout le monde.

Mais Störck auquel il n'a manqué, pour devenir chef d'école, que d'avoir su secouer les préjugés de son temps (et ses relations avec Van Swieten étaient trop intimes pour qu'il le pût), avait parfaitement saisi les deux raisons qui font qu'un médicament ne guérit pas toujours tous les cas d'une série plus ou moins analogue : 1° l'*indication*, plus ou moins bien connue ; 2° la *résistance propre* de certains malades. Quiconque aura lu attentivement le texte sera édifié à ce sujet.

Comment se fait-il donc que ces vérités d'observation ne soient pas monnaie courante ?

Il n'y a d'autre explication du fait que la voie où est toujours engagée la thérapeutique : vouloir modifier, redresser les fonctions troublées par l'intervention directe, et de sens contraire, d'un médicament dont l'action physiologique doit nécessairement avoir reçu au préalable une interprétation hypothétique. Si cette prétention était exacte, l'effet thérapeutique ne devrait-il pas, en effet, se produire aussi constamment que les troubles par exemple qui suivent, dans les vivisections, le pincement ou la section d'un nerf ? Une pareille méthode engendre fatalement l'idée d'effets constants, à tel point que les médicaments les plus utiles, merveilleux même si vous voulez, ne peuvent trouver grâce devant des esprits ainsi façonnés.

Qu'en résulte-t-il ? Pour ceux qu'on est convenu d'appeler les bons esprits : le *scepticisme*. Pour les autres : un travail de Sisyphe, un recommencement perpétuel, quelque chose que l'on pourrait appeler « *grandeur et décadence alternative des médicaments* ».

Beaucoup de grands médecins cependant avaient entrevu, STÖRCK avait vu et Hahnemann a établi sur la base inébranlable de l'expérience, la *méthode thérapeutique positive*.

(6) Certainement l'*aconit* a pris dans notre école une grande place, et il est un médicament capital. Mais il est remarquable que les deux indications qui lui sont ici assignées par STÖRCK : les ulcères et les arthrites rhumatismales ou goutteuses, nous soient non seulement peu familières, mais presque inconnues.

(7) Résumé des Observations de l'Appendice

1. Tumeur utérine (?). — Tubercules douloureux du vagin. — Guérison par le *bouillon* de ciguë.

2. Suppression des regles, vertige congestif : guérison avec 72 grains d'extrait.

3. Suppression des règles, avec lumbago : guérison en 24 heures.

4. Prurit ano-génital, et aux plis articulaires : guérison en un mois.

5. Rectite, vaginite, avec indurations sous-cutanées : guérison en 4 mois.

6. Ulcérations scrofuleuses très étendues de la face et des membres : guérison.

7. Ulcère chez un vieillard ; affaiblissement de la vue et débilité générale : guérison. Rechutes nombreuses de la faiblesse de la vue et de la débilité : guérison.

8. Cécité depuis plusieurs années, sans autres détails : guérison.

9. Amaurose parfaite depuis 20 ans : guérison complète.

10. Cachexie scorbutique : guérison en 5 mois ; colique, lorsque l'on donnait plus de quatre grains d'extrait de ciguë.

11. Toux chronique, avec anxiété et dyspnée : guérison en quelques semaines.

12. Epilepsie (?) : guérison en six mois.

13. Un cancer (?) du sein ; pas de détails : guérison.

N. B. Nous présenterons à la suite du Traité suivant (*Petit traité dans lequel sont continuées les expériences*, etc..), un résumé général des observations de Störck sur la ciguë.

PETIT TRAITÉ

Dans lequel sont continuées les expériences et les observations au sujet de ses nouveaux médicaments

PAR

ANTOINE DE STÖRCK

PRÉFACE

Dans les livres précédents, j'avais promis de publier mes travaux, à mesure que je découvrirais de nouveaux remèdes tirés des plantes vénéneuses. Dès aujourd'hui, par conséquent, quelques-uns des médecins instruits qui me lisent s'attendent à une publication de cette nature. Mais cette tâche n'a pu encore être accomplie : les longs et fréquents déplacements de la cour m'ont en effet tenu longtemps éloigné de mes malades, en interrompant mes observations. J'ai été arrêté en outre par une maladie grave et prolongée, qui avait abattu mes forces au point de me contraindre, pendant plusieurs mois, de laisser presque entièrement de côté toute étude sérieuse.

Des expériences thérapeutiques ont cependant été commencées avec deux plantes : essais sur des chiens et applications variées sur moi-même. Je ne puis toutefois apporter encore de conclusions définitives sur leurs propriétés et leur emploi à l'intérieur (1).

Néanmoins, je n'ai laissé échapper aucune occasion (dans la limite du possible) de renouveler les expériences et de recueillir de nouvelles observations sur les médicaments que j'ai proposés antérieurement. Ce sont elles que je vais passer en revue dans le présent opuscule et que je communique aux savants en toute sincérité.

En ce qui me concerne, je suis sans crainte, bien que plusieurs confrères m'aient assez rudement maltraité, moi et mes médicaments. Je passe leurs attaques sous silence, sans en être troublé ni retardé; car je n'écris que pour ceux qui aiment leur art et ses progrès, qui ont l'esprit droit et dépourvu d'envie, la passion la plus honteuse qui se soit élevée entre médecins !

Je ne cherche querelle à personne, et n'ai point bec et ongles pour défendre mes médicaments. J'aime la paix, et n'ai à cœur que le salut des malades, ainsi qu'il est du devoir d'un honnête homme. De mes découvertes je n'attends pas de profit et ne souhaite pas de gloire, me contentant de me réjouir et de me féliciter en silence, lorsqu'il en résulte quelque bien pour les malades. C'est là tout ce que je désire, demande et ambitionne.

Je n'ai point grossi cet opuscule des observations recueillies dans mon hôpital, quelque nombreuses et intéressantes qu'elles aient été, parce que je les ai rarement suivies moi-même cette année et que le très savant Docteur Collin s'en est seul occupé.

---

(1) Les médicaments qui seront étudiés dans les Traités suivants sont la *Clématite* et le *Dictame blanc* (1769, c'est-à-dire 4 ans plus tard), enfin la *Pulsatille* (1771).

DE LA CIGUË

—

CHAPITRE Ier.

Par *mes nouveaux médicaments*, j'entends ceux qui n'étaient autrefois admis à l'usage interne que rarement ou pas du tout, leurs propriétés et leur manière d'agir étant inconnues ; mais dont aujourd'hui, grâce à mes expériences souvent répétées et fidèlement rapportées, on peut dire qu'ils peuvent être administrés aux malades en toute sécurité et leur procurer des effets salutaires.

Ce sont la *Ciguë*, l'*Aconit*, le *Colchique*, la *Jusquiame*, le *Stramoine*.

Quels que soient les auteurs spéciaux que nous consultions, nous les trouvons partout rangés dans la classe des plantes vénéneuses. Cependant des observations toujours concordantes nous apprennent aujourd'hui que ces plantes, convenablement préparées et données aux malades, non seulement ne nuisent en aucune façon, mais guérissent fréquemment des maladies rebelles aux autres remèdes ; d'où il résulte que l'on doit les décrire dans la classe des substances médicamenteuses.

Plus on découvre de médicaments, plus l'art de guérir devient parfait, facile et simple ; le médecin n'est pas contraint d'avouer aussi souvent son impuissance dans les maladies chroniques, et les patients ne succomberont pas en aussi grand nombre, abandonnés à leur sort. Nous déclarons, en effet, beaucoup de maladies incurables, parce que nous ne connaissons pas de médicaments capables d'en triompher.

Le tout-puissant et adorable Créateur prévoit tous les fléaux, toutes les maladies de l'homme ; aussi bien a-t-il créé

tant de milliers d'espèces de plantes, dans le but de lui venir
en aide. Mais il est besoin de toute l'industrie humaine, de l'observation attentive, d'expériences fréquemment répétées avec
des précautions infinies, avant de découvrir pour quel motif on
doit les employer, quelle est leur action et à quel genre d'affections elles conviennent sûrement. Il ne paraît pas impossible d'accomplir cette tâche : pour cela, il faut du temps, ainsi
que le concours du travail et des recherches assidues des médecins instruits (1).

Il n'est pas aussi difficile de déterminer et de classer les plantes inoffensives ; car il est permis de les essayer impunément
sur soi-même, de les donner aux malades, de sorte que leurs
propriétés et leurs effets soient promptement mis en évidence.
Mais on éprouve plus de difficultés et de péril à étudier les plantes suspectes et vénéneuses ; parce qu'il n'est pas licite d'en
faire usage pour les malades, avant que l'on ait rigoureusement défini sous quelle forme et à quelle dose on peut les administrer, sans aucun dommage.

Instituer des expériences périlleuses chez l'homme, c'est se
rendre coupable d'homicide, au même titre que si on l'assas-
sinait avec le glaive. C'est pourquoi de premiers essais sur les
animaux sont commandés par la raison et l'amour du prochain. J'ai toujours fait choix de chiens de petite taille, n'usant
au début que d'une très petite dose, l'augmentant graduelle-

(1) Nous avons déjà bien des fois rebattu ce point historique, à savoir que Störck a parfaitement compris — et des premiers — le but de
la *thérapeuthique expérimentale*, à l'encontre du but hypothétique
trop souvent poursuivi jusqu'alors, et encore en faveur aujourd'hui :
Etude préalable sur l'homme sain, étude sur les malades. Nous savons
seulement que, nonobstant la connaissance qu'il avait de la *loi de similitude*, il recherchait surtout sur l'homme sain (lui-même) une *forme
inoffensive* du médicament et la *dose maniable*, comme on dit de nos
jours. A Hahnemann était réservée la gloire de comprendre la nécessité
de la détermination des *effets physiologiques* des médicaments, et d'accomplir lui-même la plus grande part de cette tâche colossale.

ment chaque jour, tant que l'animal la supportait sans peine.
Pendant que j'évite chez lui les perturbations violentes et brus-
ques, sans avoir besoin d'aller plus loin, je prends moi-même
une très petite et presque insensible partie de la substance et
j'augmente peu à peu la dose, jusqu'à production d'un effet
quelconque. C'est à l'aide de ces tâtonnements progressifs
qu'il m'a été donné d'opérer en toute sécurité.

Les changements opérés et les effets obtenus ainsi sur moi-
même me permettent de conclure à quelle maladie tel ou tel
remède serait utile. Sur le malade, j'ai constamment débuté
aussi par une quantité minime, en élevant celle-ci jusqu'à détermination de l'effet recherché. Lorsqu'il m'est arrivé de constater l'intolérance chez un sujet donné, j'ai suspendu tout aussitôt ; et de la sorte, je n'ai fait de mal à qui que ce soit.

C'est en faisant attention à tous les symptômes, à toutes les
modifications, en s'adonnant à l'observation minutieuse, fidèle
et multipliée des effets médicamenteux que les usages d'un
médicament s'étendent d'eux-mêmes et que l'on découvre peu
à peu les maladies diverses dans lesquels il peut être employé
sûrement, aussi bien qu'avec les meilleurs résultats.

CHAPITRE II.

On doit regretter, au plus haut point, que beaucoup d'apothicaires et de médecins aient employé, pour leurs essais, un
mélange de diverses sortes de plantes, au lieu et place de la
ciguë vulgaire. Ils en attendaient les effets que j'ai attribués à
la ciguë, et ont été trompés dans leur attente.

On m'a adressé, en effet, de plusieurs pays, différentes espèces de ciguë qui, préparées par les procédés exacts que j'ai
institués, ont été administrées à des malades avec persévérance,
sans qu'ils accusassent de changement appréciable dans les maladies pour la guérison desquelles j'ai recommandé ce remède.
Cela ne m'a point étonné, un examen attentif m'ayant fait

constater qu'il ne s'agissait pas de la vraie ciguë. L'erreur a été
commise en Angleterre, en Hollande, en France, en Italie, en
Prusse, en Silésie, en Bohême et même en Autriche. Il en est
résulté que le médicament a perdu beaucoup du renom qu'il
mérite.

De là aussi sont nées des discussions, et de part et d'autre on
en est venu aux mains. Les uns ont dénié toute efficacité au
médicament (1) ; d'autres sont restés dans le doute ; d'autres

(1) Le lecteur sait que de Haen, professeur de cette célèbre Université
de Vienne, comblé par Van Swieten, fut le plus acharné des détracteurs
de Störck et que Van Swieten ne le lui pardonna pas. L'indépendance
qui nous a guidé dans la discussion des faits avancés par notre auteur,
nous faisait une loi de laisser à peu près de côté la question historique, au grand avantage de la clinique rétrospective. Il est utile toutefois d'indiquer à ceux que la polémique ardente du temps pourrait in-
téresser, deux très intéressants opuscules assez difficiles à rencontrer
dans les Bibliothèques. Nous avons déjà cité l'un d'eux sous un de ses titres ; car il en a porté plusieurs, dans ses éditions successives : *Antonii
de Haen* Epistola de cicuta (à Balthazar Louis Tralles), *Naples*, Porcelli
1778 ; *Antonii de Haen* Ad sibi communicatas observationes uratisla-
vienses de cicuta Responsio, *Naples*, Porcelli 1779 ; sans compter les
éditions antérieures, la lettre portant la date de février 1765.

L'autre opuscule est une réponse anonyme à cette réponse, et elle est
intitulée : Alethophilorum quorumdam viennensium Elucidatio necessa-
ria Epistolæ de Cicuta, quam celeberrimus Haenius scripsit ad ce-
leberrimum Tralles, *Naples*, Porcelli, 1778. Je n'ai du moins entre les
mains que cette édition. Le style de ces médecins *amis de la vérité* n'est
pas moins vif que celui du pamphlet auquel ils répondent : « *Invidia
medicorum pessima.* »

Il faut tout d'abord convenir, aujourd'hui que ces passions violentes
ont fait place, depuis plus d'un siècle, à d'autres non moins ardentes,
que la critique de de Haen porte souvent juste, et ne s'est perdue que
par son exagération. Le polémiste viennois part d'un fait que nous avons
nous-même péremptoirement démontré, après *Milcent*, à savoir que
les cancers guéris par Störck et ses élèves ne sont pas des cancers. Il est
juste cependant de tenir compte à Störck de la confusion des mots *squirrhe* et *cancer* qui, quoi qu'ait dit son antagoniste, n'étaient de leur temps
nullement synonymes : la collation des textes suffit à le faire voir. Mais
de là à nier l'efficacité de la ciguë pour la guérison d'une foule de maladies, des adénites scrofuleuses par exemple, il y a loin, et de Haen cesse
d'être sérieux, quand il attribue ces guérisons à la marche naturelle.
Les cures qu'il cite de tumeurs ganglionnaires, d'éléphantiasis, avec des

ont attribué les divergences à la diversité des climats; d'autres enfin, convaincus par les expériences, ont continué à soutenir que la ciguë est un remède extrêmement utile.

lotions de décoction de mauve, de lavande, des cataplasmes, sont des unités qu'on ne peut opposer aux nombreuses observations de Störck. Mais de Haën a raison encore d'insister sur les dangers de l'administration inconsidérée du médicament : il relate des cas d'empoisonnement (forme socratique : « *Socraticum per artus gelu...* »). Nous avons constaté, en effet, que Störck lui-même a eu des accidents : son idée préconçue de l'innocuité absolue de la ciguë l'a empêché de les voir.

De Haën donc a mauvaise grâce à s'étonner du froid accueil que firent ses compatriotes à ses critiques outrées. Il en conçut une vive amertume qu'il exhale en termes lyriques à la fin de sa lettre: «.... *Odium me inique persequitur, calumniæ impune lacerant, et omne deserit tutamen. Vivo nihilominus, et tranquillus omnipotentis in sinu recumbo....* »

Tant de stoïcisme était bien fait pour exciter la verve des « *Amis de la vérité* », dans leur réponse qu'ils terminaient ainsi : « *Interim tamen non turbabimur Haenium in Sacratissimo hoc azylo, in quo olim recumbere datum fuit soli dilecto Christi discipulo.*

Requiescat in pace. »

Ils avaient commencé par cette adaptation de trois vers de Perse :

> .... *Quò deinde insane ruis ? Quò ?*
> *Quid tibi vis ? Calido sub pectore mascula bilis*
> *Intumuit, quam non extinxerit urna* Cicutæ.

Quelques traits d'esprit n'empêchent pas ces .....*confrères* d'avoir la dent féroce et de mordre cruellement. Il vont évidemment trop loin en accusant de Haën de mauvaise foi, la passion étant, hélas ! bien suffisante pour expliquer son cas. Cette passion même — remarque bien humaine — était excitée par le calme et la bonté dont Störck ne se départit jamais, ne cessant d'avoir pour son contradicteur la même déférence qu'il avait auparavant : « *Haenium semper laudavit, nec unquàm mentis suae emotionem contra ipsum monstravit* », tandis que Van Swieten dut souvent intervenir pour arrêter la violence de de Haën, dans son enseignement public. Je rappelle ces faits très connus, pour mieux mettre en relief le grand et beau caractère de Störck.

Nous extrairons, pour finir, une seule anecdote du pamphlet des « *Amis de la vérité* » : elle expliquera pourquoi notre critique n'a pu utiliser des documents historiques aussi mouvementés. L'affaire dont il s'agit faillit avoir pour de Haën des suites autrement graves que celles que l'on réserve d'ordinaire aux mauvaises plaisanteries.

Une femme de 33 ans, dont l'histoire n'a pas été rapportée dans le

Telle est la première et plus grande faute qui a entravé, au plus haut point, les progrès de la question : dans les mêmes lieux, on trouve également des plantes analogues qui, au premier aspect, paraissent semblables ou identiques. On les cueille sans discernement, pour préparer le suc et l'extrait ; mais lorsqu'on les donne aux malades, on n'en obtient qu'un résultat médiocre, tardif, quelquefois nul. Toutes ces herbes croissent pêle-mêle, ainsi que je l'ai bien des fois observé en Hongrie, en parcourant les vallées et les alentours des lieux habités : j'ai parfois hésité moi-même, à un premier examen.

Si on a des raisons de douter, il faut déposer la plante cueillie dans une pièce assez chaude, jusqu'à ce qu'elle commence à se flétrir et à se dessécher ; si alors elle repand une odeur fétide de souris, c'est que vous avez la vraie ciguë. Voici un procédé plus simple encore. Ecrasez quelques débris de feuilles entre les doigts : quelques minutes après, ils seront imprégnés de la même odeur.

Traité du colchique (lequel s'imprimait dans le moment), affectée d'*Ictère* avec *ascite énorme*, ava't été envoyée à l'hôpital par *de Haën* lui-même, et suivie par *Van Swieten*. Elle guérit en peu de jours avec le colchique, après un abondant flux d'urine. Mais après sa sortie de l'hôpital, voici que le bruit se répand que le public médical a été le jouet d'une comédie, que la malade a été délivrée, non par un flux d'urine, mais par la paracentèse. De Haën affirme tenir cette assertion de la patiente elle-même et dénonce à la Cour la supercherie. Grand émoi dans ces hautes régions, où les choses de la médecine étaient alors en grand honneur, et le sujet de ces querelles, qui avait des raisons de se cacher en effet, demeurait introuvable. On découvre enfin la fugitive. On l'interroge devant un notaire et les témoins de rigueur : enquête solennelle, ainsi qu'on le voit ! Et elle avoue qu'elle n'a jamais subi la paracentèse, que si elle l'a laissé croire, c'était pour plaire à de Haën qu'elle savait flatter ainsi, dans son intérêt propre, attendu que ce savant professeur lui avait souvent donné des secours en argent. L'aréopage, contrôlant ces déclarations, ne put constater de cicatrice de ponctions. De Haën avait donc été victime de son zèle, sans qu'on pût prouver sa mauvaise foi. Mais l'impératrice, fort irritée, ne parlait de rien moins que de le déférer aux juges et de le faire condamner comme calomniateur, quand ses collègues, suffisamment vengés, intervinrent et arrêtèrent les poursuites. Décidément de Haën n'avait pas le beau rôle.

Cette odeur de souris est donc la caractéristique de la vraie ciguë, et tout le monde pourra le vérifier. Fait-elle défaut? Il ne s'agit pas de la plante véritable, malgré la similitude des caractères botaniques, aux yeux des observateurs peu exercés. Mais plus l'odeur sera forte, plus la plante sera active, et il serait difficile de trouver un criterium plus simple. Chacun de nous a besoin d'être assuré qu'il emploie la même espèce et que les préparations en sont légitimes. Si alors les expériences sont régulièrement instituées avec les précautions nécessaires, on aura des observations dignes de foi, prêtant à des conclusions utiles.

Il importe maintenant de rechercher sous quelle forme donner la ciguë?

Après avoir tout d'abord proposé uniquement l'extrait bien préparé, j'ai reconnu, dans des essais ultérieurs, que l'on pouvait aussi bien s'adresser à la plante entière et, pour ainsi dire, sans préparation. Aux personnes qui se refusent à prendre l'extrait, on se trouve quelquefois bien de prescrire l'infusion ou la décoction. Avec l'herbe fraîche, on prépare une conserve dont les propriétés restent intactes:

> R. Ciguë fraîche et succulente........... 1/2 livre
> Sucre blanc pulvérisé................ 1 livre

Mêlez et triturez avec soin, dans un mortier de marbre, pour faire une conserve.

On prépare également un sirop:

> R. Suc de ciguë récemment exprimé... 1 livre 1/2
> Sucre blanc................ 2 livres

Mêlez et faites cuire dans un vase de terre, à feu doux et en consistance de sirop.

J'ai employé aussi la poudre de feuilles, avec d'excellents résultats, et sans aucun danger.

On fait encore une eau distillée très odorante, parfois plus efficace, pour guérir les ulcères très graves, que la décoction, l'infusion ou quelque autre médicament que ce soit. C'est notre illustre professeur de chirurgie *Leber* qui en a fait les premiers

essais et en a confirmé l'efficacité par des expériences multipliées.

Enfin, il est possible de préparer une huile qui sert aux onc-
tions et aux frictions :

R. Ciguë fraîche concassée............) à à 1 livre
   Huile d'olive.....................)

Mêlez et faites cuire à feu doux jusqu'à consommation de l'eau, puis
exprimez l'huile.

CHAPITRE III

Obs. I (1).

Une dame noble portait depuis longtemps, à la mamelle, un
squirrhe un peu plus gros qu'un œuf de poule. Indolent au début, il était devenu le siège de si grandes douleurs pongitives
que la malade, avec raison, redoutait un cancer. On ignorait la
cause du mal. Cependant cette dame était dans un état cachectique, amaigrie et sans appétit : elle avait perdu tout repos d'esprit.

Je lui prescrivis de prendre des pilules composées uniquement d'extrait de ciguë. Sous leur influence, l'appétit et la
gaîté revinrent bientôt, et en peu de mois, toute tumeur avait
disparu.

Voici plus d'un an que cette dame jouit d'une excellente santé, et qu'elle tourne en ridicule les gens qui prétendent que ces
pilules sont dangereuses.

Obs. II.

Une femme de la campagne était affligée d'un cancer très
fétide, qui s'étendait de la racine à l'aile gauche du nez, et occupait la totalité de la paupière inférieure du même côté. Le
squelette du nez était dénudé ; les bords de l'ulcération se mon-

(1) Les observations sont assez courtes pour que nous puissions donner désormais le texte intégral de Störck, traduit littéralement.

traient inégaux, indurés, sillonnés de veines volumineuses et tout à fait douloureux.

Le mal était si horrible d'aspect et d'une odeur si insupportable que les voisins s'éloignaient déjà de cette malheureuse : personne ne voulait plus s'asseoir à sa table.

En vain employa-t-on de nombreux remèdes : quand elle fut abandonné de tous, elle vint me trouver. Je lui prescrivis des pilules de ciguë, et lui recommandai de laver exactement, matin et soir, les parties affectées avec la décoction de la plante, de prolonger la lotion assez longtemps, puis d'appliquer un emplâtre de ciguë.

Dans l'espace de trois mois, le rétablissement fut complet, malgré la mauvaise saison, malgré le froid qu'elle ne put éviter, à cause de son excessive pauvreté, sans avoir interrompu un instant le travail pénible auquel elle était condamnée pour vivre (1).

Obs. III.

Un enfant de deux ans et demi fut pris, il y a huit mois, de la variole. Après qu'il en eût triomphé, les articulations du pied devinrent gonflées, rouges et extrêmement douloureuses, de sorte que tout mouvement était impossible.

Ce fut ensuite le tour des os eux-mêmes qui se couvraient d'exostoses, d'ulcérations fétides, telles qu'on en observe habituellement dans le spina-ventosa. C'est avec les purgatifs, et les remèdes qui passent pour purifier le sang, que les médecins

(1) La méthode qui consiste à rejeter en bloc les observations anciennes, quand un diagnostic exact ne peut être établi rétrospectivement, est-elle juste et utile? Non pas à notre avis. La guérison d'une *ulcération* grave, *quelle qu'elle soit*, est toujours un fait remarquable : à la clinique moderne de spécifier l'indication, par des recherches ultérieures, si elle le peut. S'agit-il ici de syphilis? Je ne sais. Mais je pense que la ciguë a pu, comme plusieurs autres médicaments, guérir des accidents tertiaires.

s'efforcèrent de combattre le mal; mais l'enfant s'émaciait de plus en plus, devenait cachectique, sans que les ulcères fussent améliorés ni la tuméfaction diminuée. Enfin, la mère éplorée sollicita mes conseils.

Je fis faire, pendant le jour, des fomentations avec les préparations de ciguë, tandis qu'on appliquait, la nuit, un emplâtre de ciguë et qu'on donnait, à l'intérieur, la mixture suivante:

R. Extrait de ciguë .... 1/2 drachme.
Sirop de manne................ 2 onces
Eau de fleurs de sureau 6   »
Mêlez.

A prendre une cuillerée toutes les trois heures.

Comme la dose de ciguë était admirablement supportée, je la portai par la suite à une drachme entière pour la même quantité de mixture, et recommandai d'en donner une cuillerée toutes les deux heures.

En six mois, ce seul médicament fit disparaître la tumeur, résoudre les exostoses, séparer les fragments osseux cariés, cicatriser les ulcérations, pendant que reparaissait la couleur naturelle de la face et que les forces reprenaient. En même temps, la mobilité de toutes les articulations du pied se rétablit, et la santé ne laissa plus rien à désirer (1).

Obs. IV.

Une blanchisseuse avait, depuis plusieurs mois, le sein tout à fait dur ; puis il commença à rougir, les veines devinrent volumineuses, et il se fit cinq ulcérations profondes, à bords in-

(1) Même remarque que pour l'obs. précédente sur le défaut de précision du diagnostic: arthrite suppurée du pied? On sait les ressources de guérison, même spontanée, des affections de ce genre chez des jeunes enfants. Mais l'influence heureuse de la ciguë ne semble pas niable. Nous l'avons constatée nous-mêmes dans des cas analogues.

durés, inégaux, douloureux, tandis que s'écoulait un ichor
fétide et très abondant. Les emplâtres et les médicaments divers, dont usa la malade, ne firent qu'exaspérer les douleurs
et aggraver les ulcérations.

D'après mes conseils, elle prit des pilules de ciguë, pansa les
ulcères avec des compresses imbibées de décoction de ciguë et
des emplâtres de ciguë. Par ce moyen, le mal s'améliora
peu à peu, l'induration disparut, les plaies se cicatrisèrent : de
sorte qu'au huitième mois, le sein était revenu à l'état naturel.
Durant la cure, on lui avait administré de temps à autre un
purgatif (1).

Obs. V.

Un homme, de plus de trente ans, était affecté, tant à la
bouche qu'au gosier, d'ulcérations de fort mauvais aspect, serpigineuses, qui s'étendaient en largeur et en profondeur, au
point que le voile du palais était perforé en plusieurs endroits.
De nombreux gargarismes et décoctions, les mercuriaux
même avaient été employés jusque-là, sans obtenir de soulagement.

Après examen du malade, je lui conseillai de boire, trois
fois par jour, une tasse d'infusion saturée de ciguë et de se
gargariser toutes les trois heures avec une infusion semblable
additionnée d'un peu de miel rosat.

Bientôt la déglutition devint plus aisée, la voix, auparavant
cassée et peu intelligible, se fit claire et distincte. Peu à peu,
les ulcérations se détergèrent et se comblèrent, et le rétablissement complet ne demanda que quatre semaines. On ne donna qu'un seul purgatif de cinq onces de l'eau purgative de la
Pharmacopée de Vienne (2).

(1) Les ulcérations multiples indiquent une affection tout autre que
le cancer, sur le diagnostic duquel *Storck*, éclairé par la critique,
semble être devenu beaucoup plus réservé.

(2) Suivant toute vraisemblance, lupus scrofuleux du pharynx et du
voile du palais. Guérison remarquable, à retenir.

Obs. VI.

Une servante, de 27 ans, souffrait d'aphthes fort graves dans toute la bouche, sur la langue et jusque dans la gorge. Remèdes internes et externes, moyens de toutes sortes les plus efficaces en semblable occurence, à si haute dose et pendant si longtemps qu'ils fussent employés, tout avait été inutile.

Aussi j'ordonnai de bassiner, trois fois le jour, les exulcérations avec du miel rosat, dans lequel on faisait dissoudre, par chaque once, une drachme et demie d'extrait de ciguë. Ce traitement excita une brûlure intense, mais fit disparaître en peu de temps l'apparence couenneuse des aphthes, les détergea entièrement, de façon qu'en peu de jours, la cicatrisation fut complète et générale. A l'intérieur, la malade ne prit que deux purgatifs antiphlogistiques.

Obs. VII.

Une autre servante, âgée de 23 ans, portait, depuis deux ans, des deux côtés du cou, sous les aisselles, et dans les deux seins, des tumeurs tout à fait dures et de diverses grosseurs. Au début, elle négligea cette affection, jusqu'à ce que voyant le volume augmenter sans cesse, et les douleurs s'y joindre, elle fut forcée de demander conseil de tous les côtés. Malgré tout, bien loin que les tumeurs disparussent, plusieurs d'entre elles vinrent à s'ulcérer, en donnant un ichor repoussant, formant des lambeaux décollés, tuberculeux (1), violacés : la malade ne pouvait mouvoir le bras qu'au prix de souffrances excessives.

Elle tomba ensuite dans un état cachectique extrême, avec suppression des règles, inappétence, diarrhée, œdème des

(1) *Tuberculeux* n'implique nullement le sens anatomique moderne. C'est la traduction de *tuberosus* : littéralement *qui a beaucoup de saillies, plein de bosselures*.

pieds, palpitations du cœur, faciès jaune et flétri. Je prescrivis, dans ce cas, les pilules suivantes :

R. Extrait de ciguë................. 7 drachmes.
Masse pilulaire.................. 1 drachme.
Mêlez et faites des pilules de 4 grains.

A prendre trois à la fois, trois fois par jour, en buvant par-dessus une tasse d'infusion de rue.

Par ce seul traitement, le ventre se resserra, l'appétit reparut. Dans l'espace de cinq semaines, la coloration normale de la peau revint, le gonflement des pieds diminua, les forces s'accrurent, les tumeurs squirrheuses commencèrent par devenir mobiles, puis de moindre volume, tandis que les ulcérations donnaient du pus de bonne nature, que leurs bords s'égalisaient et que la douleur disparaissait sans retour.

Avant la fin du quatrième mois, le flux menstruel reparut. Toutes les fonctions étaient parfaites, il ne restait à peine de trace des tumeurs. La cure fut ainsi accomplie en peu de temps, et la santé complètement rétablie (1).

Obs. VIII.

Un homme de 43 ans languissait depuis longtemps, tourmenté par des douleurs dilacérantes dans toutes les articulations ; la face, en outre, était altérée, terreuse; on voyait, au côté gauche du cou, une tumeur dure, du volume d'un œuf d'oie, et le cuir chevelu était couvert d'un certain nombre de tubercules indurés, exulcérés, suintant une sérosité âcre et mordante. Les décoctions variées, continuées fort longtemps, les purgatifs combinés avec les mercuriaux, les antiscorbutiques se montrèrent sans effet, de même que les remèdes externes n'apportaient aucun soulagement.

Quand il se fut confié à mes soins, je lui conseillai unique-

(1) Scrofule ganglionnaire grave, avec cachexie profonde. Guérison frappante.

ment l'extrait de ciguë, et une décoction de racine de bardane ;
et je lui fis prendre un purgatif tous les quatorze jours. Ainsi
disparurent les tumeurs, se cicatrisèrent les ulcérations, les
membres furent délivrés des douleurs, les forces se restaurèrent,
si bien qu'en deux mois et demi la santé fut parfaitement rétablie (1).

Obs. IX.

Un homme âgé de 32 ans, s'était aperçu, depuis plusieurs
années, de l'affaiblissement de sa vue : enfin, il ne lui fut plus
possible de distinguer les objets ni les couleurs. Les deux pupilles étaient très dilatées. Par ailleurs, on ne découvrait aux
yeux aucun défaut. Les résolutifs, les laxatifs, les pédiluves, pas
plus que les vésicatoires, etc., ne mirent aucun obstacle aux
progrès du mal. Je conseillai donc l'extrait de ciguë.

Pendant trois semaines, le malade n'en ressentit aucun effet ;
mais il éprouva plus tard des douleurs lancinantes dans les
globes oculaires, perçut fréquemment des étincelles et put enfin, par intervalles, mieux distinguer les objets. Mais bientôt
après, la vue redevint aussi troublée qu'auparavant, et très affaiblie.

Cependant, la cinquième semaine, l'amélioration était générale, les élancements n'étaient pas aussi fréquents, les pupilles
étaient beaucoup plus mobiles et plus contractées. Dans l'espace de cinq mois, et en continuant le même médicament seul,
la vue se rétablit intégralement, et les pupilles étaient revenues à l'état naturel (2).

(1) On verrait volontiers, dans ce cas, des accidents syphilitiques. La
preuve manque, il est vrai. Mais quelques faits sont de nature à appeler
l'attention sur l'utilité de la ciguë dans certaines syphilis.

(2) Nous ne dirons rien ici, regardant comme oiseuse toute discussion
sur des éléments aussi incomplets pour le diagnostic. On peut tout admettre, même la guérison naturelle.

Obs. X.

Chez un autre malade, affecté tout à fait de la même maniè-re, dont les bulbes oculaires étaient déformés, protubérants et acuminés, le même extrait de ciguë fut employé fort long-temps, mais sans aucun changement ni en bien ni en mal (1).

Obs. XI.

Un enfant de douze ans avait, à l'œil gauche, la pupille dé-mesurément dilatée. Dans son champ, était fixé un corps jaune bleuâtre, demi-transparent, arrondi, et de ce côté la vision était tout à fait abolie. J'essayai ce que la ciguë pourrait faire dans un cas pareil.

Pendant presque trois semaines, il ne se produisit aucune modification. Mais ensuite le petit malade sentit, une demi-heure après avoir pris le remède, une grande pulsation dans l'œil et une violente douleur, en même temps que le corps étranger se resserrait de façon à faire saillie au devant de la pupille. Ce phénomène durait plusieurs minutes, après quoi tout s'apaisait ; mais le mal n'était en rien modifié. Le même mouvement se reproduisit chaque jour, dans les mêmes con-ditions durant deux mois, et comme l'affection n'était point améliorée, je supprimai le médicament.

Toutefois le petit garçon, qui était cachectique et amaigri, était devenu vigoureux. Il reprit un teint excellent, sans avoir rien gagné du côté de la vue (2).

(1) Le diagnostic est ici plus probable, et Störck semble avoir eu af-faire à un *glaucôme* à une période avancée et irrémédiable. Rien n'est moins évident que la similitude indiquée avec le cas précédent.

(2) Il s'agit vraisemblablement d'une sub-luxation du cristallin resté engagé dans l'ouverture pupillaire. Le phénomène pathogénétique noté était produit par une contraction pupillaire énergique et de courte du-rée, dont l'effet était d'étrangler momentanément le cristallin. On sait, depuis les travaux de *Martin Damourette* et *Pelvet* (loc. cit.), que le

Obs. XII.

Un jeune garçon de dix ans était affecté de spina-ventosa à
la main et au pied du côté gauche. Au pied, existait déjà une
ulcération de mauvais aspect. Mais à la main, c'était un gonflement de couleur livide et très douloureux, non encore ouvert.

A l'extérieur, j'appliquai un emplâtre de ciguë, et à l'intérieur j'eus recours à l'extrait.

Un long temps s'écoula sans aucun changement. Enfin cependant, la tuméfaction diminua à la main, l'ulcération du
pied prit à sécréter du pus de bonne qualité, et il se détacha
quelques petits fragments osseux. Je persévérai, en augmentant la dose, de sorte que peu à peu on en vint à donner, par
jour, quarante grains d'extrait de ciguë.

De cette manière on vit, en quinze mois, disparaître le gonflement de la main, l'ulcération du pied se couvrir d'une cicatrice solide, et tout revenir à l'état naturel. On purgea plusieurs
fois le petit malade. Par ailleurs, aucun autre médicament ne
fut employé. C'est l'emploi continu et obstiné du même médicament qui semble avoir triomphé de cette affection rebelle (1).

Obs. XIII.

Un enfant de trois ans, portant les stigmates du rachitisme
à toutes les extrémités articulaires, ne pouvait à peine se tenir

resserrement de la pupille est l'effet *primitif* et passager des fortes doses
de ciguë, pour faire place à une dilatation plus durable. Ici le phénomène n'eut lieu qu'après l'accumulation du médicament pendant quelque temps.

(1) Nous nous sommes expliqué dans les Notes des Traités précédents
sur la signification donnée par Störck au mot *spina-ventosa* : affection osseuse avec tuméfaction. C'est un des cas de guérison très lente
que de Haën ne manquait pas d'attribuer à la marche naturelle. La cure
spontanée n'en est pas moins fort rare, et on ne saurait ni trop louer, ni
trop imiter la persévérance de notre auteur.

sur les jambes. Il était languissant et triste. Après qu'on eût tenté en vain tous les remèdes usités contre le rachitisme, je conseillai de lui donner, matin et soir, un **grain d'extrait de ciguë**.

Au bout de peu de jours, l'appétit était augmenté et la gaîté plus grande. J'augmentai alors la dose, pour donner deux grains le matin et autant le soir. Trois semaines plus tard, l'enfant marchait plus facilement et commençait à être plus solide sur ses pieds : aussi bien le gonflement des articulations était moins prononcé. Je prescrivis enfin quatre grains matin et soir. En s'en tenant à cette dose, le mal disparut tout à fait en six mois. Voici six nouveaux mois qu'il se porte bien, qu'il est joyeux et leste, et montre une bonne mémoire, alors qu'auparavant elle était fort mauvaise.

Obs. XIV.

Un homme, de trente et quelques années, vint me consulter pour une toux continuelle et une fièvre hectique, avec émaciation excessive. L'expectoration était fétide, gluante, jaune rougeâtre. Le cou était entouré de glandes squirrheuses. Des remèdes innombrables et de toute espèce lui avaient déjà été administrés. Le malade n'en avait pas moins empiré considérablement : nuits agitées, sueurs viqueuses, fétides, chute des forces.

Je me demandai si les poumons n'étaient point affectés de concrétions squirrheuses analogues à celles du cou, pour expliquer la marche maligne de la maladie. C'est pourquoi je donnai, matin et soir, neuf grains d'extrait de ciguë, en recommandant de boire à la suite une tasse d'infusion de véronique : on faisait prendre, la nuit, six grains de la masse pilulaire de styrax.

Dès le second jour, les crachats venaient plus facilement, et l'appétit semblait renaître. Dans l'espace d'un mois, les forces étaient beaucoup meilleures, les nuits calmes sans qu'il fût besoin de parégorique, les sueurs nocturnes avaient cessé, et les glandes du cou se résolvaient.

A peine le troisième mois de traitement était-il écoulé, que le malade avait déjà recouvré une bonne santé, l'intégrité de ses forces. Il put dès lors reprendre son travail (l'état de cordonnier), sans aucune gêne ni fatigue (1).

Obs. XV.

Une femme, de 28 ans, souffrait d'un ulcère de mauvais aspect et de carie de la jambe droite. Les chirurgiens et les médecins travaillèrent longtemps de concert à sa guérison, sans pouvoir l'obtenir. Lorsqu'elle vint me trouver, l'ulcère était très profond. Les bords étaient livides, inégaux, saignant au moindre attouchement, le fond laissait voir à nu l'os carié, rugueux et noir. Je donnai un purgatif de quinze grains de jalap et vingt grains de sel polychreste. Puis je prescrivis l'extrait de ciguë, et après avoir comblé l'ulcère avec de la charpie bien imbibée d'infusion de ciguë, je recouvris le tout d'un emplâtre de la même substance.

En quatorze jours, la face des choses était déjà améliorée ; bords moins saillants; pus, de fétide qu'il était, devenu de meilleure nature; os moins noir ; retour des forces. Au bout de trois semaines, je répétai le purgatif et continuai d'ailleurs le traitement. Durant la cinquième semaine, un grand fragment du tibia commençait à se détacher, et la plaie était détergée. La sixième, le séquestre osseux tombait : il avait deux pouces de long et un demi de large.

Je donnai encore une nouvelle purgation et, comme tout allait à merveille, je ne changeai rien aux médicaments. Il se détacha enfin quelques petites parcelles osseuses, et dans le cours du troisième mois, l'ulcère était radicalement guéri, la santé excellente.

(1) Fidèle à notre habitude de critique sévère et positive, nous n'insisterons pas sur les signes *extérieurs* de phthisie, et demeurerons dans une sage réserve sur le diagnostic, nous bornant à mettre en parallèle *l'apparence* fâcheuse de la maladie et la promptitude de la guérison.

Obs. XVI.

Un sexagénaire était violemment affecté de douleurs rhumatismales, par tout le corps. Les remèdes nombreux qu'il employa ne le soulagèrent en acune façon, et je lui donnai l'extrait de ciguë.

Il en prit neuf grains matin et soir et, par ce moyen, fut délivré en douze jours d'une maladie dont il souffrait depuis plusieurs mois.

Obs. XVII.

Une femme, de 31 ans, portait, depuis fort longtemps, dans l'hypochondre gauche, une tumeur arrondie, dure et mobile. Avant chaque époque menstruelle, elle y ressentait des douleurs considérables. Elle prit des bains et fit usage de divers médicaments résolutifs et désobstruants ; mais les douleurs en furent plutôt accrues que diminuées.

Je conseillai l'extrait, et l'application extérieure d'un emplâtre de ciguë. Quatorze jours plus tard, les règles faisaient leur apparition sans aucune douleur, et la tumeur semblait diminuée, en même temps que plus molle. Dans l'espace de deux mois la tumeur disparut, et les règles vinrent naturellement. Par la suite, cette femme devint grosse, ne se plaignit d'aucune ncommodité. La guérison s'est maintenue (1).

Obs. XVIII

Un homme montrait sur le côté droit, au niveau des fausses côtes, une tumeur squirrheuse dépassant le volume des deux

(1) Une tumeur mobile peut ne pas se retrouver plus tard, de manière à faire croire qu'elle a disparu. Nous faisons cette remarque, parce que le diagnostic de *rein flottant* semble probable.

Ce qui a disparu sans conteste, c'est la congestion périodique de la tumeur, et on sait l'efficacité de la ciguë dans la dysménorrhée douloureuse (voir plus haut, p. 152, 154).

poings. Il en ignorait la cause et le mode de début. Il n'en éprouvait aucune douleur, mais ne pouvait respirer profondément sans obstacle. Dans les divers hôpitaux où il fut admis, on lui appliqua à l'intérieur et à l'extérieur les remèdes résolutifs les plus énergiques, tant minéraux que végétaux, sans qu'il s'aperçût d'aucun changement notable, à part une inflammation douloureuse de la peau.

Je lui prescrivis d'appliquer, pendant le jour, un cataplasme de ciguë, et la nuit un emplâtre : à l'intérieur, trois scrupules par jour d'extrait. En deux mois, le mal disparut tout à fait, et la santé fut rétablie.

Obs. XIX.

Un homme, de 23 ans, souffrait de bubons dans les deux aines, et d'une gonorrhée très ancienne. Les mercuriaux et autres ne semblaient être d'aucune efficacité, bien qu'il les eût pris à large dose et pendant longtemps, sans soulagement.

Je prescrivis, en conséquence, les pilules suivantes :

> R Extrait de ciguë................ 3 drach. 1/2
> Masse pil. Extr. Catholicon. .... 1/2 drach.

F. pilules de 3 grains.

En prendre, trois fois par jour, trois pilules, en buvant chaque fois deux tasses de décoction de racine de bardane.

Extérieurement, on appliqua sur les bubons un emplâtre de ciguë.

En huit semaines, les bubons disparurent, la gonorrhée prit fin et la santé fut rétablie.

Obs. XX.

Un adulte de 35 ans, après une fièvre intermittente supprimée trop tôt, s'aperçut que son ventre enflait et devenait tendu, que les hypochondres étaient douloureux : la respiration était anxieuse, le teint jaune, et tout le corps s'enfla. Par le toucher, on percevait des tumeurs dures disséminées dans l'abdomen. L'urine était rare, l'appétit à peu près nul, les forces très prostrées. Il y avait insomnie complète, une toux sèche et fréquente. On essaya les résolutifs, les diurétiques et les laxatifs ; mais le succès désiré fit défaut. Pendant ce temps, le malade voyait des éructations acides s'ajouter aux autres symptômes. Alors j'ordonnai les pilules qui suivent :

> R. Extrait de ciguë.. ⎫ *ââ* 2 drachmes
> Savon de Venise.... ⎭
> Masse pilulaire......   1 drachme.
>
> F. pilul. de 3 grains.
> En prendre 4 trois fois par jour.

L'anxiété fut augmentée les premiers jours, mais l'urine commença de suite à couler en plus grande abondance. Au bout d'une dizaine de jours, le malade remarqua que les hypochondres étaient moins tendus, moins douloureux, que le ventre était plus mou ; les nuits se montraient plus tranquilles, la respiration plus aisée, l'appétit plus vif et les digestions presque faciles.

Le remède fut donc continué, si bien qu'en trois semaines le corps entier fut désenflé, le ventre moins volumineux et les tumeurs moins dures. L'urine était abondante, et deux ou trois selles par jour ne diminuaient les forces en quoi que ce soit.

Rien ne fut changé au traitement, et il arriva, presque contre toute espérance, que ce malade recouvra, dans l'espace de dix semaines, l'intégrité de ses forces et une parfaite santé (1).

---

(1) Il y aurait bien des réserves à formuler sur les tumeurs du ventre dont aucun renseignement précis ne nous affirme la complète disparition. On n'oserait pas avancer le diagnostic de péritonite tuberculeuse.

Nous ne voulons faire que cette seule remarque : l'emploi de la ciguë comme *diurétique*. On sait que c'est un des effets pathogénétiques les plus constants de la drogue : effet que de très faibles doses produisent rapidement. On peut donc l'utiliser dans l'anasarque : doses massives, bien entendu.

Inversement, des essais récents m'ont appris à employer conium contre la *polyurie*, à doses atténuées ou infinitésimales.

Obs. XXI.

Une dame septuagénaire portait, au poignet droit, une grosse verrue qui prit tout à coup le volume d'une aveline, de couleur livide tout d'abord, puis noire. Cette teinte sombre envahit ensuite le dos de la main, et il se développa un ulcère repoussant. L'odeur était pénible au point de faire fuir les visiteurs, et les douleurs devinrent si fortes qu'il était aussi impossible à la malade de dormir que de manger.

La tumeur était attachée à un mince pédicule, de telle sorte qu'on put y placer une ligature et détacher ainsi la petite masse. Mais l'ulcère conserva son mauvais aspect : les tendons étaient dénudés, il s'écoulait une sanie du plus mauvais aspect, le bras tout entier était douloureux et les forces déclinaient notablement. Les remèdes antiseptiques appliqués à l'extérieur par les chirurgiens et les médicaments internes donnés par les médecins furent tout à fait inefficaces.

Cette infortunée ayant sollicité mes conseils, je l'engageai à baigner chaque jour la main, pendant une heure, dans une infusion de ciguë, et à prendre des pilules d'extrait de ciguë, en buvant par-dessus, une infusion de fleurs de sureau.

Le bain fit merveille. Au bout de deux jours, en effet, l'ulcération avait déjà meilleure couleur. La fétidité disparut, on vit apparaître un pus clair ; la douleur du bras, ainsi que la cuisson incommode de la plaie s'évanouirent également. Enfin, l'appétit vint à renaître, les nuits se firent tranquilles, les forces progressèrent, de sorte que dans l'espace de quatorze jours l'ulcère fut totalement cicatrisé, et la santé excellente. Après plus de huit mois écoulés, cette vieille dame se porte toujours fort bien.

Obs. XXII.

Un homme de 43 ans ressent, depuis plusieurs années, des douleurs considérables dans les lombes. L'urine est émise avec une extrême difficulté : elle laisse déposer un sédiment épais, foncé, muqueux, adhérent, fétide. De plus, les deux testicules sont indurés, gros comme le poing. En même temps, facies cachectique, perte de l'appétit, tension des hypochondres, gonflement et dureté du ventre, constipation.

C'est en vain qu'on avait eu recours à beaucoup de médecins et inutilement qu'une grande quantité de médicaments avait été ingérée. Les bains minéralisés, les eaux minérales prises largement, n'avaient apporté non plus aucune amélioration. Je donnai des pilules d'extrait de ciguë (16 grains par jour).

Un grand soulagement s'en suivit à bref délai : miction plus facile, retour de l'appétit, ventre moins tendu, testicules plus mous, douleurs lombaires diminuées. Le traitement étant continué deux mois entiers, on arriva à la guérison complète. L'urine reprit son état naturel, la cachexie disparut. Les testicules avaient la consistance, la forme et le volume de l'état normal. L'appétit était rétabli, le ventre dégonflé, les hypochondres dépourvus de la tension et de la douleur qu'on y observait, et cet homme fut capable de reprendre les occupations qu'il avait dû interrompre pendant si longtemps (1).

Obs. XXIII.

Une femme, de plus de trente ans, était affectée de flueurs blanches depuis plus de deux ans : le liquide était irritant, fé-

---

(1) Les bons effets de la ciguë dans les *cystites* sont passablement méconnus de nos jours ; ils dépendent entièrement de la loi de similitude Cf. *P. Jousset*, Mat. med., t. 1, p. 536. Les symptômes vésicaux du médicament ont été observés (passim) par Störck. Voir plus haut, p. 122, 148, 157, 198, etc... : polyurie, urines glaireuses, muqueuses ; dysurie, strangurie, jusqu'à la rétention d'urine. Il y a donc, comme effet de conium sur l'homme sain, non seulement excitation de la sécrétion rénale, mais production d'un état catarrhal de la muqueuse vésicale et électivité douloureuse sur le col de la vessie.

Dans l'état actuel de nos connaissances, l'indication de la ciguë dans la cystite semble devoir être donnée surtout par la strangurie et, d'autre part, l'état cachectique du sujet.

tide, épais, parfois brun. En même temps, il se fit sentir à l'o-
rifice utérin de fréquentes douleurs lancinantes, des brûlures
continuelles. Tout le corps était affaibli, flasque et mou. Comme
les remèdes les plus éprouvés n'avaient produit aucun soulagement, je prescrivis l'extrait de ciguë.

La malade le prit pendant six semaines. Alors les douleurs
de reins disparurent, la sécrétion vaginale devint moins fétide
et moins mordante, d'une couleur blanche, tout à fait claire
et très peu abondante. Mais comme l'affaiblissement corporel
persistait et que le flux blanc était sous la dépendance du
relâchement des vaisseaux, j'administrai les pilules suivantes :

> Extrait de ciguë...... .. ..⎱
> Ecorce du Pérou ....⎰ àà 2 drachmes.

pour des pilules de 3 grains.

Trois pilules quatre fois par jour, et par-dessus, une tasse d'infusion
de rue.

Après trois semaines de ce traitement non interrompu, l'organisme reprit toute sa vigueur, les flueurs blanches cessèrent,
les règles reparurent d'une belle couleur et d'abondance normale. Je recommandai de prendre encore, pendant un mois,
quatre pilules matin et soir, et ainsi la guérison fut parfaite (1).

Obs. XXIV.

Un homme de lettres de 40 ans était affligé, dans le bras
droit, d'une douleur rhumatique très violente. Les fumigations et les liniments volatils dissipèrent la douleur. Mais le
malade éprouva de l'engourdissement dans toute la longueur

---

(1) La ciguë, donnée seule tout d'abord, commença par améliorer la
situation. Mais il est difficile ensuite de faire la part du quinquina.

La lecture du IIᵉ *Traité sur la Ciguë* nous a déjà appris que *conium*
ne guérit la leucorrhée (Obs. XIV et XV, p. 148) que parce qu'il est
susceptible de la produire de toutes pièces (Obs. XIV, p. 149). Voilà
donc un nouveau cas de guérison parfaitement *homœopathique.*

du membre, de la raideur aux articulations : de sorte que tout
mouvement du bras et même des doigts fut rendu à peu près
impossible ; enfin la main et le bras s'atrophièrent.

On eut recours, en cette occurence, aux bains fortifiants et
à une foule de remèdes, sans que le mal fût modifié : le malade était dans l'impossibilité de travailler et d'écrire quelque
peu. Aussi fut-il réduit à la dernière misère, et c'est au milieu
des pauvres qu'il me consulta.

Le tout bien examiné, je m'arrêtai à l'idée que le principe
du rhumatisme avait été refoulé et fixé à l'intérieur par les
liniments volatils et les fumigations, que c'était là ce qui s'op-
posait au mouvement et à la nutrition normale ; d'où il résultait que la ciguë pouvait être très utile. Comme il existait en
même temps des spasmes hypochondriaques, des éructations,
de l'inappétence et de la paresse de l'intestin, ainsi qu'une
mélancolie très prononcée, je combinai des pilules d'extrait de
ciguë, de gomme ammoniaque, de camphre, de castoreum,
d'extrait catholicon.

Au bout de huit jours d'usage de ces pilules, le malade sentait déjà revenir la chaleur au bras, les mouvements des doigts
se montraient un peu plus libres et les garde-robes étaient
quotidiennes. Il persévéra donc avec grande confiance plus
de deux mois, remarquant que l'amélioration se prononçait
de jour en jour, jusqu'à ce qu'enfin le membre eût récupéré
tous ses mouvements, sa force entière, sa chaleur naturelle,
que la mélancolie eût disparu et que, radicalement guéri, il
ne lui restât plus qu'à me remercier (1).

(1) Myopathie atrophique ou névrite ? Nous ne pouvons certainement
avoir aucune notion sur le pronostic, sur la curabilité naturelle. Cependant, l'amélioration ayant commencé huit jours après qu'on eût
pris à donner la ciguë, il y a grande probabilité d'une action thérapeutique de cette dernière. Le *conium maculatum* est un poison de la moelle,
et aussi bien un poison musculaire. (Exp. de *Martin Damourette* et *Pelvet* — loco cit.). S'il a contribué à guérir une atrophie musculaire, c'est
donc en vertu de la loi de similitude.

Obs. XXV.

Une femme de trente ans rejetait, par le vomissement,
depuis huit semaines, tout ce qu'elle prenait comme boissons
ou aliments solides. Des médecins célèbres essayèrent tout en
pure perte. Appelé un soir, et voulant prescrire encore quelque chose à cette malheureuse, je formulai la mixture suivante :

R. Extrait de ciguë.	1/2 drach.
Sirop de pavot blanc	1 once.
Eau de Mélisse.	4 onces.
Laudanum liq	10 gouttes.
Prendre une cuillerée toutes les heures.	

A. peine la malade eut-elle avalé deux cuillerées de cette
mixture qu'elle se disait déjà mieux et que ses vomissements
s'arrêtaient.

Le jour suivant, elle prit une cuillerée toutes les deux heures seulement, et continua de cette manière pendant plusieurs
jours. Et voici six semaines qu'aucune boisson, qu'aucun aliment n'a été rejeté. On ne peut attribuer la cure aux parégoriques, puisqu'ils avaient été auparavant administrés largement
et longtemps. Le succès n'est dû qu'à la ciguë (1).

Obs. XXVI.

Une femme de trente années passées portait, depuis six ans,
au sein droit, une tumeur plus grosse qu'un œuf de poule,
tout à fait dure, mais mobile : à l'approche de chaque époque
menstruelle, elle devenait très douloureuse. Aucun traitement
ne fut fait pendant quatre ans : ce n'est que dans les derniers
temps, sur les conseils d'une vieille matrone, qu'on appliqua

____

(1) Nouvel exemple très remarquable de guérison de *vomissements
nerveux*. (Voir II° Traité : obs. XXV, p. 154 et XXXII, 157 ; Supplément nécessaire : obs. V, p. 187 et XVI, p. 192).

un emplâtre noir. L'induration s'accrut rapidement, et les souffrances devinrent continuelles. Le sommeil, l'appétit se perdirent, et l'émaciation se prononça. Puis les applications les plus variées n'eurent d'autre effet que d'augmenter le mal pour ainsi dire chaque jour.

Lorsque la malade vint me trouver, le sein était presque aussi volumineux qu'une tête d'enfant, dur dans toutes ses parties, développé en masse de couleur pourprée et livide, çà et là, avec les veines superficielles variqueuses. Joignez à cela des douleurs brûlantes, rongeantes, lancinantes, qui rendaient les nuits agitées, sans sommeil, et abattaient les forces. Le cas me parut difficile et ne me laissa pas beaucoup d'espoir de guérison. Les pilules n'ayant pu être supportées, je conseillai de prendre, trois fois le jour, quatre onces de l'infusion saturée de ciguë.

En quelques jours, les douleurs furent calmées et l'appétit reparut, sans que d'ailleurs, dans l'espace de cinq semaines, aucun changement pût être constaté dans le sein. Je donnai alors un purgatif de quatre onces d'eau laxative de la pharmacopée de Vienne, après quoi je remplaçai l'infusion par une mixture préparée avec l'extrait de ciguë et le sirop des cinq racines apéritives.

Sous l'influence de cette dernière préparation, les souffrances étaient presque nulles au bout de huit jours, l'appétit bon, le sommeil paisible et les forces augmentées. Trois semaines se passent et la couleur foncée s'efface, les taches livides se changent en rose, les veines perdent leur volume, la mamelle se ramollit, et le mamelon laisse suinter du pus clair, mélangé d'un peu de sang. J'appliquai enfin à l'extérieur un emplâtre de ciguë, doublai la dose de la mixture et fis reprendre, en outre, l'infusion de ciguë. Par là, une grande partie du sein devint tout à fait molle, on perçut une fluctuation manifeste. La peau se rompit au point le plus saillant, et il s'écoula une grande abondance de pus sanguinolent, ce qui permit à la glande de s'affaisser de plus d'un tiers.

L'ouverture fut fermée spontanément deux jours plus tard.

Ce qui subsistait de la tumeur restait dur, mais indolent, de sorte que les forces pouvaient être réparées par le sommeil et l'alimentation. On continua donc scrupuleusement le même traitement, et une grande part fut encore détruite par la suppuration. C'est ainsi que dans l'espace de cinq mois toute l'induration fut emportée, à la suite du pus, que le sein recouvra son état normal et que la guérison fut complète (1).

Obs. XXVII.

Une dame de 28 ans avait, depuis plus d'une année, le sein droit entièrement squirrheux et douloureux à l'excès, de sorte que tout présageait un cancer. Les souffrances et la dureté avaient été accrues par les applications d'emplâtres. Aussitôt qu'elle se fût adressée à moi, j'employai à l'instant l'extrait de ciguë à forte dose et fis placer extérieurement un emplâtre de la même substance.

Après huit jours de traitement, la mamelle était déjà ramollie de tous les côtés ; puis elle se résolut en d'innombrables petits tubercules arrondis, et toute douleur cessa. Cette personne, auparavant faible et cachectique, recouvra les forces, l'appétit, le sommeil et la coloration naturelle du visage. Il n'y a pas encore deux mois qu'elle fait usage de l'extrait de ciguë, et il ne reste pas la sixième partie du squirrhe : ce qui en subsiste est très mobile (2).

(1) Encore un phlegmon d'allure chronique, méconnu au début : d'où confirmation de la pensée que la ciguë peut faire suppurer des tumeurs.

(2) Ainsi que les corollaires qui suivent ce chapitre le rendront évident pour tous, le *cancer* était, dans l'esprit de Storck, une *terminaison*

Obs. XXVIII.

Un enfant de douze ans avait, depuis quatre années, toutes
les glandes sous le côté de la mâchoire, jusque derrière
les oreilles, dures, squirrheuses et réunies en une énorme
masse. On employait la ciguë depuis neuf mois entiers, sans
s'apercevoir d'aucun effet remarquable sur les tumeurs, si ce
n'est qu'en quelques endroits elles devenaient un peu plus
molles et mobiles. Par ailleurs, les forces diminuées s'accroissaient et l'aspect cachectique s'effaçait. C'est pourquoi la mère
contraignit l'enfant de continuer exactement l'extrait, dans
l'espérance que les tumeurs fondraient graduellement. Mais,
malgré la dose de plus d'une drachme par jour, aucune modification ne s'y opérait.

J'eus alors la pensée de voir ce qui arriverait, si l'on irritait
légèrement les glandes avec un remède externe, et je mélangeai, dans ce but, à une once d'emplâtre de ciguë une drachme
d'emplâtre vésicatoire. Le résultat fut de faire rougir les parties saillantes, de provoquer un peu de douleur et d'amener
une irruption de petites pustules pruriantes, laissant suinter
un liquide âcre. On continua néanmoins l'extrait de ciguë, et il
arriva que dans un délai de trois mois, une grande partie des
tumeurs fut réduite au point de n'égaler plus désormais à
peine la grosseur de la moitié d'un œuf de poule. Cependant,
l'emplâtre mélangé de cantharides n'avait été conservé que
huit jours : il excitait, en effet, une trop vive brûlure pour que
l'enfant consentît à le conserver plus longtemps.

Obs XXIX.

Une jeune fille de 23 ans était affectée, depuis deux ans,

possible de nombreuses tumeurs, entres autres du *squirrhe*. Ici il diagnostique un squirrhe et craint une transformation en cancer. Celui-
ci ne s'est pas montré, puisque le mot squirrhe est le dernier prononcé.

d'une tuméfaction strumeuse de la glande thyroïde qui augmenta peu à peu, comprima les parties sous-jacentes et produisit des douleurs de tête, en même temps qu'une respiration sibilante. Elle sollicita mes conseils, après avoir eu inutilement recours à diverses médications. Je lui conseillai l'extrait de ciguë, et lui en donnai immédiatement quarante grains par jour, dose qui, en quelques semaines, fit cesser les douleurs de la tête, rendit la respiration facile et fit disparaître la tumeur strumeuse.

Mais c'est en vain que, dans quelques cas semblables, j'ai donné la ciguë, même en en faisant absorber des doses considérables, et pendant un long espace de temps (1).

Obs. XXX.

Une femme portait, à la main droite, un horrible ulcère large et chancreux. Chirurgiens et médecins mirent en œuvre un nombre infini de remèdes sans aucun bon effet, le mal continuant à s'aggraver sans cesse.

Je lui donnai de suite quarante grains d'extrait de ciguë par jour et fis arroser continuellement la partie affectée avec une décoction saturée de ciguë, couvrant, pour la nuit, d'un emplâtre de ciguë. En continuant ainsi, on vit rapidement se détacher de larges lambeaux de chair sphacélée, se nettoyer l'ulcère et apparaître du pus de bonne nature. La cicatrisation s'opéra peu à peu. Il ne subsiste plus aujourd'hui que de l'induration des bords de l'ancienne plaie, et encore va-t-elle diminuant.

(1) Tumeur strumeuse: dans le texte *struma in glandula thyroidea*. Les anciens admettaient surtout deux espèces de *strumes* ou *scrofules*: les adénites chroniques, suppurées ou non, et l'hypertrophie thyroïdienne. « Ejus species est *bronchocele*, quando struma in collo nascitur », dit *Castelli* (Lexicon, p. 680).

Ici la terminaison heureuse semble bien devoir être rapportée à la ciguë; mais Storck convient que c'est un résultat exceptionnel, qu'il n'a pu reproduire, sur d'autres sujets, bien que, dans le IIe traité, il ait émis une prétention contraire (voir p. 161).

Obs. XXXI.

Deux enfants, nés de la même mère, étaient affectés, presque depuis leur naissance, d'une affreuse teigne de la tête et d'une gale dégoûtante, squammeuse, fétide, sur toute la surface du corps. De nombreux médecins, après avoir essayé sans succès les fortifiants et d'autres remédes efficaces, abandonnèrent ces pauvres petits à leur sort et les renvoyèrent comme incurables.

Quand leur mère me les eut conduits, je leur fis prendre aussitôt l'extrait de ciguë, et prescrivis de lotionner, deux fois par jour, la tête et tout le corps avec une décoction saturée de ciguë. Voici la cinquième semaine de ce traitement, et déjà le mal diminue considérablement : certains endroits sont nets et en bon état. La mauvaise odeur a disparu. Les enfants jouissent d'une bonne santé : ils sont gais, et l'on peut concevoir la ferme espérance d'une guérison parfaite (1).

—

CHAPITRE IV

COROLLAIRES

(Résumé)

—

Ainsi donc la ciguë n'est pas vénéneuse et ne cause point d'accidents.

C'est un médicament résolutif, qui guérit les obstructions, fond les squirrhes (comme la glace) ou les résout en petites

---

(1) Il s'agissait vraisemblablement d'eczéma généralisé, impétigineux, à la tête.

Le moment est venu de résumer, comme nous l'avons fait pour les traités précédents, dont celui-ci est le 5° et dernier, les observations qui y sont détaillées. Nous dresserons ensuite un tableau d'ensemble de la clinique de Storck sur les guérisons obtenues par la ciguë.

masses isolées qui disparaissent peu à peu : le début du traitement excite quelquefois de la douleur. Il résoud les engorgements vasculaires, les suites de contusions. Quelquefois il ex-

Sommaire des trente et une observations de la nouvelle série.

	DIAGNOSTIC RECTIFIÉ AUTANT QUE POSSIBLE	Terminaison	Durée du traitement
1	Tumeur, bénigne (?) du sein.	Guérison.	Quelques mois.
2	Ulcération grave de la face.	id.	3 mois.
3	Tumeur blanche du pied.	id.	6 mois.
4	Tumeur du sein : ulcérations multiples.	id.	8 mois
5	Ulcérations serpigineuses de la bouche et de la gorge (*Lupus scrofuleux*).	id.	4 semaines.
6	Aphthes de la bouche, de la langue et de la gorge.	id.	Quelques jours.
7	Adénites scrofuleuses suppurées multiples. Noyaux d'induration des deux seins. Cachexie avancée.	id.	4 mois.
8	Tumeur du cou. Tumeurs multiples du cuir chevelu. Arthralgies (*Syphilis ? — Scrofule ?*)	id.	2 mois et demi.
9	Affaiblissement gradué de la vue des deux yeux avec dilatation des pupilles.	id.	5 mois.
10	Glaucôme à la dernière période.	État stationnaire	id.
11	Sub-luxation du cristallin ?	id.	id
12	Affections osseuses (scrofule) de la main et du pied.	Guérison.	15 mois.
13	Rachitisme.	id.	6 mois.
14	Affection thoracique. Fièvre hectique.	id.	3 mois.
15	Ulcère de la jambe. Nécrose du tibia.	id.	id.
16	Douleurs articulaires.	id.	12 jours.
17	Tumeur mobile de l'hypochondre gauche sujette à des fluxions cataméniales.	Guérison (?)	2 mois.
18	Tumeur dure, volumineuse, de la région des fausses côtes droites.	id.	id
19	Blennorrhée. Bubons non suppurés.	id.	8 semaines
20	Anasarque. Affection abdominale.	id.	10 semain.
21	Tumeur pédiculée du poignet. Ulcères de la région dorsale de la main avec dénudation des tendons.	id.	id.
22	Tumeur indurée des deux testicules. Ischurie.	id.	2 mois.
23	Leucorrhée. Métrite chronique (?).	id.	7 semaines
24	Atrophie musculaire limitée au bras droit.	id.	Plus de 2 mois.

cite une suppuration salutaire. Le cas est plus rare pour les tumeurs fongueuses, sarcomateuses, variqueuses qui demeurent souvent rebelles. Les tumeurs enkystées disparaissent

25	Vomissements nerveux.	id.	Plusieurs jours.
26	Phlegmon chronique suppuré du sein.	id.	5 mois
27	Tumeur dure du sein droit.	En voie de guérison.	2 mois.
28	Adénite scrofuleuse.	Améliorat.	3 mois.
29	Goître thyroïdien.	Guérison.	Plusieurs semaines
30	Ulcération cancroïde de la main droite.	id.	id.
31	Eczéma généralisé (Deux cas).	Améliorat	6 semaines

RÉSUMÉ.

DIAGNOSTIC	Nombre de cas.	Guérisons et améliorations	Etat stationnaire.
Scrofule et adénites scrofuleuses..........	6	6	
Abcès du sein	1	1	
Tumeurs probablement bénignes du sein...	3	3	
Ulcères et ulcérations de sièges divers.....	5	5	
Tumeurs de siège variable et affections indéterminées......................	6	6	
Rachitisme.................	1	1	
Goître............................ ...	1	1	
Vomissements nerveux....	1	1	
Atrophie musculaire limitée...............	1	1	
Blennorrhée.....................	1	1	
Leucorrhée...................... .	1	1	
Affections oculaires...............	3	1	2
Eczéma généralisé...................	2	2	

Si maintenant nous voulons récapituler les observations de Störck disséminées dans le 1er, le 2e traité sur la ciguë, le Supplément nécessaire, l'Appendice et le présent chapitre, nous apercevons tout d'abord qu'il faut les répartir en plusieurs groupes, n'offrant pas tous le même degré de certitude.

Viennent, en première ligne, les observations détaillées, recueillies et rapportées par Störck lui-même. Sur un second plan, se rangent les cas qu'il cite ou qu'il résume, dans ses corollaires. Enfin, nous n'avons accordé qu'une confiance restreinte aux guérisons dues à d'autres auteurs, et nous nous sommes presque toujours bornés à les énumérer ;

quelquefois, à leur début ; plus tard, elles peuvent fondre, en laissant persister le sac, à l'état de poche flasque. Lorsqu'une tumeur est adhérente, on peut obtenir, avec la ciguë, le re-

en réduisant à une sorte de table des matières les chapitres consacrés à cette catégorie de faits : nous n'y reviendrons pas. Voici les principaux de la première série (125 malades) :

I. SCROFULE AVÉRÉE, 36 cas, tous donnés comme guéris ou améliorés : adénites, scrofulides, affections osseuses.

AFFECTIONS CUTANÉES, peut-être scrofuleuses : 5 cas, 5 guérisons.

TUMEURS BÉNIGNES DU SEIN, unics ou bi-latérales, comprenant un certain nombre de *phlegmons* ou d'*abcès*, 18 cas, 18 guérisons ou améliorations notables.

CANCERS DU SEIN *probables* : 4 cas, 2 morts ; 2 améliorations contestables (cas XXII du *Supplément nécessaire*).

CANCROÏDE DE LA FACE : 2 cas, 1 mort ; 1 guéri. (*diagn. douteux*).

TUMEURS INDÉTERMINÉES, *incertæ naturæ* et de *sièges divers* : 10 cas améliorés ou guéris.

CACHEXIES DIVERSES : 4 cas améliorés.

ULCÈRES OU ULCÉRATIONS de sièges variés : 8 cas, 8 guérisons.

GOUTTE CHRONIQUE : 3 cas, 3 guérisons.

GOÎTRE : 1 cas, 1 guérison. Observation donnée comme exceptionnelle par Storck, qui avoue de nombreux échecs.

RACHITISME : 4 cas, 4 guérisons.

LEUCORRHÉE : 4 cas guéris.

BLENNORRHÉE : 1 cas, 1 guérison.

PELVI-PÉRITONITE SUPPURÉE : 2 cas guéris.

VOMISSEMENTS NERVEUX : 5 cas, tous guéris.

DYSMÉNORRHÉE : 4 cas, 4 guérisons définitives.

AMÉNORRHÉE : 2 cas guéris.

ATROPHIE MUSCULAIRE : 1 cas guéri, au point de permettre le retour parfait des fonctions du membre.

AFFECTIONS OCULAIRES *diverses* : 9 cas, 7 guéris ; 2 demeurés stationnaires.

Tels sont les faits les plus certains que nous puissions emprunter à la clinique du grand médecin viennois. C'est un choix de cas heureux ; les insuccès y sont rares, bien que nous en trouvions de mentionnés çà et là dans le contexte.

Qu'est-ce qui domine ? C'est sans contestation la *scrofule*. Ce sont des succès de bon aloi, et ne fût-il resté que cette conclusion de l'œu-

lâchement ou le détachement des adhérences, ce qui rendra plus facile une opération chirurgicale ultérieure. Des ignorants ont pu seuls s'étonner que des anévrysmes, que des hernies n'aient pu être guéris, une telle cure étant impossible.

vre considérable de notre auteur, sa mémoire ne pourrait périr. Le regretté MILCENT a donc eu cent fois raison d'y insister. Les effets les plus remarquables ont été obtenus dans d'anciennes et volumineuses adénites. Nous en avons cherché et obtenu nous-même, et les médecins qui ont assisté à la consultation chirurgicale de l'hôpital Saint-Jacques, en 1885, ont pu en suivre et en constater d'incontestables.

Les *tumeurs du sein* sont ensuite très nombreuses, par cette raison que les recherches étant dirigées vers le cancer, on a choisi un des organes où il est non seulement le plus fréquent, mais le plus apparent. Mais Störck, qui donne plutôt au mot cancer le sens de cachexie cancéreuse, diagnostique rarement le *vrai cancer*. Partisan de la *transformation des tumeurs*, doctrine qui revit aujourd'hui, après avoir été taxée d'ignorance, il dit plus souvent qu'il *craint le cancer*, et se contente de reconnaître un *squirrhe*, suivant les idées anciennes, c'est-à-dire quelque chose qui est seulement en rapport avec les qualités physiques de la tumeur. Passant les observations au crible, nous n'avons retenu que 4 cancers probables, sur 22 cas de tumeurs du sein ; et ces 4 cas ont fourni deux morts et deux améliorations douteuses !

Voilà donc, de par STORCK lui-même, la guérison, du cancer par la ciguë réduite à l'état de légende, et il n'était pas besoin des grandes colères et des cris passionnés de DE HAEN. La pensée du premier, nous la verrons tout à l'heure développée dans les *Corollaires* (dont je ne donne qu'un court résumé) : *La ciguë guérit le cancer pour deux raisons : d'abord qu'elle guérit les tumeurs qui pourraient, par la suite, se transformer en cancer, et puis encore qu'elle modifie avantageusement la sécrétion des cancers ulcérés.* C'est bien la dernière pensée de Storck.

La guérison d'un *goître* a été un fait exceptionnel. Le retour parfait d'une *atrophie musculaire* limitée au membre supérieur est un cas unique, mais remarquable, qui appelle de nouvelles recherches.

L'usage de la ciguë dans la *goutte chronique* ou habituelle est tombé en désuétude. Les résultats de Storck sont assez encourageants pour autoriser les chercheurs à recommencer, en essayant de déterminer les indications. Même remarque pour le *rachitisme*.

Nous ne nous arrêterons pas aux *affections oculaires, cataractes,*

Quant à la guérison du *cancer*, la première remarque à faire, c'est qu'il se développe souvent à la suite de toutes les espèces de tumeurs que nous venons de citer, et que la ciguë guérit. D'autre part, l'action propre du médicament sur le cancer ulcéré est de détruire la sanie et de convertir l'ichor en pus de bonne nature. Il remplit donc les deux conditions nécessaires pour guérir le cancer, qui sont de faire fondre les tumeurs qui en sont l'origine et de modifier avantageusement l'ichor cancéreux ; la cicatrisation est donc possible.

« Dans le cancer latent (non ulcéré), on pourra concevoir des espérances de guérison, si les douleurs s'apaisent, que les veines variqueuses s'effacent, que la couleur de la peau se rétablit, si surtout la masse se ramollit. C'est un bon signe que la tumeur soit peu adhérente à la peau, ou que la ciguë ait fait disparaître les adhérences. Mais un mauvais présage, au contraire, est de voir la peau épaissie et intimement soudée à la tumeur. »

D'autres fois, la ciguë peut encore faire suppurer la tumeur, avec issue favorable, s'il ne survient pas de la fièvre hectique

etc. Il suffit pour nous que les diagnostics aient été contestés par notre savant ophthalmologiste, le Dr Parenteau.

On pourra enfin, à l'exemple de Storck, retirer des avantages considérables de la ciguë contre des symptômes bien déterminés et de cure souvent très difficile : la *dysménorrhée*, les *vomissements nerveux*, la *leucorrhée*, l'*ischurie*.

II. Les corollaires des quatre Traités précédents ajoutent quelques autres faits que l'absence d'observations assez détaillées nous empêche de contrôler :

Amélioration de l'état général de beaucoup de *phthisiques*, et soulagement de leurs quintes. La question des indications a été étudiée par Hartmann, et par moi-même (loc. cit). — Voir p. 163 et note de la p. 168.

Heureux résultats dans des syphilis anciennes avec des accidents rebelles ou tertiaires, cachexie. Etude à reprendre.

Ajoutons, pour terminer, que le médecin viennois se loue du médicament dans la *gastralgie*, la *migraine*, la *surdité*. Cela est tout à fait conforme à la loi de similitude, et l'on trouvera les indications dans les Traités de *Matière médicale*.

et une émaciation progressive : car alors il faut s'abstenir des hautes doses de ciguë, lesquelles aggraveraient la fièvre. Lorsque la suppuration s'est établie, on est encore guidé par l'état et la couleur des bourgeons, ainsi que par le développement d'un liséré cicatriciel marginal. La toux, survenant dans le cours d'un cancer, est d'un mauvais augure.

Le *spina ventosa* est fréquemment g uéri. L'abcès doit être ouvert, s'il ne l'est pas. La guérison est retardée par le développement de chairs fongueuses, par l'existence de sequestres qui doivent être éliminés.

Citons aussi les *ulcères* invétérés (l'os sera ruginé, s'il est malade) ; les *exulcérations de la bouche et de la gorge* ; les *angines vénériennes*; les *trajets fistuleux* de la cavité buccale ; les *fistules à l'anus* (injections d'infusion de ciguë) ; les *ulcérations de la vulve* (fomentations de ciguë) ; la gale et la teigne rebelles (traitement externe); le *prurit cutané*, le prurit *vulvaire* en particulier (id.) ; les *flueurs blanches*; la *gonorrhée* invétérée ; le flux des *hémorrhoïdes* blanches ; la *dysménorrhée* (le flux sanguin augmente, s'il est trop faible); l'*ischurie* ; les douleurs causées par les *calculs vésicaux*. Dans les affections cutanées, on est obligé de suspendre le traitement si la peau vient à s'enflammer.

Le rhumatisme, la goutte se trouvent très bien de l'usage interne de la ciguë, auquel on peut ajouter avec avantage des bains, des fomentations, des cataplasmes. On compte encore des résultats avantageux dans les *raideurs articulaires* consécutives au rhumatisme ou à la goutte, dans les *arthrites* venues à la suite de la *fièvre miliaire*. Succès aussi dans des *toux chroniques*, des *douleurs de côté* anciennes. La ciguë guérit quelquefois l'*épilepsie*, ainsi que cela m'est arrivé pour un savant distingué, lequel était atteint de cette maladie depuis sa plus tendre enfance.

CHAPITRE V

—

DE L'ACONIT.

C'est l'aconit à fleurs bleues que j'ai fait servir à mes expériences, ainsi qu'il résulte des Traités précédents. Je n'en ai pas moins appris que des espèces très différentes lui ont été substituées dans la pratique (1). Les apothicaires, à qui il incombe de préparer les médicaments, devraient trier, avec le plus de soin possible, les diverses espèces, pour séparer des autres la véritable. Au lieu de confier ce travail aux femmes et aux serviteurs qui cueillent les plantes, le maître ne pourrait-il pas s'assurer lui-même si c'est la vraie plante que l'on a récoltée, ou si elle n'est point mêlée à d'autres peu différentes ? Ne pourrait-il enfin surveiller lui-même si la préparation des médicaments est faite suivant les règles. Il ne suffit pas, en effet, qu'il sache seulement le nom du végétal ; mais il lui importe de connaître la véritable espèce d'après les descriptions des auteurs, le nom étant exposé à varier suivant les botanistes.

L'aconit croît dans les régions montagneuses, ou est cultivé dans les jardins. C'est avant l'épanouissement des fleurs qu'il est le plus convenable à la préparation de l'extrait. Il est alors un grand médicament, et tout à fait inoffensif : on le prescrit, la plupart du temps, sous la forme suivante :

(1) De la description donnée par Störck dans son 1er traité et de la planche gravée qui y est annexée, il appert que c'est l'*Aconit napel* dont il s'est servi. Mais il faut dire que, de nos jours, on emploie souvent comme équivalents — leurs propriétés ne différant que légèrement — l'Ac. *Ferox* (Himalaya), l'Ac. *Storckianum* (parce qu'on a cru qu'il était celui de Störck : il croît dans les Alpes), l'Ac. *Cammarum*, l'Ac. *Palmatum*, etc.... Les fleurs des Ac. *Heterophyllum, Anthora Lycoctonum* sont jaunes. Il est probable que les inconvénients de la substitution des espèces, quelles qu'elles soient, ne sont pas aussi grands que Störck le supposait.

R. Extrait d'aconit..........;   4 grains
    Sucre blanc............   1/2 once.

Mêlez exactement, et triturez longtemps dans un mortier de verre,
pour réduire en poudre extrêmement fine (1).

Obs. I.

Une dame noble était affectée, depuis plus d'un an, de
tophus au front, sur le cuir chevelu, aux tibias et aux articulations des doigts ; en outre, tout le corps était couvert d'une
dartre pruriante. Elle dut garder le lit le plus souvent ; les
douleurs l'empêchaient de dormir, les forces diminuaient, et
l'appétit était perdu.

Cette malade s'adressa d'abord à des médecins militaires,
qui lui donnèrent plusieurs remèdes, et en particulier du mercure jusqu'à salivation. Mais lorsque le mal en fut amélioré,
les forces diminuèrent, les membres devinrent le siège de
douleurs tellement déchirantes que c'est à peine si la station
debout était possible un instant.

C'est dans cet état qu'elle fut conduite à Vienne et sollicita
mes conseils.

Je commençai le traitement par un purgatif de quatre onces d'eau laxative de la pharmacopée de Vienne ; puis je fis
donner deux fois par jour un scrupule de la poudre d'extrait
d'aconit et de sucre : au bout de huit jours, une demi-
drachme trois fois par jour.

En peu de jours, les douleurs diminuaient, les tophus se ra-
molissaient et devenaient plus petits, l'appétit renaissait, et le
sommeil nocturne était beaucoup meilleur. Les choses allant
ainsi au mieux, je n'augmentai pas la dose du médicament.
Cependant, l'éruption de gale demeurait stationnaire. Aussi
je pris soin de faire laver et bassiner les parties affectées avec
une décoction de ciguë dans du lait. Et de la sorte, la cure fut

(1) C'est la même trituration que celle indiquée dans le *Traité du
Stramoine, de la Jusquiame et de l'Aconit* (p. 38), c'est-à-dire approximativement au 80°.

complètement achevée dans l'espace de trois mois : tophus totalement disparus, ainsi que la gale, douleurs nulles, engraissement général et forces tellement restaurées que cette dame
put assister, pendant des nuits entières, aux danses publiques
(car on était alors dans le carnaval). Pendant la durée du traitement, on administra encore deux purgatifs avec quatre onces d'eau laxative.

Quant au régime, je lui avais recommandé d'éviter les aliments gras, trop acides ou âcres, permettant au contraire les
aliments mous, suffisamment nutritifs, de facile digestion,
sans interdire le vin, ni l'usage modéré du café (1).

OBS. II.

Un homme de 42 ans était pris, depuis plusieurs années déjà, aux environs du printemps et de l'automne, de très violentes douleurs dans toutes les articulations ; la douleur était
principalement fixée aux phalanges des orteils et des doigts,
avec une si grande intensité que le malade pouvait à
peine quitter le lit pendant deux ou trois semaines. Les bains
et divers autres remèdes ne servirent de rien.

Je conseillai alors, pour chaque printemps et chaque automne, après un purgatif de 2 scrupules de rhubarbe et 1/2
drachme de sel polychreste, de prendre trois semaines avant
l'époque où les douleurs avaient coutume de revenir, et matin
et soir sans interruption durant quatre semaines, une demi-
drachme de la poudre de sucre et d'extrait d'aconit. Cela fut
fait exactement, et voici deux années que les douleurs n'ont
pas reparu.

On remarque seulement, à l'époque accoutumée, des élance-

(1) Voir le traité du STRAMOINE, DE LA JUSQUIAME ET DE L'ACONIT, *Exp.*
XII (p. 55). Rien de vague comme ce mot *tophus* qui veut dire simplement « tumeur dure ». Comme dans le 1er cas, s'agit-il de la *syphilis* ?
Quant à la dose, elle a été au maximum de 6 grammes de poudre par
jour, soit 7 centigrammes *d'extrait d'aconit.*

ments légers et passagers dans les parties autrefois affectées, et une transpiration plus abondante aux extrémités. En même temps, les forces restent bonnes et toutes les fonctions normales.

Obs. III.

Une femme de 43 ans avait souffert, depuis plusieurs années, de douleurs rhumatismales erratiques s'attaquant successivement à toutes les jointures, à tel point que presque tous les membres étaient devenus rigides et que le séjour au lit était devenu absolu. Les remèdes quelconques qui furent essayés restèrent sans effet, et même plusieurs d'entre eux aggravèrent les souffrances. C'est pourquoi je prescrivis la poudre de sucre et d'extrait d'aconit.

La malade éprouva bientôt du soulagement, avec des sueurs générales ; les mouvements articulaires se rétablirent, et le premier mois de traitement n'était pas encore entièrement terminé qu'il lui fut possible de quitter le lit, de marcher. Peu à peu, toutes les fonctions s'accomplirent normalement et les forces firent retour, de sorte qu'au bout du second mois la santé était parfaite. Cette dame ne prit rien autre chose que l'extrait d'aconit mélangé de sucre, sans que la dose dépassât un scrupule matin et soir.

Obs. IV.

Un homme de plus de trente ans, qui avait été auparavant, et à diverses reprises, affecté d'une maladie vénérienne, portait des tumeurs tophacées sur le cuir chevelu, au front et au sternum. On y avait fait des frictions mercurielles, appliqué des emplâtres au mercure, en faisant prendre en outre des décoctions très énergiques. Cela restant inutile, on administra le mercure en nature sous différentes formes ; mais il ne fut pas supporté et provoqua des douleurs angoissantes à la poitrine, une toux violente avec des douleurs à la tête.

C'est après toutes ces tentatives que je fus appelé. Le malade était alors la proie de grandes douleurs, surtout nocturnes, dans les tophus et les membres. Je lui fis prendre d'abord un purgatif de 40 grains de jalap et de 20 grains de sel polychreste, et donnai ensuite 20 grains matin et soir de poudre de sucre et d'extrait d'aconit, en prenant soin de toujours faire boire dessus deux tasses de décoction de racine de bardane.

Dans l'espace de quatorze jours, toutes les souffrances se dissipèrent, le sommeil nocturne devint beaucoup plus tranquille, l'appétit excellent ; les tumeurs semblèrent se ramollir et diminuer de volume. J'augmentai la dose, et donnai trois fois par jour une demi-drachme de poudre. Mais cette dose, continuée pendant deux semaines, ne produisit aucun changement. Je la portai donc à deux scrupules trois fois par jour, sans modification non plus, bien qu'on continuât plusieurs semaines.

Comme l'opiniâtreté du mal était due à son origine vénérienne, et que l'aconit employé seul ne paraissait pas suffire, je fis prendre trois fois le jour une demi-drachme de la poudre suivante :

R .   Extrait d'aconit...........\
      Mercure doux............./ àà 4 grains
      Sucre blanc........ ....   1/2 once

pour une poudre extrêmement fine.

Ce médicament eut une telle efficacité qu'en un mois et demi toutes les tumeurs disparurent, et que cet homme jouit d'une bonne santé sans aucun symptôme douloureux. Avec cette association, il supporta le mercure qu'il n'avait pu tolérer sous aucune autre forme, et en bénéficia complètement (1).

(1) Voir le *Traité du Stram., de la Jusq. et de l'Acon.*, p. 55-57. Nous avons signalé, en note, les essais peu connus de Biett et Brera de l'aconit dans la syphilis. Ici, il est sage de penser que le rôle du médicament s'est borné à faire disparaître les douleurs et faciliter ensuite le rôle du mercure jusque là inefficace. Cela est plus raisonnable que d'attribuer une vertu hypothétique au mélange des deux médicaments.

Obs. V.

Une femme de 38 ans éprouva, par suite de la syphilis, de grandes douleurs dans tous les membres. De plus, les os du front, du nez, l'humérus droit, les deux tibias étaient creusés d'ulcères sordides. Les remèdes antivénériens accoutumés ne servirent à rien. Aussi je tentai l'extrait d'aconit, et appliquai extérieurement, sur les ulcères, l'emplâtre de ciguë.

Les douleurs se calmaient bientôt, pendant que les ulcères sécrétaient du pus de bonne nature. En quatre mois, toutes les plaies étaient cicatrisées, et cette femme jouissait d'une excellente santé. On ne lui avait fait prendre que deux purgatifs de 40 grains de jalap et de 20 grains de sel polychreste, puis rien autre chose que la poudre d'extrait d'aconit unie au sucre. C'est donc ce médicament qui, à lui seul, la guérit de sa syphilis (1).

Obs. VI.

Un homme de 26 ans, longtemps affecté d'une fièvre de Hongrie, en fut enfin délivré à la suite d'un long traitement. Mais la fièvre disparue, il vit envahir tous ses membres par des douleurs rhumatismales opiniâtres, l'appétit lui faire défaut, le corps s'émacier, les forces s'anéantir. Ni le petit lait pris en grande quantité, ni les décoctions les plus variées, les poudres diaphorétiques et un grand nombre d'autres médicaments ne purent, en quoi que ce soit, soulager cette affection, et les médecins traitants craignaient l'invasion de la phthisie.

A la fin, on sollicita mon avis, et je conseillai de donner

(1) Cette nouvelle observation se rapproche davantage de celle du 1er Traité, dans laquelle l'aconit fut employé seul. Si le diagnostic était exact, l'aconit pourrait remplir un rôle analogue à celui d'autres médicaments végétaux, le *phytolacca* par exemple, dans les syphilis rebelles, tardives ou tertiaires. Nous appelons, sur ce sujet, l'attention des praticiens.

trois fois le jour vingt grains de poudre d'extrait d'aconit et
de sucre, et par-dessus du bouillon ou une infusion quelconque. Dans le courant de la semaine, les douleurs diminuaient,
l'appétit grandissait, les forces s'accroissaient et un sommeil
tranquille reparaissait. Deux mois sont à peine écoulés, que
la santé est rétablie dans son intrégrité. On ne donna rien
que l'aconit seul, dont la dose ne fut pas augmentée, puisque
le but de nos efforts était atteint (1).

Obs. VII.

Une dame de 50 ans passés éprouvait, depuis un certain
nombre d'années, des douleurs dilacérantes dans tout le côté
gauche et, de plus, ne pouvait mouvoir qu'avec difficulté le
bras et la jambe de ce côté. A l'occasion du changement de
temps et de saison, ces douleurs devenaient tout à coup si violentes, que la malade était forcée de garder le lit pendant plusieurs jours. Les bains et les remèdes les plus divers ne soula-
geaient pas.

Quand cette personne vint me trouver, je lui fis administrer
un purgatif de 40 grains de jalap et de 20 grains de sel polychreste. Je lui prescrivis ensuite de prendre matin et soir une
demi-drachme de poudre de sucre et d'extrait d'aconit et de
boire deux tasses d'infusion de fleurs de sureau.

Au bout de huit jours, les mouvements des membres étaient
plus faciles, et les douleurs beaucoup moindres. Trois semaines
plus tard, la guérison paraissait complète. Je n'en ordonnai
pas moins de continuer le remède pendant une ou deux se-

(1) Effet remarquable dans des arthralgies ou myalgies de la convalescence du *typhus*, car c'est la maladie que, dans l'Allemagne du Sud, on
continuait à désigner sous le nom de *fièvre de Hongrie*, depuis l'épi-
démie des armées de Maximilien II en 1556. L'indication est ici dans la
généralisation des douleurs des membres sans gonflement, articulaires
ou musculaires, et la chute excessive des forces (*Mathiole, Bacon,
Gmelin*). On remarquera l'exiguïté de la dose ; pas beaucoup plus de
5 centigr. d'extrait d'aconit.

maines encore, pour rendre une récidive moins facile (1).

Obs. VIII.

Une petite fille de 10 ans était affectée d'un *spina ventosa* aux métacarpiens de la main gauche et à la région dorsale du pied du même côté. Après avoir essayé plusieurs médicaments sans succès, elle s'adressa à moi, alors qu'elle était très amaigrie, faible et cachectique. Je lui prescrivis les pilules d'extrait de ciguë, en recommandant de bassiner, pendant le jour, la main et le pied avec une infusion de ciguë et de les recouvrir, pour la nuit, d'un emplâtre de ciguë.

Au pied, l'amélioration fut rapide : car, dans l'espace de moins d'un mois, le gonflement disparut en totalité, et l'ulcération, dont l'aspect était fort mauvais, se cicatrisa en totalité. J'augmentai alors la dose de l'extrait de ciguë, jusqu'à en faire prendre 40 grains par jour, en continuant le traitement externe sans changement. Les forces se rétablirent, ainsi que le teint et l'appétit ; mais le gonflement livide de la main persista, l'ulcération aussi et les mouvements des doigts étaient abolis.

Plusieurs semaines se passèrent, et l'affection ne faisait aucun progrès. C'est pourquoi j'en vins à l'extrait d'aconit, que j'employai à la dose de 15 grains de mélange avec le sucre. Cette quantité ayant été bien supportée pendant plusieurs jours, je fis prendre, trois fois par jour, 20 grains de la même poudre. A l'extérieur, on continua l'usage de la ciguë de la même manière. Sous l'influence de ce nouveau traitement, les douleurs diminuèrent promptement, la couleur livide redevint naturelle, le gonflement s'affaissa, il s'élimina des fragments osseux, et les mouvements des doigts commencèrent à se rétablir.

(1) Hahnemann mentionne une *hémi-parésie* passagère au nombre des symptômes produits par l'aconit. Cette parésie était douloureuse, et l'on ne saurait trop insister, d'autre part, sur les *myalgies* pathogénétiques de ce médicament. Le traitement doit donc se réclamer ici de la loi de similitude.

Le même médicament fut continué plusieurs mois; au bout desquels la maladie avait presque entièrement disparu, et la petite malade se portait à merveille. La dose fut portée jusqu'à deux ou trois drachmes par jour, qui furent supportées sans aucun inconvénient (1).

Obs. IX.

Un homme de grande famille était tourmenté, depuis plusieurs années, de très violentes douleurs goutteuses, à chaque printemps et à chaque automne ; il perdit ses forces et ne put plus s'acquitter de sa charge accoutumée. Après qu'il eût pris sans résultat une infinité de remèdes, il vint me consulter à l'une des époques où il souffrait le plus. Je lui ordonnai de prendre trois fois par jour une demi-drachme de sucre et d'extrait d'aconit, et de boire par-dessus soit du bouillon, soit quelque légère infusion.

Dès le premier jour, les douleurs devenaient moindres, et il se montrait une sueur abondante. Le troisième jour, toute souffrance avait disparu, tandis qu'autrefois le mal durait plusieurs semaines. On continua cependant le remède pendant longtemps encore, afin de dissiper toutes les âcretés, et voici plus de deux ans que l'affection n'a plus reparu. Deux fois seulement, le malade a ressenti quelques menaces. Mais une ou deux doses ont toujours suffi à les dissiper : la santé est excellente et les forces parfaites.

(1) La méthode de recherches de Störck consiste ici simplement à essayer l'aconit dans des cas où la ciguë échoue. Nous nous étonnons aujourd'hui de voir employer le premier médicament dans la scrofule osseuse. Il plane d'ailleurs un grand doute sur le rôle qui doit lui être attribué dans le succès. Car la ciguë était continuée à l'extérieur, en application sur des plaies qui absorbent. Les fortes doses de ciguë ayant cessé d'agir, il se peut qu'une petite dose absorbée ainsi ait été plus efficace. En fin de compte, les traitements complexes ne peuvent fournir de conclusions exactes.

Obs. X.

Un homme de 40 ans, à la suite d'un refroidissement brusque, fut pris d'une fièvre rhumatismale très intense. La fièvre céda aux remèdes nécessaires, mais les douleurs des membres et du corps presque tout entier demeurèrent aussi aiguës. Aussi eut-on recours, à l'extérieur, aux frictions aromatiques et volatiles qui soulagèrent tant soit peu les douleurs des membres. Mais il survint des douleurs de tête tellement violentes que le malade poussait, jour et nuit, des cris aigus. Les décoctions les plus fortes, les saignées, les purgatifs, les vésicatoires, les pédiluves ne produisirent aucun effet.

La femme étant venue me demander conseil pour son mari, je prescrivis la poudre d'extrait d'aconit et de sucre, de façon à en faire prendre, trois fois par jour, quarante grains et boire ensuite deux tasses de décoction émolliente. Par suite, le malade commença à suer, et la tête fut de suite soulagée. En huit jours, toute douleur s'effaça, l'appétit revint, ainsi que le sommeil ; les forces furent restaurées. Peu à peu la convalescence s'affirma complètement, et je reçus une visite de remerciments (1).

Obs. XI.

Une femme de 34 ans avait été affectée d'une maladie syphilitique et guérie par les mercuriaux. Six mois après la guérison, elle commença à éprouver, sans cause connue, des douleurs tout à fait vives dans toutes les articulations, et par suite des insomnies presque constantes. On crut que c'était un reliquat de l'ancienne syphilis, ce qui fit qu'après avoir fait prendre des purgatifs, on revint une seconde fois au mercure, sans que la malade en éprouvât aucun amendement à ses souffran-

______

(1) L'aconit n'eût pas été moins efficace sans doute contre la fièvre rhumatismale du début. Les céphalalgies que guérit le médicament ont des signes très particuliers. L'absence de détails dans l'observation la rend stérile pour les cliniques.

ces : bien au contraire, elle s'affaiblit et s'émacia. Elle prit ensuite diverses décoctions à haute dose, mais sans succès.

C'est alors que je lui conseillai l'extrait de ciguë, et donnai d'emblée 20 grains trois fois par jour. L'appétit fut augmenté, par suite, les forces accrues, l'esprit plus gai ; mais les douleurs persistèrent avec la même violence, bien que le remède eût été scrupuleusement continué pendant un mois.

Je remplaçai donc la ciguë par la poudre d'aconit et de sucre : une demi-drachme trois fois par jour. Cela fut fait pendant quatorze jours, sans amélioration.

L'idée me vint ensuite d'essayer quel serait l'effet des deux médicaments réunis, et je prescrivis les pilules suivantes :

> R. Extrait de ciguë.   .   .   .   1[2 once.
> —   d'aconit .   .   .   .   1[2 drachme.
> Mêlez exactement, et faites des pilules de trois grains.
> A prendre trois à la fois, trois fois par jour.

Au bout de deux jours, les douleurs étaient déjà très apaisées, et le sommeil paisible. En trois semaines, la malade recouvra la plénitude de sa santé, et depuis lors aucun symptôme douloureux n'a reparu. Voici huit mois qu'elle se porte à merveille (1).

Obs. XII.

Un homme, de trente ans et plus, souffrait d'une douleur rébelle à la tête depuis plusieurs années. Il en rejeta la cause sur d'anciennes douleurs articulaires disparues à la suite d'un bain, car c'est à ce moment que la tête commença à devenir

(1) Le mélange de ciguë et d'aconit semble avoir eu, dans ce cas, un heureux résultat. Cependant, nous repoussons absolument l'usage des mélanges, non parce qu'ils sont fatalement mauvais, mais parce qu'en l'absence de pathogénésie pour chaque mélange, *il est impossible d'établir des règles d'indication* et que, dès lors, on fait, si on les emploie, de la thérapeutique empirique et plus qu'empirique, livrée à tous les hasards des tâtonnements aveugles et fantaisistes. Avec un seul médicament, la thérapeutique est déjà horriblement difficile.

douloureuse. Après avoir épuisé, sans aucun soulagement, une foule de remèdes internes et externes, il se soumit à la cure par la salivation, et n'en éprouva pas plus d'amélioration, encore qu'on eût recours ensuite aux mercuriaux les plus actifs.

Je donnai deux grains d'extrait d'aconit, avec la moitié de sucre, le matin, et autant le soir, en prescrivant de ne boire après que du bouillon. La douleur diminuait bientôt, si bien qu'au bout de quatorze jours, cet homme était délivré de toute souffrance et entièrement bien portant. Et cependant il avait été saturé auparavant d'une infinité de médicaments et couvert d'un nombre prodigieux d'emplâtres (1).

Obs. XIII.

Un jeune homme de 25 ans était affecté, depuis quelques semaines, d'une très violente sciatique du côté gauche. Celle-ci s'étant calmée, la jambe et la cuisse restèrent très affaiblies, et les mouvements du pied à peu près impossibles. Frictions, bains, vésicatoires, scarifications, irritants de toutes sortes, rien n'y fit ; aucun effet non plus des remèdes internes, la chair musculaire s'atrophia, et il ne subsista plus que les os et les tendons.

Je lui donnai donc un grain d'aconit et de sucre matin et soir. En six semaines, les muscles furent restaurés, au point que les deux cuisses offraient le même volume. Le traitement provoqua de fortes purgations et d'abondantes sueurs (2).

(1) Encore une guérison indéniable et rapide de *céphalalgie* chronique, très ancienne cette fois. Toujours pas de détails, pas de signes indicateurs, et conséquemment profit nul pour la clinique.

(2) Nous nous sommes déjà expliqué, dans le 1er Traité, page 57, sur la pauvreté de la clinique, au sujet de l'emploi de l'aconit dans la *sciatique*. Le cas actuel est même tout à fait extraordinaire : sciatique et *atrophie musculaire* consécutive, complète, absolue. Ce sont les cas où notre école emploie surtout la *bryone*, l'*arsenic*, et il est très précieux de savoir que l'aconit peut entrer en ligne. Il y a aussi des recherches pathogénétiques à faire à ce sujet.

Obs. XIV.

Une femme de 40 ans était affectée de syphilis depuis huit ans et portait des *tophus* ulcérés sur presque tous les os du corps, mais principalement au sternum. La gorge aussi était le siège d'ulcérations ; le voile du palais était perforé ; les aliments et les boissons étaient rejetés par les narines.

On essaya successivement toutes les méthodes de guérir la syphilis : beaucoup d'ulcérations furent guéries par suite, et plusieurs tophus disparurent. Mais le gosier et l'os sternal demeurèrent dans le même état ; les douleurs nocturnes ne diminuèrent pas davantage, de sorte que les forces tombèrent.

Après mûres réflexions, je pensai qu'il pourrait peut-être arriver que l'extrait d'aconit vînt à guérir cette maladie rebelle. Je l'employai donc, à la dose d'un grain mêlé à une demi-drachme de sucre, trois fois par jour ; par-dessus, deux tasses de décoction de racine de bardane, dont on usait largement par ailleurs.

En peu de temps, les douleurs nocturnes étaient calmées, puis guéries, en même temps que tous les ulcères s'amélioraient ; le sommeil se rétablissait, aussi bien que les mouvements des membres, l'appétit et les forces. J'espérai alors que l'aconit suffirait seul à parfaire la cure. Mais, aussitôt que les douleurs nocturnes eurent disparu, le mal resta stationnaire ; tumeurs et ulcères cessèrent de progresser, bien que j'eusse pris soin d'augmenter la dose de l'extrait et qu'on en eût fait prendre six grains par jour pendant cinq semaines. C'est pourquoi je prescrivis la poudre suivante :

R. Extrait d'aconit.............. } àà 6 grains
  Mercure doux................ }
  Sucre blanc.................   3 drachmes

Mêlez et faites une poudre très fine.

A prendre trois fois par jour une demi-drachme, et par-dessus du bouillon ou quelque infusion.

Sous l'influence de cette poudre, toutes les tumeurs osseuses disparurent en deux mois et demi ; il se détacha de gros séquestres, les ulcères se cicatrisèrent, la perte de substance du voile du palais et de la luette se restaura, de telle façon que la déglutition redevint parfaite et la parole tout à fait distincte. La malade, entièrement guérie, reprit son travail habituel (1).

COROLLAIRES.

Il se confirme donc que l'extrait d'aconit peut être donné aux malades avec sécurité et d'excellents effets.

Ce médicament jouit d'un grand pouvoir résolutif sur les tumeurs, et l'emporte à cet égard sur la ciguë (2).

Il enlève les douleurs goutteuses et rhumatismales ; provoque la transpiration et la sueur, et guérit par ce moyen les maladies vénériennes, lorsque les remèdes usités sont restés inefficaces. Mêlé à partie égale de mercure doux, il est quelquefois plus efficace que tous les mercuriaux, même les plus actifs (3).

(1) C'est le 4ᵉ cas de *syphilis* traité dans ce second ouvrage sur l'Aconit. Comme dans l'obs. IV, le rôle de l'aconit semble s'être borné à calmer et faire disparaître les douleurs.

(2) Cette assertion, je le répète, nous paraît étrange aujourd'hui. Störck essayait les *nouveaux* médicaments dans les cas rebelles, et tout à fait empiriquement. Son expérience clinique est cependant assez peu concluante pour l'emploi de l'aconit dans les tumeurs. Dans l'*obs.* IV du 1ᵉʳ Traité (p. 45, 46) la tumeur (enchondrôme) n'est en effet que diminuée. L'*obs.* V (p. 47) n'offre aucun détail suffisant. Reste l'*obs*. VI (p. 47), *adénites scrofuleuses*, question à reprendre.

(3) Nous renvoyons aux notes précédentes, pour ce qui est de la *syphilis* et du mélange de l'aconit et du mercure. Quant aux affections rhumatismales ou goutteuses, nous trouvons, en réunissant les deux Traités :

5 cas d'*affections goutteuses ou rhumatismales indéterminées* (1ᵉʳ Tr. *Obs.* 1, 2, 9 ; 2ᵉ Tr. *Obs.* 3, 7) ;

Continué plusieurs mois, l'aconit n'offre aucun inconvénient.
La dose est d'un demi-grain par jour à quatre, cinq, six grains
et au delà.

Uni à l'extrait de ciguë, il guérit ensuite, ce que les deux médicaments séparés n'avaient pu faire.

Il est parfois utile dans l'amaurose, la cataracte et la céphalée (1).

CHAPITRE VI.

—

DE LA JUSQUIAME.

Dans mon premier travail, j'ai recommandé l'extrait de jusquiame contre les spasmes, la mélancolie, la manie, l'épilepsie. Les expériences faites à ce sujet nous ont confirmé les faits
avancés, mais non cependant avec une telle évidence que je
puisse préconiser ce remède comme d'un emploi général et
infaillible dans ces maladies. Je puis cependant conclure avec
assurance qu'il est quelquefois utile dans des cas où tout autre
médicament échoue.

Obs. 1.

Une petite fille de huit ans est affectée d'une fièvre aiguë et
continue : elle souffre beaucoup de la tête, éprouve une soif

1 cas de guérison remarquable d'une *goutte ou rhumatisme chronique* grave (1ᵉʳ Tr. *Obs.*, 10) ;

1 cas de *goutte noueuse* généralisée (1ᵉʳ Tr., *Obs.* 11) ;

2 cas de *sciatique* (I. Tr., *Obs.* 14 ; 2ᵉ Tr., *Obs.* 13).

Pour ce qui est du rôle de la sueur éliminatrice, voir la note de la
page 41.

(1) Il y a, en effet, dans ce chapitre où IIᵉ Traité des guérisons remarquables de céphalées chroniques rebelles. Mais les indications de l'a-
conit ne peuvent profiter de la clinique de Störck, faute de détails suffisants.

ardente, a le pouls dur, à tel point que l'on a dû, par deux fois, pratiquer la saignée. Le quatrième jour, il se fait une éruption d'exanthème scarlatineux, avec un grand soulagement dans les symptômes.

Tout marche pour le mieux jusqu'au septième jour, où l'enfant est prise brusquement de convulsions et de délire violent, avec jactation et cris déchirants continuels. Le pouls, en même temps, est faible, inégal, pas très rapide cependant. Il se produit deux garde-robes involontaires, et le lit est souillé d'urine très fétide. Toutes les questions restent sans réponse, la petite malade ne reconnaît personne. L'exanthème scarlatineux a totalement disparu, les yeux sont larmoyants. Toutefois, la poitrine paraît assez libre, mais la déglutition est tout à fait difficile.

Je fais appliquer des vésicatoires aux mollets et à la nuque, des épispastiques à la plante des pieds, et à la mixture primitive, qui était antiphlogistique, j'ajoute quelques gouttes d'esprit de corne de cerf, ainsi qu'une demi-drachme de teinture de succin. Les emplâtres déterminent de larges phlyctènes, sans que rien soit changé dans l'état de la maladie : la nuit n'en est pas moins très agitée, les convulsions, les soubresauts de tendons et les mouvements désordonnés du corps continuels, en même temps que les cris perçants ne cessent pas un instant.

Je prescris de continuer la même mixture, en y ajoutant encore une demi-drachme de laudanum liquide, pour essayer de raffermir tant soit peu les mouvements désordonnés des nerfs. Mais en réalité je n'y réussis guère, tous les symptomes mauvais persistent, et la nuit se passe encore sans sommeil. C'est pourquoi je veux essayer ce que pourrait, dans ce cas, l'extrait de jusquiame, dont on ajoute cinq grains à la potion.

A peine l'enfant avait-elle pris trois cuillerées de cette mixture que les convulsions diminuaient déjà, que cessaient les soubresauts de tendons, pendant que les cris étaient moins fréquents et l'agitation moindre. Dans l'après-midi, arrive un sommeil de trois heures, au sortir duquel la petite malade commence à demander à boire, reconnaît sa mère et les personnes présentes. Dès lors, elle ne délire plus, cesse tout à fait de crier, et c'est à de rares intervalles qu'on remarque encore des mouvements convulsifs à la face, aux bras et aux pieds.

La nuit suivante est à peu près calme. Dans la matinée, la conscience est parfaite, le pouls égal, à peine fébrile, la soif rare, les yeux vivants. Toutefois, la tête est extrêmement douloureuse, les membres défaillants, l'enfant demande du bouillon avec du pain et de l'eau comme boisson.

Je n'eus qu'à continuer la mixture pendant deux jours encore, et l'on n'observa plus désormais aucun symptôme fâcheux. Les forces se reconstituaient graduellement, l'appétit faisait des progrès, les fonctions reprenaient leur cours normal et la santé fut rétablie sans le secours d'aucun autre remède (1).

(1) Ce n'est ici ni l'éclampsie du début, ni l'éclampsie albuminurique de la convalescence de la scarlatine. Les accidents cérébraux ont éclaté le 7º jour, c'est-à-dire à l'époque ordinaire de l'invasion de la *méningite*, et ils ont revêtu une forme très grave. L'action curative de la jusquiame offre tous les caractères de certitude : pas de commencement d'amélioration avant son emploi; ensuite défervescence rapide inaugurée par quelques heures de vrai sommeil réparateur.

La thérapeutique ne peut progresser que par la juxtaposition des données cliniques à celles de la *matière médicale*, c'est-à-dire l'observation des effets des médicaments sur l'homme sain, c'est le seul moyen d'obtenir, pour l'avenir, des *indications positives* conformément à la *loi de similitude*.

Il ne suffirait donc pas de dire que l'emploi de la jusquiame dans la méningite est banal dans notre école, aussi bien que celui des deux autres solanées, *belladone* et *stramoine* ; on serait conduit simplement à les essayer empiriquement, en perdant un temps précieux. Or l'une des solanées échouera, quand l'autre réussira, et la question est de connaître le *diagnostic différentiel* des indications de chacune d'elles, alors que nous savons qu'elles conviennent, dans leur ensemble, aux formes *délirantes* et *convulsives*.

Obs. II.

Un homme de 40 ans était pris tout à coup de palpitations de cœur extrêmement violentes, en même temps que d'une convulsion tout à fait douloureuse dans le bras gauche. La respiration était suspendue, et il y avait grand danger de suffocation.

On institue des saignées répétées et l'on emploie des médicaments, dans le but de remédier aux accidents. Les symptômes sont ainsi modérés, les mouvements du cœur plus réguliers ; les convulsions des bras s'arrêtent et le malade se trouve assez bien pendant quelques heures. Mais l'affection se reproduit par accès avec la même violence, et le sommeil est très agité. Aussi, après avoir tenté sans succès des remèdes internes et externes, pendant plusieurs jours, j'eus enfin recours à l'extrait de jusquiame, dont je donnai deux grains le matin, le midi et le soir.

Dès le premier jour, les accès ne sont plus ni aussi fréquents, ni aussi intenses. Le second jour, les palpitations cessent complètement, les mouvements convulsifs du bras sont presque insensibles, et la nuit se passe en un sommeil réparateur. Le troisième jour le malade a de l'appétit, n'éprouve plus dans le bras que des soubresauts passagers ; on n'observe que de très

Relisez donc le parallèle magistral dressé par M. le Dr Jousset, dans sa *Matière médicale* (t. I, p. 349) et l'histoire particulière de la jusquiame (p. 334), et vous verrez que cette dernière est précisément spécialisée par les signes que nous retrouvons dans cette *obs.* I de Störck : pouls faible et petit, irrégulier, dysphagie extrême, *soubresauts de tendons* et *carphologie*, trépidation convulsive de tout le corps, selles involontaires. S'il nous était appris en outre que la face fût pâle, l'ensemble des signes indicateurs serait complet.

Cette observation est donc extrêmement importante et d'une grande utilité pratique. Elle vient confirmer les *indications homœopathiques* de la jusquiame provenant de la matière médicale pure, par un succès brillant, dans un cas de métastase cérébrale d'une scarlatine déjà anomale par le retard de l'éruption.

rares troubles du cœur et la nuit est très calme. Le quatrième jour, la santé est rétablie et toutes les fonctions normales.

Cet homme a continué encore le traitement pendant cinq jours, et comme il se portait à merveille, on cesse alors tout traitement. Il y a maintenant deux ans que la santé continue d'être excellente (1).

OBS. III.

Une femme de plus de trente ans, affligée au plus haut point d'une affection hystérique, depuis plusieurs années, tomba dans une mélancolie profonde : elle craignait à tout moment d'être enlevée par le diable, ou conduite en prison et condamnée à mort. Elle prit longtemps des remèdes antihystériques de tous genres, changea fréquemment d'air et de logement, et évita toutes les circonstances qui lui paraissaient le plus légèrement défavorables. Mais aucune amélioration ne se produisit.

Je commençai donc à lui faire prendre, trois fois par jour, un grain d'extrait de jusquiame, et huit jours se passent sans aucun changement. Je fis alors doubler la dose. Elle s'aperçut bientôt que la respiration devenait plus facile et l'anxiété moindre, dormit délicieusement sans se réveiller souvent, sentit de l'appétit, tandis qu'auparavant elle avait horreur des aliments. Elle prit enfin, trois fois par jour, trois grains, et ainsi fut entièrement rétablie dans l'espace de vingt jours.

Deux mois après avoir été guérie, cette femme vint me trouver, étant en excellente santé, pour me demander seulement si elle ne devait pas prendre un purgatif, à l'approche du printemps, comme elle en avait l'habitude. Mais je l'en dissuadai, ne voyant aucun signe qui l'indiquât, et craignant,

(1) Affection *hystériforme* : guérison indéniable. Rien de mieux indiqué, en effet, par la loi de similitude, que la jusquiame : convulsions limitées probablement rhytmiques, spasme laryngé, palpitations violentes. Ces deux derniers symptômes sont plus marqués avec la jusquiame qu'avec les autres solanées.

d'autre part, d'amener quelque perturbation dans sa santé (1).

Obs. IV.

Un homme de 40 ans, adonné à de sérieuses études, était affecté d'une affection hypochondriaque, et il arriva au point de ne plus pouvoir dormir la nuit. Quand il cédait au sommeil, en effet, pour une ou deux minutes, il se réveillait en sursaut, agité et anxieux au suprême degré, tourmenté par la peur d'horribles spectres et une chaleur brûlante par tout le corps.

Après plusieurs semaines de cet état, il commença à dépérir considérablement. De nombreux médecins furent consultés et beaucoup de remèdes administrés, excellents en général dans les maladies de ce genre. Comme on remarquait que le soir le pouls était un peu plus tendu et la chaleur de la peau augmentée, on lui fit prendre des médicaments nitreux, calmants, réfrigérants, qui restèrent sans résultat, puis des parégoriques et enfin de fortes préparations opiacées. Mais l'effet de ces drogues fut, au contraire, d'augmenter plutôt l'anxiété, l'insomnie et les autres symptômes.

Je conseillai alors deux grains d'extrait de jusquiame, matin et soir. Le malade éprouva, dès le premier jour, des pulsations et une chaleur brûlante par tout le corps, des frissons vagues dans les membres et le long de l'épine dorsale, et l'insomnie persistait.

(1) Voir les *Obs.* VIII et IX du 1ᵉʳ *Traité*, pages 26, 27 et *notes* correspondantes. Nous retrouvons, dans ce nouveau cas, une des meilleures indications de la jusquiame, à savoir l'idée de *possession démoniaque*, sur laquelle a insisté M. le Dʳ Jousset. L'idée même qu'on *traverse les airs pour assister au sabbat* est particulière à cette solanée, c'est un symptôme qu'elle a produit dans les empoisonnements. Qui ne voit par là l'importance de la matière médicale expérimentale, la précision des indications qu'elle fournit, et la vérité pratique de la loi homœopathique ? La jusquiame semble convenir spécialement à la *folie hystérique*.

Le lendemain, vers midi, vint un vif désir de manger. La nuit, il y eut des intervalles de sommeil, mais le reste du temps, de l'anxiété comme auparavant.

Le troisième jour, je donnai trois grains matin et soir : bon appétit à midi, nuit bien plus tranquille, retour de la gaîté. On continua ensuite à la même dose. Tous les symptômes morbides diminuèrent chaque jour, et dix jours plus tard, le malade dormait comme un homme bien portant, durant sept ou huit heures sans interruption. Il répara ainsi ses forces et recouvra, en trois semaines, sa complète santé (1).

OBS. V.

Une servante, de vingt et quelques années, éprouvait, depuis six mois, toutes les quatre ou cinq nuits, vers quatre heures du matin, une convulsion générale, et cela l'affaiblissait beaucoup. Elle ignorait la cause du mal. J'eus recours à des pilules de gomme ammoniaque, d'asa fœtida, de castoreum et d'un peu de camphre.

Tout d'abord le mal diminua de violence, mais ensuite les convulsions redoublèrent. J'essayai alors l'Ecorce du Pérou, à haute dose, pendant huit jours, sans remarquer aucune espèce de soulagement. J'en vins, en conséquence, à l'extrait de jusquiame, dont je donnai un grain trois fois le jour. Cette dose ne produisant rien, je la doublai bientôt.

Les accès furent retardés, sans que leur intensité fût amoindrie. Puis je donnai trois grains à la fois (9 par jour) et il arriva que les accès furent entièrement supprimés pendant douze jours. Aussi la malade se croyait guérie.

Mais les convulsions se reproduisirent avec une grande in-

______

(1) Observation non moins considérable, et propre à fixer encore quelques-unes des indications de la jusquiame :

Affaiblissement général (Voir *note* de la p. 26) ; *frayeur excessive* ; hallucination de la vue (*fantômes*) ; anxiété, insomnie ; chaleur brûlante.

tensité, deux nuits de suite, et les forces étaient très abattues.
Je dus porter la dose à quinze grains par jour. Depuis lors, les
forces s'accrurent et l'on n'observa pas de nouvel accès. La
dose fut continuée un mois entier, puis, la santé ne laissant
rien à désirer, on supprima le médicament. Trois mois après,
la malade vint me remercier de l'excellente santé dont elle
continuait à jouir (1).

OBS. VI.

Un jeune homme de 18 ans était tourmenté, le jour et la
nuit, par une toux sèche, chatouillante, continuelle, avec de
violentes douleurs à la poitrine, et l'on craignait avec raison
une hémoptysie. Quelque remède que l'on donnât, il ne s'opérait aucun soulagement : les émollients, les envisquants, les
parégoriques, les opiacés, ne purent diminuer la violence de
la toux.

Je me demandai alors ce que pourrait l'extrait de jusquia=
me, et j'ajoutai à la mixture que le malade prenait déjà depuis douze heures sans résultat, dix grains de cet extrait.

Après en avoir pris trois cuillerées, il commençait à moins
tousser, la douleur à la poitrine diminuait ; puis vint un sommeil paisible d'une demi-heure, qui le reposa beaucoup : aussi
la toux était-elle plus facile et moins fréquente, ce qui engagea
à continuer le même remède.

La nuit suivante fut calme, et le lendemain, la toux était
devenue tout à fait rare, l'appétit assez bon, de sorte qu'on se
borna à une cuillerée toutes les trois heures.

La nuit fut encore excellente, et il n'était plus besoin désormais
de médicament, puisque la toux avait disparu et que le malade se portait parfaitement (2).

(1) Guérison, *au moins pour un temps,* d'une *hystérie convulsive.*
On remarquera que de fortes doses furent nécessaires.

(2) De telles observations étaient bien faites pour faire remplacer
les indications hypothétiques des envisquants, émollients, etc., par la

Obs. VII.

Un homme de 40 ans, jusque là robuste et bien portant, tomba dans une mélancolie profonde, parce qu'il n'avait pas obtenu le grade qu'il sollicitait et ambitionnait. Cela dégénéra en une véritable manie, et le malade se crut bientôt général, puis se para du titre d'ambassadeur près les plus hautes cours de l'Europe, ou roi de divers pays.

On demanda l'avis d'un grand nombre de médecins, sans épargner aucune dépense, et les remèdes demeurant inefficaces, on traita ce malheureux de la plus rude façon et avec de sévères menaces. Il en résulta qu'il fut rendu furieux, cessa d'obéir en quoi que ce soit et rejeta violemment tout ce qu'on lui offrait à titre de médicament.

Je conseillai alors de mêler l'extrait de jusquiame aux potages et aux aliments, fraude grâce à laquelle il le prendrait malgré lui. Il en ingéra de la sorte quatre grains le matin et autant le soir.

Cette dose fut suffisante pour détruire entièrement les idées délirantes. En peu de jours, il se produisait un revirement total, et finalement la raison et le jugement se rétablirent dans la perfection. Après sa guérison, le malade revint à Vienne, et depuis lors m'a écrit plusieurs lettres d'une forme parfaite, dans laquelle il m'affirme se porter à merveille, ce que me confirment ses amis reconnaissants (1).

spécialisation d'action des médicaments qu'il était réservé à Hahnemann de formuler. La jusquiame est devenue classique, dans l'école homœopathique, pour cette toux sèche, incessante, surtout nocturne, provoquée par du chatouillement au larynx.

(1) Pour la manie avec *délire des grandeurs*, la jusquiame nous est moins connue que d'autres médicaments, par exemple le *cuivre*, le *platine*, l'*hellébore blanc*. Il est instructif de savoir qu'elle est susceptible de réussir dans des cas semblables.

En résumé, la collection des sept observations qui précèdent est extrêmement remarquable. C'est la plus intéressante série que les

COROLLAIRES

L'extrait de jusquiame peut être donné aux malades avec toute sécurité. Mais il faut toujours commencer par une petite dose, comme je conseille de le faire pour tous les médicaments.

œuvres de Störck nous aient, jusqu'ici, permis d'étudier. Chacun des faits mérite d'être longuement médité. Dans tous, le choix du médicament est d'une précision tellement extraordinaire qu'aujourd'hui, avec les connaissances acquises en matière médicale, on ne saurait faire mieux. A défaut de ces connaissances, il faut admettre, chez Störck, un *flair* tout à fait merveilleux.

Voici donc les guérisons contenues dans les *deux Traités*, avec les *indications* correspondantes, indications vérifiées *exclusivement* par les observations de Störck :

1° Scarlatine compliquée d'*accidents* méningitiques (métastase).

1 cas (II, *Obs.* 1ʳᵉ).

Indic. : pouls petit, irrégulier ; dysphagie ; soubresauts de tendons ; selles involontaires ; secousses convulsives mobiles ; coma.

2° Hystérie.

9 cas (I, *Obs.* 1, 2, 4, 10, 11, 12, 13 — II, *Obs.* 2, 5).

Indic. : Spasme laryngé, spasmes divers ; palpitations cardiaques excessives, lipothymies ; insomnie. Mouvements convulsifs choréiformes, rhythmés, partiels. Convulsions excitées par l'action de boire. Délire gai, bavardage incohérent. — *Folie hystérique.* — Hystérie *fébrile* (?)

3° Folie.

6 cas (I, *Obs.* 5, 8, 9 — II, *Obs.* 3, 4, 7).

Indic. : Affaiblissement général. Frayeur excessive ; hallucinations effrayantes ; possession démoniaque ; mutisme ; impulsion à fuir ; agitation ; quelquefois, un certain degré de fureur. Insomnie absolue. Idées de grandeur.

4° Spasmes convulsifs.

1 cas (I, *Obs.* 3).

Indic. : Soubresauts des tendons.

5° Toux.

2 cas (I, *Obs.* 6 — II, *Obs.* 6).

Indic. : Toux surtout nocturne, sèche, incessante, anxieuse, provoquée par du chatouillement au larynx.

6° Hémoptysie.

1 cas (I, *Obs.* 7) Convenance douteuse, indications non fixées.

Il réprime les mouvements désordonnés des nerfs. C'est pourquoi il convient dans les convulsions, les spasmes hystériques
et hypochondriaques. Il amène le sommeil et le repos, lorsque l'opium n'a pu le faire, ce qui est fréquent : il est donc
indiqué dans l'insomnie prolongée, pour provoquer le sommeil.

Il fait disparaître les idées délirantes, apaise l'agitation furieuse, d'où résulte son étonnante efficacité dans la manie et la
fureur.

Il met fin quelquefois aux toux les plus violentes provenant
d'irritation, et arrête l'hémoptysie.

CHAPITRE VII

—

DU COLCHIQUE D'AUTOMNE.

La préparation du vinaigre avec la racine fraîche de la plante, puis
de l'oxymel, en le traitant par le miel, a fait l'objet de mon premier
traité sur la racine de colchique. Plus la racine est succulente, plus
le produit est efficace, et c'est de préférence au commencement de l'été
que l'on doit la cueillir.

R. Racine fraîche de colchique, incisée en petits fragments.   1 once.
Vinaigre de vin.. 1 livre.

Faites digérer dans une cornue de verre, sur un feu doux, pendant
48 heures, en agitant souvent. Puis retirez le liquide, après légère expression du résidu.

Ainsi se prépare le vinaigre colchicique qui, dans un vase bien clos,
peut être conservé pour divers usages, et c'est avec lui que l'on confectionne l'oxymel.

R. Vinaigre de colchique bien préparé...   1 livre.
Miel purifié........................   2 livres.

Mêlez, et sur un feu très doux, en agitant fréquemment avec une
cuillère de bois, faites cuire en consistance de mellite.

J'ai appris par de nombreuses expériences que cet oxymel colchicique est incisif, qu'il pousse à l'expectoration et à l'urine ; que de la

sorte il peut permettre de guérir un certain nombre de maladies sur
lesquelles les médications accoutumées sont sans action.

Voici des expériences nouvelles qui confirment les précédentes :

Obs. I.

Une petite fille de neuf ans et un enfant de huit ont été
pris de scarlatine. Guéris de cette maladie, ils sont atteints
tous les deux d'hydropisie générale. Le même médecin qui a
soigné la fièvre fait aussi tous ses efforts pour les guérir de
cette affection consécutive. Mais toutes les tentatives sont vaines, et la petite fille succombe à la suffocation. Appelé par hasard pour une malade de la même maison, je suis prié par les
parents de donner mon avis au sujet de l'enfant survivant.

Il est en proie à une toux fréquente, à une vive anxiété thoracique ; le scrotum est presque aussi gros qu'une tête de fœtus, et le pénis forme une énorme tumeur translucide. L'expectoration est nulle, l'urine rare, rouge, émise avec strangurie.

Je prescris l'oxymel colchicique, à la dose d'une drachme et
demie, répétée quatre fois par jour, dans une infusion.

Aussitôt l'expectoration devient facile, il survient un grand
ténesme à la vessie, mais c'est à peine s'il coule un peu plus
d'urine. Comme les selles font défaut depuis trois jours, je lui
donne deux onces de sirop de manne et une drachme de sel polychreste, à prendre en une seule fois. Cela lui procure cinq
garde-robes, sans que le ventre, démesurément enflé et tendu,
désenflât le moins du monde, ni qu'il se montrât par ailleurs
aucun soulagement. J'ordonne ensuite de revenir à l'oxymel
de colchique, à la même dose et de la même manière.

L'urine commence alors à être émise abondamment et sans
douleur, avec une selle par jour, une expectoration aisée, la
respiration plus libre. L'appétit renaît, le sommeil est bon, et
en quatorze jours la convalescence est complète (1).

(1) V. les *notes* du *Traité du colchique*, et en particulier celles des
pages 226 à 232. Le premier effet du colchique fut de produire ici un

Obs. II.

Un homme de 60 ans, affecté d'asthme, d'hydropisie du ventre et d'œdème dur et considérable des pieds, après avoir été abandonné par plusieurs médecins, sollicita mes conseils. Je lui fis prendre, trois fois le jour, une demi-once d'oxymel de colchique dans une tasse d'infusion d'hysope.

Il ressentit bientôt du soulagement à la poitrine, expectora des crachats épais, jaunes, puis verts. L'urine se mit à couler en abondance, et il se produisit deux ou trois selles par jour. Cela entraîna une telle amélioration que, dans le cours de la quatrième semaine du traitement, le malade put venir me voir, ayant repris des forces suffisantes, ne toussant plus à peine, et sans aucune enflure.

Je lui conseillai, en conséquence, de continuer encore le médicament deux semaines, à dose plus petite, et la guérison fut complète.

Obs. III.

Une femme de 63 ans avait une anasarque, avec ascite et une telle anxiété à la poitrine qu'elle ne pouvait marcher, et encore moins monter un escalier, qu'avec une extrême difficulté et des craintes de suffocation imminente.

Je prescrivis l'oxymel de colchique, de façon à faire prendre une drachme toutes les deux heures, et très lentement ; et bientôt survint un flux abondant d'urine, avec selles quotidiennes. Dans l'espace de huit jours, on s'aperçut que l'enflure avait beaucoup diminué, que la poitrine était dégagée et les pieds plus souples : d'où je recommandai de donner deux drachmes toutes les deux heures.

Avec cette dose, tout le gonflement des membres disparut

ténesme vésical intense (effet *physiologique*), et la diurèse ne survint que beaucoup plus tard (effet *homœopathique*), en vertu de la *loi de similitude*.

en cinq semaines, et le ventre fut réduit à un volume modéré.

Le même traitement, continué ensuite pendant deux semaines, n'amena aucun changement nouveau : le ventre restait
toujours fluctuant, et l'urine était moins abondante qu'auparavant. C'est pourquoi je m'adressai à la formule suivante :

> R. Terre foliée de tartre............ 2 drachmes.
> Oxymel colchicique............. 5 onces.
> Esprit de nitre dulcifié.......... 2 drachmes et demie.
> Faire prendre deux drachmes toutes les deux heures.

Par ce moyen, la quantité d'urine augmenta considérablement, et le gonflement du ventre s'effaça entièrement. Mais,
comme l'appétit était languissant, j'ajoutai encore à la formule ci-dessus deux drachmes de teinture d'aulnée ; et alors
l'appétit reparut, ainsi que les forces vitales et la santé (1).

Obs. IV.

Un gentilhomme de 64 ans était, depuis plusieurs mois, tourmenté par des accès d'asthme, et il sentait la respiration s'arrêter, dès qu'il marchait plus vite, montait un escalier ou élevait
la voix. C'est avec la plus scrupuleuse attention que l'on mit
en œuvre tous les moyens qui semblaient indiqués pour triompher de cette affection inquiétante. Mais le mal augmentait
toujours, et le malheureux malade dut garder le lit. Puis les
accès d'asthme devinrent si violents que la face se tuméfiait,
devenait livide, avec les yeux proéminents et injectés, la parole impossible, et un râle trachéal faisant craindre la suffocation.

Il s'y joignait des signes non trompeurs d'hydropisie de poitrine, de l'œdème aux extrémités, la perte de l'appétit, un sommeil anxieux, interrompu, fatigant, du refroidissement des

______

(1) L'effet attribué à la *terre foliée de tartre* (acétate de potasse) et
à l'*esprit de nitre dulcifié* (solution d'acide azotique dans l'alcool) pourrait simplement tenir à l'augmentation de la dose du colchique.

mains et des pieds, un pouls presque toujours faible et intermittent. Dans ces conditions j'avertis les amis du danger de mort pressant, pensant qu'il ne restait presque aucune chance de guérison.

Plus j'insistais sur les remèdes réputés efficaces, plus l'état s'empirait. Aussi, si exact et soigneux de prendre qu'il se fût montré jusque là, le patient commença à repousser les médicaments. Sachant cependant quels grands effets produisent parfois de petites doses d'oxymel de colchique, je m'adressai à lui et en donnai toutes les deux heures deux petites cuillerées (à café).

Le premier jour, aucun changement. Le second, l'urine commença à couler, charriant beaucoup de mucus, et l'expectoration faisait rejeter des crachats arrondis, noirs ou bleuâtres, cohérents, en même temps que le râle trachéal diminuait.

Nous continuâmes à la même dose, et le soulagement se dessina promptement : les accès d'asthme étaient moins prolongés et anxieux, les mêmes crachats se montraient encore plus abondants, et les selles étaient régulières. Il ne fut besoin d'aucun autre remède, celui-ci ayant suffi à arracher le malade au danger pressant qui le menaçait, de sorte que son rétablissement fut complet en deux mois.

Il y a plus d'un an qu'il se porte bien et s'acquitte exactement de sa charge, laquelle exige beaucoup de travail et de peines.

Obs. V.

Une jeune fille de 13 ans a le ventre et les pieds énormément tuméfiés, et la respiration anxieuse, avec une petite toux courte et fréquente. Pour le moindre mouvement, le cœur est agité de palpitations pénibles. Souvent, au milieu de la nuit, la pauvre petite se réveille en sursaut, et est toujours, en pareil cas, forcée de rester assise dans son lit. Après avoir vu

échouer ici, entre les mains des médecins, de nombreux et
excellents médicaments, je passe aussitôt à l'oxymel colchicique, dont je prescris une drachme toutes les trois heures.

La miction n'en est pas influencée, mais le ventre se relâche, et la petite malade s'affaiblit ; la respiration devient plus
mauvaise et tous les autres symptômes fâcheux sont augmen-
tés. L'indication de provoquer l'urine pressait, et je ne connaissais aucun autre médicament que le colchique capable
d'agir à plus petite dose, et sans violence. Il fallait prendre
garde toutefois qu'il ne causât trop de diarrhée, si l'on voulait
voir s'ouvrir les voies urinaires. Je fais donc mélanger l'oxymel
à partie égale de sirop de pavot blanc, mélange dont on donne,
toutes les trois heures, une petite cuillerée (à café).

Par ce moyen, l'intestin ne se vidait plus, et il se montre des
besoins d'uriner. Le lendemain il coule une grande abondance
d'urine foncée.

Le troisième jour, la malade va mieux, le flux d'urine continue ; mais la constipation s'est affirmée au point qu'il faut
donner un lavement, à cause des coliques, des borborygmes
et des efforts infructueux pour aller à la garde-robe.

Enfin, je rapproche les cuillerées toutes les deux heures. Et
ainsi, en six semaines, le gonflement disparaît en totalité, la
poitrine devient libre, les forces augmentées, l'appétit excellent, le sommeil assez tranquille et les palpitations du cœur
tout à fait rares. On observait seulement des spasmes hystériques soudains, qui cédèrent en peu de jours aux remèdes
antihystériques.

Obs VI.

Une femme de 50 ans était affectée d'une hydropisie de l'abdomen, depuis longtemps, ainsi que d'une toux très violente,
sans que les extrémités fussent enflées.

Quand elle fut venue me trouver, je lui prescrivis aussitôt
l'oxymel de colchique, à prendre une petite cuillerée, très len-

tement, toutes les deux heures. Les crachats furent bientôt expulsés en abondance, et on observa de fréquents besoins d'uriner, sans que l'urine cessât d'être rare. La dose étant, au bout de six jours, restée inefficace, sans doute à cause de l'état du ventre, je la portai à une demi-once toutes les quatre heures. Dès lors, l'urine ne tarda pas à couler avec une telle abondance qu'on était fondé à craindre que le corps ne se desséchât entièrement, de sorte qu'on dût suspendre pendant quelques jours.

On reprit ensuite une petite dose qui suffit à l'entière guérison (1).

Obs. VII.

Une servante, affectée d'une respiration très difficile et d'enflure des pieds et du ventre, avait été traitée durant de nombreuses semaines, sans aucun soulagement, et même son état s'était notablement aggravé.

L'oxymel colchicique eut pour résultat de rendre la respiration plus facile, de provoquer l'expectoration et la diurèse, de telle façon que la guérison suivit à bref délai.

Obs. VIII.

Un homme de 50 ans fut guéri par le même médicament d'un asthme rebelle et d'hydropisie du ventre.

Obs. IX.

Le même succès fut obtenu chez une vieille femme, asthmatique à un tel degré, qu'elle pouvait à peine monter quel-

(1) C'est le propre des effets évacuants, même obtenus par l'application de la *loi de similitude*, d'exiger une dose massive plus ou moins élevée, suivant les sujets. A dose insuffisante, c'est l'effet physiologique qui se produit : besoins fréquents et pénibles d'uriner. Cela cesse, quand l'urine coule, l'effet thérapeutique n'étant jamais pénible.

Remarquons, en passant, cette plaisante crainte du desséchement total du corps.

ques marches, sans crainte d'une suffocation complète. Elle rejeta des crachats abondants, gommeux, adhérents, foncés, et il se produisait, chaque jour, plusieurs garde-robes.

Obs. X.

Une servante a, depuis quatre semaines, toute la face œdémateuse et si gonflée qu'elle ne peut ni ouvrir les paupières, ni parler distinctement, ni mâcher les aliments et avaler comme à l'ordinaire.

Les remèdes, tant internes qu'externes, n'ont pas diminué le gonflement. Ii s'y est joint, au contraire, des vertiges et de la somnolence, de sorte que l'on pouvait craindre l'invasion de l'intérieur de la tête par le gonflement ou l'infiltration œdémateuse. L'application de vésicatoires à la nuque, malgré l'écoulement considérable de sérosité qui s'en est suivi, n'a modifié en rien la situation.

L'oxymel colchicique fait expulser une grande quantité d'urine, produit deux ou trois selles par jour. Le malade ressent ensuite un prurit incommode à la face et sur toute la tête. Mais bientôt le gonflement s'affaisse, et la guérison est complète en dix jours.

Elle avait pris une demi-once d'oxymel, trois fois par jour, dans une tasse d'infusion de fleurs de sureau (1).

(1) Le *prurit cutané* est un effet *pathogénétique* du colchique. On le trouve mentionné dans la collection de Roth. (*Matière médicale pure*, t. IIe).

Si nous récapitulons les 10 observations de ce deuxième mémoire de Störck sur le *colchique*, nous constatons une fois de plus, qu'il n'y est rapporté que des succès, alors que nous savons que les insuccès sont fréquents : l'auteur va l'avouer tout à l'heure, dans ses *corollaires*.

Ces dix nouveaux succès, tous remarquables à vrai dire, quoique quelques-uns soient dépourvus de détails et tous d'un diagnostic précis, se décomposent ainsi :

Anasarque à la suite de la scarlatine.......... 1

COROLLAIRES.

Il résulte des observations précédentes que l'oxymel de colchique est un remède tout à fait efficace, et qu'il n'offre aucun inconvénient pour les malades, pourvu qu'il soit manié par un médecin prudent.

Il est incisif et résolutif, expectorant, diurétique. C'est pourquoi il convient excellemment aux maladies de poitrine et aux hydropisies. Il est loin cependant de les guérir toutes. Mais il est quelquefois utile, lorsque tous les autres remèdes ont échoué. D'autres fois, on le donne sans succès.

En commençant par une petite dose, le médecin agit avec pleine sécurité. La dose est d'une drachme à deux ou trois onces par jour, en augmentant peu à peu. Toutefois, chez les gens robustes, dont les organes sont sains, on peut débuter d'emblée par une forte dose.

Si le médicament provoque la diarrhée sans soulagement de la maladie, il faut lui adjoindre des opiacés, et alors il agit sur les voies urinaires avec un bon résultat.

Le vinaigre de colchique est un excellent résolutif, en applications externes. Je l'ai vu dissiper de cette façon une tumeur considérable de l'angle interne de l'œil gauche, d'après les conseils de *Brambilla*, le très habile chirurgien de l'archiduc Léopold.

La propriété qu'a cette préparation de guérir l'hydropisie m'a été confirmée, avec les témoignages les plus flatteurs, par le savant Dr Zacu, médecin du grand hôpital militaire de

Ascite et œdeme des jambes 3
    —   *et anasarque*........................... 1
    —   *sans œdème*........ 2
Œdème de la face........,. 1
Cas donnés pour des asthmes (??)............ 2

Quant aux remarques à faire, nous ne pourrions que répéter ce que nous avons dit dans les *Notes* du 1e *Traité du colchique*, et nous y renvoyons.

Pesth. Il a guéri rapidement et facilement, avec le colchique seul, un assez grand nombre de militaires hydropiques.

La même affirmation m'est envoyée par le célèbre Schinz, de Zurich, mon très vénérable ami, qui dit dans la préface qu'il a ajoutée à sa traduction allemande de mon Traité du Colchique : « Déjà plusieurs malades de notre hôpital ont été, par les soins éclairés de notre très digne collègue Hirzel, traités au moyen de l'oxymel de colchique. Parmi eux, je puis citer surtout une femme, qui était grosse depuis cinq ans et demi, portant dans la trompe un enfant du sexe féminin parfaitement conformé. »

PETIT TRAITÉ

DANS LEQUEL ON DÉMONTRE QUE LA PLANTE APPELÉE PAR LES
ANCIENS

FLAMMULE DE JUPITER

(CLÉMATIS ÉRECTA)

peut être sans danger, et avec grand avantage,
employée chez les malades

PAR

ANTOINE DE STÖRCK

PRÉFACE

C'est le Très-Haut qui a créé, sur la terre, tout ce qui guérit, et le sage ne repoussera pas ce bienfait. (*Eccles.*, chap. XXXVII) (1).

La Sainte Ecriture nous avertit, nous tous médecins, d'être prévoyants et d'user, sans crainte, de ce qu'a créé Dieu pour le salut des malades.

Tout ce qu'il a fait est bon et destiné à l'homme, car Dieu a dit (Genèse, chap. I) : *Voyez ! Je vous ai donné toutes les plantes qui se reproduisent par semences sur la terre, et tous les arbres qui portent en eux-mêmes les germes de reproduction de leur propre espèce, afin qu'ils vous servent de nourriture.*

Aucune plante n'a donc été créée qui fût destinée à nuire au genre humain ; et c'est seulement à notre ignorance ou au hasard qu'il semble possible d'attribuer les effets toxiques éprouvés, après l'ingestion de certaines substances. Si celles-ci sont employées, en effet, au moment voulu, d'une manière convenable et à la dose précise qu'il faut, jamais il ne se produira rien de nuisible.

Beaucoup de médecins cherchent à convertir en médicaments les métaux, par les préparations chimiques les plus quintessenciées, et négligent ceux que la terre leur offre en abondance, que la nature prévoyante leur a préparés elle-même et qui sont, en réalité, beaucoup plus analogues à notre corps. Combien seraient heureux les malades abandonnés aujourd'hui sans aucun secours à leur sort et aux plus redoutables accidents, si les études des médecins s'étaient tournées avec plus d'ardeur vers la découverte des propriétés des plantes !

Nous sommes en vérité trop timides dans l'emploi des médicaments les plus efficaces. Ne pourrait-on pas attaquer avec plus d'énergie l'organisme des maniaques et des épileptiques et troubler la nature dont les opérations sont viciées ?

N'y aurait-il donc aucun remède pour les goutteux ?

Ne pourrait-on en découvrir aucun pour résoudre les calculs ?

(1) *Verset 4.* C'est le chapitre de l'Ecclésiastique qui commence par le verset plus connu : *Honora medicum, propter necessitatem*, etc.

Ne trouvera-t-on pas, dans le règne végétal, quelques antidotes pour la syphilis, la variole ou n'importe quelle maladie contagieuse ?

Doit-on abandonner l'espoir de guérir les phthisiques, et les autres malades que nous rangeons le plus souvent au nombre des incurables ?

Ne mériterait-il pas grandement de la patrie et du genre humain, celui qui découvrirait un remède pour ces maladies rebelles au premier chef ?

Dans cet opuscule sont rassemblées les expériences que j'ai instituées avec la plante que les anciens appelaient « *Flammula Jovis* ». Ayant, l'été dernier, quelques courtes heures libres d'occupations, j'ai recherché les plantes peu usitées, en compagnie de Maître Jean-Jacques Well, pharmacien à Vienne à l'enseigne de *l'Ours-Noir*, dont j'estime hautement la science remarquable, tant en chimie qu'en botanique. Nous trouvâmes ainsi la Flammule de Jupiter, plante très belle, très répandue, que l'on n'emploie pas aux usages de la médecine à cause de son âcreté et de sa causticité, et que l'on redoute même.

Je suis d'avis, au contraire, qu'elle possède une grande vertu et sera très utile, et l'on verra dans les pages qui suivent qu'elle peut sûrement, et avec un bénéfice réel, être employée chez les malades que ne soulagent pas les autres remèdes. Le savant et expérimenté docteur *Xavier Fauken*, médecin dans notre hôpital, et l'habile chirurgien *Antoine Rechberger* ont beaucoup contribué, par leur zèle et leurs études, aux succès obtenus avec cette plante ; et il se faut féliciter avec moi de voir arriver d'aussi heureuses guérisons, qu'il n'était pas permis d'espérer auparavant.

J'ai ajouté à la suite quelques expériences sur le *Dictamne blanc* (1).

(I) On aura lu avec curiosité ce panégyrique des végétaux, aux dépens des minéraux, et les raisons mystiques sur lesquelles il s'appuie. C'est une réminiscence des querelles passées contre les *médicaments chimiques* inaugurés par PARACELSE, querelles qui illustrèrent l'école de GUY PATIN. STÖRCK ne pouvait prévoir la découverte future des *alcaloïdes*. La vérité est que ces derniers ont rendu beaucoup plus de services aux malades qu'ils n'ont causé de morts accidentelles ou criminelles.

CHAPITRE Iᵉʳ

DE LA CLÉMATITE DROITE.

Flammula Jovis officinale, des anciens,
Clematis erecta, LINNÉ (Syst. nat., 12ᵉ éd., t. **2**, p. 377).
Clematis recta, JACQUIN (Flore de Vienne, p. 95).
Flammula recta, BEAULIEU.
Flammula Clausii.

En allemand, *Aufrechte brennende Waldrebe*. — En anglais, *Up-right ladies flower*. — En français, *Flammule*, — En hollandais, *Recht opstaande flammula.*

DESCRIPTION DE LA PLANTE.

D'une racine très divisée, ramifiée et vivace, émane une tige solide, droite, souvent rougeâtre, haute de trois ou quatre pieds, quelquefois rameuse à la partie supérieure, les rameaux étant opposés, divergents. Les *feuilles* que portent la tige et les rameaux, quand ceux-ci existent, sont grandes, opposées, pinnées ; leur limbe se divise en folioles opposées avec une impaire, ovales lancéolées, entières, pétiolées, vertes au-dessus, plus pâles en dessous, d'une saveur âcre et brûlante. Les *fleurs* odorantes sont disposées en grand nombre à la partie supérieure de la tige, sur des pédoncules simples, axillaires, opposés pour les inférieures, souvent trifides, allongés pour les supérieures: sans *calice*, ces fleurs sont pourvues d'une *corolle* fréquemment tétrapétale, rarement pentapétale, dont les *pétales* sont blancs, oblongs, peu serrés. Les *étamines* sont en grand nombre, leurs *filets* dressés, subulés, plus courts que la corolle, les *anthères* à déhiscence latérale. Les *pistils* nombreux occupent le milieu de la fleur, terminés par des *styles* subulés, à peine plus larges que les étamines. Les graines sont multiples, arrondies et un peu comprimées, terminées par le style devenu plumeux (1).

(1) Les botanistes de nos jours distinguent généralement deux espèces très voisines que Störck a sans doute confondues, dans sa description comme dans ses essais, à savoir la clématis *erecta* et la clé-

Cette plante croît très abondamment dans les bois de la Basse-Autriche, surtout le long des buissons.

Les feuilles récentes excitent un grand sentiment de brûlure à la langue et à la gorge ; si on les laisse longtemps sur la langue, elles y déterminent de la rougeur, des vésicules, puis des exulcérations. Desséchées, elles ont une saveur acide et douceâtre, légèrement astringente, un peu brûlante.

Les fleurs, quand on les mâche, produisent une ardeur très persistante sur la langue et les parties voisines.

Avec les feuilles sèches, on prépare une infusion.

R. Feuilles de clématite droite, 2 drachmes.

Divisez-les et infusez dans eau q. s.; conservez dans un vase clos pendant un quart d'heure ; à la fin, faites bouillir un instant, puis passez et recueillez 1 livre pour l'usage.

On peut rendre peu à peu cette infusion plus forte, en prenant 3 drachmes ou 1/2 once de feuilles.

On infuse les fleurs de la manière suivante :

R. Fleurs de clématite droite, une drachme.

Faites infuser pendant douze minutes, puis passez une livre pour l'usage.

En doublant ou triplant le poids des fleurs, on fait une infusion saturée, qui brûle légèrement la langue et le gosier, sans être cependant désagréable, si surtout on l'édulcore avec du sucre ou du sirop.

On fait prendre deux, trois ou quatre fois par jour une tasse de quatre onces de l'infusion.

Avec la plante *fraîche*, on prépare un extrait dont on peut donner dans la journée un, deux ou trois grains.

On en confectionne une poudre :

R. Sucre blanc, une drachme.

Extrait de clématite, trois grains.

matis *flammula*. Les fleurs de cette dernière espèce seraient seules odorantes.

Mais c'est surtout la *clématis vitalba* (herbe aux gueux) qui est entrée dans l'usage populaire. Elle passe pour plus irritante.

Mêlez, triturez longtemps dans un mortier de marbre, puis divisez en six doses égales.

Le malade prendra une dose trois fois par jour (1).

Pendant qu'on pulvérise les feuilles (*sèches*), on doit prendre garde qu'il n'en pénètre pas trop dans les narines, à cause de l'ardeur que la poudre excite dans les fosses nasales, la gorge et la poitrine.

On la donne cependant à l'intérieur avec sécurité, en la triturant avec le double de son poids de sucre, dans un mortier de marbre et longtemps.

Deux ou trois fois en 24 heures, on fait prendre neuf grains de cette poudre (*au tiers*). Et j'ai augmenté peu à peu la dose de feuilles, jusqu'à ce que les malades en prissent dix grains chaque jour, sans constater aucun inconvénient.

J'ai fait ingérer à un petit chien, en une seule fois, une drachme entière de cette poudre. Il dormit ensuite plus d'une heure, puis eut une selle liquide, avec une grande quantité d'urine : il n'en resta pas moins vif, d'aspect bien portant, et dévora ce qu'on lui présenta (2).

(1) C'est avec la plante fraîche, on l'a vu, que Störck confectionnait ses extraits, et non avec la plante sèche, comme le lui ont reproché Merat et de Lens (*Dict. un. de mat. méd.*, t. II). La plante sèche, d'ailleurs, n'est pas privée de toute sa force, ainsi qu'ils le disent. Les expériences de Störck prouvent suffisamment le contraire, et tous ceux qui emploient la poudre de feuilles dans le pansement des plaies, s'en assureront facilement. Mérat et de Lens se sont encore trompés, en disant que Störck s'est servi de la *vitalba*.

(2) Comme nous l'avons dit, c'est surtout la clématis *vitalba* dont se sont servi les anciens, et qui est passée dans l'usage populaire.

La causticité de ses feuilles est très anciennement connue et son nom d'*herbe aux gueux* lui vient des mendiants qui, en les employant comme *vésicant*, simulaient des ulcères. On s'en sert encore quelquefois, dans les campagnes, comme vésicatoire.

A l'intérieur, les propriétés *drastiques* des clématites sont fort anciennement connues aussi, et de tradition dans l'usage vétérinaire. Leurs propriétés *diurétiques* ne le sont pas moins, et c'est à ce titre que Cazin, (*Plantes méd. indigènes*) a essayé d'en ressusciter l'emploi. On s'en était loué jadis dans l'*ascite*.

La diurèse provoquée par la clématite droite a été confirmée et étu-

Un très jeune oiseau portait sur le sommet de la tête une excroissance fongueuse exulcérée, de la grandeur d'une fève de volume moyen ; je la recouvris de poudre de clématite, et en un ou deux jours, l'excroissance disparut tout entière. L'oiseau ne parut pas souffrir, ne cria pas et continua à manger.

Un porc d'un an, malade depuis huit jours, refusait sa nourriture, agitait continuellement la tête, la frappait contre le mur et criait jour et nuit. Le bouvier avait déjà essayé plusieurs remèdes et prétendait avoir vu plusieurs porcs atteints de la même manière, qui du reste tous avaient péri : d'après son dire, le cerveau se ramollissait et devenait diffluent. Or, j'ai guéri cette bête en lui faisant avaler le soir treize feuilles fraîches de flammule, et autant le lendemain matin ; puis je lui donnai vingt feuilles trois fois par jour ; de sorte qu'en trois jours elle fut entièrement hors d'affaire. En premier lieu, ce fut le calme qui revint, puis le désir de boire et enfin un appétit vorace. Quelques semaines plus tard, je la revis saine et grasse.

Cas I.

Une femme de 57 ans portait au palais un ulcère vénérien, avec carie des os, et se plaignait en outre d'une très persistante et très forte douleur à la tête. Après qu'elle eût pris le mercure sublimé, dissous dans l'esprit de grain, la partie cariée

diée par Hahnemann et son école (V. *Mal. chron.*) D'après les *Expériences de Vienne* (V. ALLEN, *The Encyclopedia...*, vol. III, p. 350), la diurèse est l'effet primitif des doses moyennes ou fortes, et l'urine rare l'effet secondaire ou tardif.

Dans ces expériences, la diurèse précoce a été obtenue, dans les premières 24 heures, avec des doses variant de 5 à 25 gouttes de teinture. — Urine rare et rouge foncé, *le 7e jour* (5 à 40 gouttes). Mais une fois, avec la même dose, l'urine devint rare, dès le 3e jour, et il se produit quelquefois des douleurs brûlantes dans l'urèthre, une sorte de constriction uréthrale rendant la miction lente et pénible, des interruptions répétées dans le jet de l'urine, avec ténesme pénible, émission involontaire de quelques gouttes dans les intervalles.

se détacha et l'ulcération se cicatrisa ; mais la céphalalgie demeura aussi violente et ne céda à aucun médicament, si énergique qu'il fût et si longtemps qu'on le continuât.

Le 16 juillet 1768, on commença l'usage de la *clématite*, en infusion : trois fois par jour une tasse de quatre onces. Pendant trois jours, il ne s'opéra aucun changement, si ce n'est que l'on observa que l'urine coulait un peu plus abondamment.

Le 19 juillet, la douleur de tête avait beaucoup diminué, mais elle reparut la nuit avec la même intensité.

Le 21, elle cessa totalement : le sommeil fut paisible toute la nuit, et réparateur, tandis qu'auparavant on ne pouvait même l'obtenir de fortes doses d'opium ; mais on remarqua une sueur très copieuse et générale. Aussi l'on conçoit la joie de la malade d'être délivrée d'une aussi grande souffrance, après avoir été, durant des longs mois, affreusement torturée le jour et la nuit (1).

Cas II.

Le même succès a été obtenu sur une femme de trente ans, avec la même infusion, pour une céphalée très rebelle. L'emploi du médicament produisit une sudation profuse, à la suite de laquelle elle fut soulagée (2).

(1) Si la syphilis *tertiaire* est ici bien réelle, on avouera que la guérison est assez remarquable. Des essais ont été faits, après Störck, par Müller (d'après *Mérat et de Lens*), et c'est encore aujourd'hui une question toute nouvelle pour nous.

Si, au contraire, nous n'envisageons que le symptôme *céphalalgie*, nous remarquerons que la clématite produit chez l'homme sain des maux de tête caractéristiques : ils s'accompagnent de pesanteur et souvent de vertige. Guérison conforme, par conséquent, à la loi de similitude (V. P. Jousset, *Mat. méd.*, t, I, p. 581).

(2) Les sueurs profuses, générales, sont un effet physiologique de la clématite obtenu, dans les expériences autrichiennes que nous avons citées, avec quelques gouttes de teinture, même avec 5 gouttes.

Cas III.

Un homme de trente-quatre ans était affecté d'un cancer de
la pire espèce, exulcéré et fongueux, à la lèvre supérieure ; le
volume en était considérable et l'aspect repoussant.

Déjà, depuis plus d'un an, on avait essayé les remèdes les
plus variés et les plus éprouvés qui soulagèrent tant soit peu
sans diminuer en rien la grosseur de la tumeur ; au contraire,
le mal grandissait graduellement, et il ne restait plus aucun
espoir de guérison. C'est pourquoi nous voulûmes essayer ce
que pourrait produire la clématite : on donna l'infusion à
l'intérieur, et on saupoudra toute la surface du cancer, deux
fois par jour, de la poudre de la plante.

Les premiers jours, ces applications excitèrent de la douleur et une abondante sécrétion ichoreuse ; mais ensuite la
masse entière de la tumeur fut consumée, et se recouvrit d'une
cicatrice solide et bien unie (1).

Cas IV.

Un homme de plus de trente ans, à la suite d'une maladie
vénérienne mal soignée, était couvert d'ulcérations de mauvais aspect, ichoreuses. serpigineuses, très fétides, occupant
toute la face, les articulations et presque tout le corps ; la lèvre
inférieure était tuméfiée, profondément exulcérée, chancreuse ;
les yeux étaient enflammés, saillants, opaques ; les paupières
profondément érodées, laissant écouler une sérosité âcre ; il
existait en outre une salivation continuelle, infecte, claire et
corrosive, de sorte qu'il était impossible de regarder ce malheureux sans un profond dégoût.

Pendant presque deux ans, on lui appliqua à l'hôpital, exté-

____

(1) Toutes nos réserves sur le diagnostic. Il sera question tout à
l'heure de l'action locale de la poudre de feuilles. L'emploi simultané
de l'infusion à l'intérieur ne peut être l'objet d'une appréciation dans
ces conditions.

rieurement et intérieurement, des remèdes de toutes espèces, et comme on n'en observait aucun effet bon et durable, le pauvre diable fut rangé au nombre des incurables. Comme cependant nous avions vu, dans quelques cas, d'excellents résultats de la *clématite*, nous crûmes devoir en tenter l'emploi sur ce désespéré.

Le 16 juillet 1768, il commença donc à prendre l'infusion de la plante ; l'ulcère chancreux de la lèvre, celles des autres ulcérations dont les chairs étaient exubérantes et les lèvres calleuses furent recouvertes deux fois le jour de poudre ; les autres, peu profondes, mais sécrétant un ichor fétide, étaient lavés plusieurs fois dans la journée avec l'infusion.

Le 20, l'urine augmenta d'abondance ; la salive s'écoulait encore bien de la bouche, mais sans être aussi âcre, ni aussi fétide, ni fluide, car elle commençait à redevenir filante ; les ulcères affectaient déjà un meilleur caractère, et les forces semblaient renaître.

Le 24 juillet, le « cancer » de la lèvre cessa sa marche serpigineuse, les chairs fongueuses étaient consumées partout sans douleur, toutes les ulcérations détergées et les forces meilleures.

Le 28, la salivation disparut tout à fait, pendant que le flux d'urine demeurait aussi considérable, que les lèvres calleuses du « cancer » se fondaient, que quelques-unes des plaies se recouvraient de tissu cicatriciel. La vigueur s'était accrue, le malade s'asseyait librement dans le lit, se dressait sans aide et mangeait de bon appétit.

Le 1er août, les forces étaient telles qu'il put sortir du lit et marcher lentement avec l'appui d'un bras : beaucoup d'ulcérations étaient cicatrisées ; sur les autres, les chairs exubérantes avaient presque entièrement disparu, les lèvres calleuses du « cancer » s'étaient affaissées, et l'on distinguait même à la circonférence les premiers linéaments de la cicatrice ; les paupières étaient en voie de guérison, la rougeur des yeux avait beaucoup diminué, et l'on entrevit une transparence manifeste des cornées.

Au commencement de septembre, le traitement ayant été continué sans relâche, on trouva le « cancer » de la lèvre radicalement guéri, presque tous les ulcères solidement fermés, l'ophthalmie tout à fait terminée, les cornées transparentes. On constatait l'excellence des forces et de l'appétit ; les nuits étaient tranquilles et réparatrices.

Le 24 septembre, il se fit sur tout le corps une éruption de pustules remplies de pus ; dans l'aine gauche, apparut un bubon volumineux et dur. On appliqua immédiatement des remèdes émollients et suppuratifs, sans rien donner à l'intérieur en dehors de la *flammule*. Mais on ne put réussir d'aucune manière à faire suppurer le bubon qui disparut peu à peu ; les pustules se desséchèrent aussi ; on donna tous les trois jours (outre l'infusion de clématite) un purgatif assez fort, et la santé se rétablit (1).

(1) Tout diagnostic rétrospectif nous paraît impossible à préciser ici entre la scrofule et la syphilis. Mais ce qu'on ne peut nier, c'est la guérison sous l'influence du traitement *interne* et *externe* : le second n'a pu agir en effet que sur les parties accessibles.

Une première remarque sur l'emploi du mot « *cancer* » appliqué par Störck à l'ulcération de la lèvre. Ce mot ne pouvait avoir pour lui, dans ce cas, qu'une valeur symptomatique, et il ne s'en servait évidemment que pour exprimer un aspect extérieur. Le défaut de précision est d'ailleurs dans le mot latin que l'on peut souvent, et tout aussi bien, traduire par *chancre* et *ulcère chancreux*.

L'école homœopathique a retenu l'usage intérieur de la clématite dans les ulcères rebelles, et en particulier les ulcères variqueux des jambes, dont la cicatrisation peut parfois être obtenue sans aucun repos, même avec des professions qui obligent à travailler debout : ces résultats sont devenus classiques. Nous connaissons moins l'emploi de la plante dans les ulcérations généralisées de diverses natures.

A l'extérieur, nous avons nous-mêmes vérifié bien des fois l'action merveilleuse de la poudre de la plante sur les plaies dont les bourgeons charnues sont exubérants ou fongueux, avec une suppuration très abondante, séreuse, mal odorante. Les bourgeons sont promptement réprimés et ramenés au niveau de la peau voisine. De pâles, ils deviennent rouge vif, fermes, petits, cessent de saigner au moindre contact ;

Cas V.

Un homme de 40 ans fut pris de la vérole, à la suite d'une gonorrhée mal soignée : sur tout le corps, il se développa des ulcérations d'aspect repoussant, assez profondes, fétides, ichoreuses,
dont plusieurs avaient les lèvres indurées, érodées et fongueuses ; la cachexie se prononça ; les nuits étaient agitées. Pendant
six mois, on eut recours aux meilleurs remèdes internes et externes qui parurent soulager un moment ; mais une recrudescence survint, et le mal augmenta plutôt.

On donna alors, matin et soir, une tasse d'infusion de clématite, et l'on couvrit deux fois le jour les ulcères avec la poudre. L'effet fut excellent et rapide, car en peu de temps les ulcères devinrent nets, propres, les fongosités disparurent ; les
forces se restaurèrent, ainsi que l'appétit et le sommeil. En
deux mois, cet homme fut si parfaitement guéri qu'il put gagner sa vie à un travail assez pénible ; il n'en continua pas
moins pendant plusieurs semaines l'usage de l'infusion, afin
qu'il ne restât aucun germe de l'affection (1).

Cas VI.

Une femme de vingt ans passés, avait à la jambe gauche un
ulcère ancien, large, d'aspect putride, inégalement rempli de

le pus redevient épais, de bonne nature et très peu abondant. Enfin,
la cicatrisation marche rapidement. Tout cela est très vrai, très
exact.

On remarque enfin, dans cette observation, deux effets physiologiques
de la clématite : 1° une diurèse persistante ; 2° vers la fin du traitement,
une éruption pustuleuse. Cette éruption a été notée par divers observateurs, et dans les expériences déjà citées.

(1) Il n'y a pas assez longtemps qu'il a été fait justice de l'opinion
que la blennorrhagie peut être un accident primitif de la syphilis, pour
qu'on s'étonne de la trouver chez Störck.

Même remarque que précédemment sur le diagnostic et le résultat
du traitement.

chairs fongueuses. Comme, en définitive, l'emploi prolongé des meilleurs remèdes internes et externes était à peu près inutile, on tenta la *clématite*, en recouvrant toute la plaie avec la poudre et donnant l'infusion à l'intérieur.

Les premiers jours, l'application de la poudre détermina un sentiment de brûlure assez vive et les bourgeons exubérants devinrent saignants. Mais ensuite la poudre cessa d'exciter de la douleur, la sanie se chargea en pus de bonne nature, les fongosités disparurent, et l'ulcération devint unie, nette, ressemblant à une blessure récente et d'un rouge magnifique. Le même remède fut continué à l'extérieur et à l'intérieur, et il se forma enfin une belle cicatrice.

Chose surprenante, appliquée sur une telle plaie, fraîche et d'aspect sain, la poudre de clématite ne déterminait plus de douleur et n'entamait pas les chairs ! (1).

Cas VII.

Une femme de trente ans portait, depuis plus d'un an, des tumeurs vénériennes sur les deux tibias ; les extrémités osseuses voisines de l'articulation du coude avaient subi un grand accroissement de volume. Elle ne pouvait ni mouvoir la main, ni fléchir l'avant-bras ; il existait des ulcérations de mauvaise nature à la face, aux bras et sur tout le corps ; toutes les jointures étaient en outre le siège de très cruelles souffrances, principalement nocturnes. Malgré l'usage persévérant des divers remèdes les plus vantés dans cette maladie, les forces tombaient, l'émaciation se prononçait et le mal ne s'amendait pas.

L'infusion de *clématite* produisit au début des sueurs noc-

_____

(1) Störck nous dépeint ici exactement l'action topique de la clématite sur les bourgeons de mauvaise nature. Certainement, une fois les bourgeons réprimés, la plaie ne se creuse plus et cesse d'être douloureuse, parce qu'il s'agit d'une action *vitale* et non d'une action *chimique*.

turnes abondantes, sans aucun soulagement pendant quinze
jours ; puis les douleurs diminuèrent tant soit peu, cessèrent
tout à fait, les tumeurs disparurent ; toutefois, l'immobilité et
la tuméfaction du coude droit persistèrent, ce qui nous obli-
gea à ajouter à l'infusion de *clématite* le soufre doré d'antimoine, et les mouvements du bras se rétablirent peu à peu (1).

Cas VIII.

Un homme de 50 ans passés était affecté d'un ulcère invétéré
à la jambe droite, ulcère putride, sordide, serpigineux, très
étendu et recouvert de chairs fongueuses et inégales.

On le recouvrit deux fois le jour de poudre de *clématite*. Les
premiers jours, le malade en éprouva beaucoup de douleur et
de brûlure, sans que cela durât plus d'un quart d'heure. Bientôt les chairs fongueuses furent consumées peu à peu, et en
une semaine et demie, l'ulcère était devenu net, uni et de belle
couleur. A partir de ce moment, le pansement avec la poudre
devint indolent, et sans qu'on fît autre chose, il se forma une
cicatrice plane et solide (2).

Cas IX.

Chez un homme de 40 ans, il se développa, à la suite d'une
maladie vénérienne, un cancer de la plus mauvaise espèce,
exulcéré et fongueux, à la lèvre supérieure : le nez était envahi par des tubercules larges, calleux, douloureux, qui vinrent à s'exulcérer, en sécrétant un ichor fétide et irritant. Les

____

(1) Là où nous traduisons par *tumeurs vénériennes,* le texte porte
« *tophi venerei* ». Mêmes réserves que d'habitude sur le diagnostic.
Encore la production d'un effet physiologique de la drogue : les sueurs
abondantes.

(2) Bel exemple de guérison, par la poudre à l'extérieur seulement,
d'un de ces ulcères calleux de la jambe, dont la cure est réellement
très difficile.

remèdes les plus efficaces dans la vérole et les maladies analogues n'apportèrent aucun soulagement, le cancer semblant plutôt gagner en étendue.

C'est pourquoi les ulcérations furent pansées avec la poudre de clématite, et l'infusion de la même plante administrée à l'intérieur. Au début, les applications locales causèrent d'ardentes souffrances, qui cessaient au bout de quelques minutes.

En deux semaines, l'ulcère cancéreux de la lèvre fut nettoyé, cessa de s'étendre, devint indolent : les bords calleux s'affaissèrent, et en un mois et demi le cancer fut parfaitement guéri.

Mais les tubercules qui obturaient les fosses nasales étaient plus rebelles : les surfaces exulcérées étaient, il est vrai, recouvertes d'une cicatrice, mais fort mince ; celle-ci se déchira bientôt et donna de nouveau un suintement séreux, et la dureté du tubercule était presque cartilagineuse, ce qui nécessita beaucoup plus de temps encore avant la guérison complète (1).

Cas X.

Un homme de vingt et quelques années portait à la jambe gauche, vers la malléole externe, un ulcère gangreneux, très fétide et étendu : l'os lui-même offrait une surface malade, assez grande, profondément cariée.

On employa tous les moyens les plus vantés dans les ulcères gangreneux et dont les effets ont été excellents dans d'autres circonstances ; à l'extérieur on avait recours aux antisepti-

---

(1) Cet exemple est encore propre à nous montrer le sens vague que Störck attachait au mot *cancer*, puisqu'il s'agit, dans son esprit, d'une affection syphilitique. Cancer veut seulement dire pour lui, dans beaucoup de cas, *ulcération grave* et de *mauvais aspect*, et il ne s'agit pas, dans de telles circonstances, d'une espèce morbide déterminée. Ici il dit même : « cancer pessimi moris.»
S'agissait-il en réalité de syphilis ?

ques les plus énergiques. Si la gangrène paraissait se limiter et cesser de faire du progrès, il ne se faisait cependant pas de séparation de l'escharre, la fétidité persistait, l'ulcère demeurait aussi sordide et les chairs continuaient à bourgeonner avec la même exubérance.

C'est alors que je fis faire deux applications par jour de la poudre de clématite, qui produisit les premiers jours de légères hémorrhagies, des douleurs brûlantes, mais passagères ; bientôt l'ulcère se détergea, l'ichor fut moins fétide, le séquestre prit de la mobilité, et les bourgeons exubérants s'aplanirent.

En continuant le traitement, le pus devint de bonne nature ; les bords de l'ulcère auparavant saillants, inégaux et de coloration livide, s'affaissèrent, et la peau recouvra son aspect normal ; enfin, un grand fragment osseux se détacha, la cicatrice se développa peu à peu et l'ulcère fut entièrement réparé (1).

Cas XI.

Une femme de 27 ans portait à la jambe gauche une excroissance cancéreuse, exulcérée et d'une très grande dimension. On s'adressa à la poudre de *clématite* pour l'usage externe, en donnant à l'intérieur l'infusion de la même plante.

La poudre provoqua au début un sentiment de brûlure très vive, tandis que l'infusion déterminait un flux d'urine abondant. En quelques semaines, plus de la moitié de ce carcinome fut détruit, et le pus était de bonne nature ; mais le ma-

____

(1) Voilà une très belle observation d'ulcère à la jambe, envahi peut-être par la *pourriture d'hôpital*, et très rapidement modifié par la poudre de clématite. C'est en effet — et nous l'avons souvent vérifié — un modificateur des plaies qui ne le cède à aucun autre. Il est donc, bien à tort, complètement oublié de nos jours.

Le mot *antiseptique* est dans le texte (antiseptica). Ni le mot ni l'idée ne sont modernes.

lade refusa de séjourner plus longtemps à l'hôpital et sortit
avant que d'être guéri (1).

Cas XII.

Sur le dos de la main d'un homme de 36 ans, on voyait
une excroissance fongueuse arrondie, large de trois pouces et
élevée de plus d'un pouce, recouverte sur toute sa surface
d'une exulcération sordide. L'application de poudre de *clématite* attira, dans le commencement, une abondance extrême
d'ichor putride, et l'odeur qui s'en exhalait était insupportable ;
puis toute l'excroissance fut graduellement consumée sans
douleur, après quoi la plaie devint magnifique et très unie et,
sous l'influence du même remède, la cicatrisation ne tarda pas
à être complète (2).

Cas XIII.

Un jeune homme de 17 ans souffrait d'une gale invétérée, et
la peau de presque toute la surface du corps était fendillée et
érodée. On lui donna l'infusion de *clématite*, en faisant aussi
deux lotions par jour avec la même infusion : ce qui fit que
dans l'espace de six semaines, la gale avait disparu et que les
érosions de la peau étaient intégralement cicatrisées, alors
que les autres remèdes, si longtemps et consciencieusement
qu'ils eussent été employés, n'avaient rien fait (3).

Cas XIV.

Une jeune fille de 25 ans avait, depuis plusieurs années, de

(1) L'excroissance est qualifiée, dans le texte, de *cancrosa*, ce qui
veut dire aussi bien chancreux que cancéreux.

(2) Cas type d'action locale de la clématite dont les *indications* les
plus évidentes sont l'exubérance des bourgeons charnus qui sont rapidement détruits, et sécrétion d'un pus séreux, très abondant, lequel devient, non moins vite, beaucoup moins abondant, épais et de
bonne nature.

(3) Rien de moins défini que la gale à l'époque de Störck.

très nombreuses ulcérations serpigineuses au cou, à la face et sur tout le cuir chevelu : elles n'étaient pas profondes, mais sécrétaient continuellement une prodigieuse abondance d'ichor très âcre et causaient une grande impression de brûlure.

On lava les parties deux fois le jour avec l'infusion de *clématite* qui fut également donnée à l'intérieur, grâce à quoi la guérison parfaite fut bientôt effectuée.

CAS XV.

Un homme de 63 ans, à la suite d'une gonorrhée mal soignée, était tourmenté depuis douze ans par des douleurs articulaires. Il prit l'infusion de *clématite* qui soulagea les douleurs ; mais le testicule droit se tuméfia, avec de vives souffrances. On appliqua des cataplasmes émollients, et on donna des purgatifs : le gonflement disparut, il s'écoula par l'urèthre un liquide purulent et il ne fut plus question des arthrites (1).

(1) Nous ne parlerons pas ici de la guérison, et ne nous occuperons que de deux symptômes *pathogénétiques* de la clématite qui sont très remarquables.

1° Il paraît bien que Störck a attribué au médicament l'*orchite aiguë* survenue pendant sa durée. Le rapport ne pouvait que lui sembler évident. Et il n'est pas le seul à avoir fait cette remarque, que les expérimentations postérieures ont établie sans contestation : *la clématite produit l'orchite chez l'homme sain*, avec gonflement et douleur du cordon sper...atique.

V. Hahnemann (*Mal. Chron.* Ed. Jourdain, t. II, p, 109). — Allen (*The Encyclopedia*, t. III, 350): *Sympt.* 436 *Hartmann*; 439 (*Stapf*); 441 (Dr *Gruenberg*, exp. avec 5 gouttes de teinture).

Conformément à la *loi de similitude* — car les faits qui précèdent sont hors de doute — la clématite a été employée avec succès dans des cas d'orchite blennorrhagique, par Stapf (cité par Hahnemann et par Roth) ; Weber (*Arch. homœop. allem.*, vol. XVI, p. 86); Wiedemann (*Gaz. hom.*, vol. VII, p. 256); Ohlhaut, (*Hygea*, vol. XVIII, p. 20) ; Rosenberg (*Gaz. hom.*, vol. XXXIV, p. 40); Attomyr (*Vener. Krankheiten*, p. 44) ; divers auteurs cités dans la *Clinique hom.* de Beauvais (*Roth*): obs. 2788 et 2792 (vol. 6), 630 (vol. 9).

2° La clématite a amené un *écoulement purulent par l'urèthre*, sans que nous sachions si le malade conservait auparavant une de ces blen-

Cas XVI.

Je fis suivre le même traitement à un homme de 68 ans qui
était affecté de la même manière que le précédent ; mais il
n'éprouva aucun soulagement, malgré un abondant flux d'u-
rine (1).

Cas XVII.

Une personne de 32 ans, vierge, souffrait depuis sept ans,
d'un très violent et presque continuel mal de tête, qui la con-
traignait souvent de garder le lit pendant plusieurs jours.
Après qu'elle eût pris une infusion de *fleurs de clématite*, elle
ressentit bientôt un grand soulagement, puis la douleur cessa,
et voici plusieurs semaines que la tête est complètement débarrassée (2).

Cas XVIII.

Une femme de 46 ans montrait à la jambe droite un ulcère
fort ancien, infect, putride, rempli de chairs fongueuses. On
appliqua la poudre de *clématite* qui, le premier jour, détermina
de si grandes douleurs que la malade tomba dans un état lipo-
thymique, mais cela ne dura qu'un instant.

norrhées légères qui souvent passent inaperçues ; c'est donc ou un
effet physiologique, ou une aggravation équivalente. Quoi qu'il en soit,
le symptôme est important, parce qu'il justifie, suivant la *loi des semblables*, l'emploi du médicament dans la blennorrhagie et la blennorrhée, déjà légitimé par la clinique, depuis la pratique de Hahnemann.

Les expériences sur l'homme sain, si nombreuses qu'elles aient été,
n'ont pas souvent donné de résultats aussi nets. HAHNEMANN ne mentionne qu'un état douloureux de l'urèthre, avec sensibilité au toucher.
Mais nous trouvons, dans la collection de ALLEN, le symptôme suivant (n° 379, vol. III, p. 349) : *léger écoulement muqueux par l'u-
rèthre*, au 13ᵉ jour, avec 5 gouttes de teinture (Dʳ *Gruenberg*).

(1) Comme aujourd'hui encore, et aussi bien à tort, STÖRCK faisait
dépendre trop souvent la guérison d'un acte physiologique, d'une sécrétion expulsive. Hélas ! rien n'est changé aujourd'hui à ce point de
vue, si faux qu'il soit.

(2) Indication à peu près oubliée de la clématite, et sans doute à tort.
Voir *la note de l'obs.* I.

Le lendemain, elle ressentit une grande brûlure, et l'ulcère prit à laisser suinter beaucoup de sérosité.

Les jours suivants, la poudre ne causa plus aucune impression pénible, l'écoulement continua très abondant tout d'abord, fétide et irritant ; mais les chairs fongueuses diminuèrent peu à peu, le pus devint de bonne nature, les bords calleux se ramollirent et enfin la cicatrice se forma.

Cas XIV.

Une personne de 32 ans portait, à la partie antérieure du cou, une excroissance charnue excoriée. Le pansement avec la poudre de *clématite* excita une légère ardeur et fit couler les quatre premiers jours un abondant liquide ichoreux ; mais ensuite il fut bien supporté, et le mal ne fut ni amendé ni aggravé, bien qu'on eût continué le remède pendant quelques semaines.

Cas XX.

Un jeune homme de vingt ans avait le gland tuméfié, entièrement exulcéré et recouvert d'excroissances fongueuses à demi-putréfiées.

La poudre de *clématite* que l'on y appliqua excita, au début, une grande brûlure et de légères hémorrhagies ; cependant, en quelques semaines, le mal fut totalement guéri par le seul usage de ce remède (1).

Cas XXI.

Dans les ulcérations de l'urèthre (blennorrhagies chroniques), l'infusion de *clématite* donnée à l'intérieur et injectée doucement dans le canal uréthral avec une seringue a donné quelques succès.

Cas XXII.

Un enfant de sept ans portait, depuis trois ans, une tu-

(1) Il s'agit probablement de *végétations*, et ce sont des essais à reprendre.

meur volumineuse, dure, qui occupait toute l'articulation supérieure du fémur droit : elle immobilisait la cuisse, rendait le
sommeil impossible par suite de la violence des douleurs, et la
cachexie commençait. On voyait en outre, sur la partie déclive
de cette tumeur, un ulcère sinueux sécrétant continuellement
un ichor irritant.

On fait prendre l'infusion de *clématite*, et la douleur diminue, en même temps que la tumeur s'amoindrit, que l'on observe une certaine mobilité du fémur et une suppuration de
bon aloi.

CAS XXIII.

Sur un mauvais cancer exulcéré de la lèvre inférieure, on a
appliqué la poudre de *clématite*, et le mal diminue de jour en
jour, la salivation cesse, qui affaiblissait tant le malade, de
sorte que l'on ne peut douter que la guérison ne soit complète
dans très peu de temps.

CAS XXIV.

Maître *Rechberger*, chirurgien de l'hôpital *Saint-Marc*, a
employé, avec un plein succès, la poudre de *clématite* dans
un cancer fongueux et exulcéré du sein : les chairs fongueuses
furent consumées sans douleur, et la plaie se cicatrisa (1).

(1) En résumé, voici la liste des *cas* rapportées par *Storck* dans ce
chapitre :

Par *l'usage exculsif de la poudre à l'extérieur*, sans traitement
interne, ont été traités et guéris 4 *ulcères* des jambes, fongueux ou
calleux, tous invétérés et rebelles, dont un compliqué de nécrose du
tibia, et peut-être de pourriture d'hôpital (Obs. 6, 8, 10, 18) ; un *ulcère fongueux de la main* (Obs. 12) ; une *ulcération du cou* (Obs. 20).

Guérison par l'usage interne, surtout de l'infusion de feuilles ou de
fleurs, combiné, s'il y a plaie accessible, avec l'usage externe, de 3 cas
de *céphalée rebelle* (Obs. 1, 2 et 17) ; d'une *syphilis* (?) (Obs. 7) ; de
deux *ulcérations des lèvres* (Obs. 3 et 9), d'un cinquième ulcère à la
jambe (Obs. 11) ; d'*ulcérations multiples* (Obs. 4 et 14) ; d'une affection
chronique de la peau qualifiée de *gale* (Obs. 13) ; de plusieurs *blennor-
rhées* (Obs. 21). Et on n'oubliera pas à ce sujet, que l'Obs. 15 nous
montre la production, par la clématite, d'un *écoulement uréthral* et

COROLLAIRES

1° La plante appelée par les anciens « *Flammule de Jupiter* » peut sans danger être employée sur les malades.

2° La poudre, employée à l'extérieur, aura la plus grande utilité dans les maladies chirurgicales : elle consume, en effet, les excroissances fongueuses et charnues, nettoie les ulcères sordides et les guérit peu à peu.

3° Bien que la poudre de *clématite* consume les chairs fongueuses, elle n'entame pas, au contraire, les chairs vives et saines, mais hâte la formation de la cicatrice, ce qui paraît étonnant.

4° Il en résulte que la poudre de clématite doit être préférée à tous les caustiques connus et usités jusqu'ici, quand il existe des fongosités.

5° La poudre de *clématite* guérit souvent seule le cancer exulcéré.

6° Elle guérit fréquemment aussi les ulcères malins.

7° Ce n'est pas cependant un remède universel pour tous les ulcères et tous les cancers.

8° Donnée à l'intérieur, l'infusion de *clématite* est parfois très efficace dans les céphalalgies chroniques.

9° Elle guérit aussitôt les douleurs osseuses les plus rebelles, enlève quelquefois les reliquats de la vérole qui n'ont cédé à aucun autre remède.

10° Elle est utile dans quelques cas de gale invétérée et dans les ulcères ichoreux.

11° Elle corrige les diverses acrimonies du corps ; chez quel-

d'une *orchite*, circonstance qui justifie l'emploi du médicament dans ces deux affections.

Deux arthralgies chroniques, considérées comme consécutives à la blennorrhagie, ont été soumises à la clématite et un des deux cas seulement a été guéri.

Enfin une tumeur de la partie supérieure de la cuisse aurait été améliorée.

ques sujets, pousse à l'urine, chez d'autres à la sueur, chez un plus petit nombre à la diarrhée.

12° Le même effet se produit, que l'on emploie à l'intérieur la poudre de la plante ou l'extrait.

13° Dans ce grand nombre de faits d'expérience, on n'a jamais observé d'accidents ni de troubles fonctionnels, par l'usage de la *clématite*.

14° L'application de la poudre sur les ulcères excite, les premiers jours, un grand sentiment de brûlure. On verra donc s'il n'est pas préférable de n'appliquer, la première fois, qu'une petite quantité de poudre, et on observera alors si le malade en est affecté.

CHAPITRE II.

—

DU DICTAMNE BLANC.

Dictamnus albus des officines.
Dictamnus albus, de LINNÉ (Spec. plant. 2ᵉ éd., t. 1, p. 548).
Dictamnus albus, de JACQUIN (Flore de Vienne, p. 68).
Fraxinelle, ou Diptamnum.
En allemand, *Weisser Diptam*. — En francais, *Dictams blanc*, *Fra-xinelle*. — En anglais, *Bastard Diclamy*. — En Hollandais, *Essen Kruid*.

—

DESCRIPTION DE LA PLANTE.

Racine épaisse d'un travers de doigt, oblique, vivace, gris-cendré à l'extérieur, blanche en dedans, d'une odeur de bouc, d'une saveur aromatique et légèrement amère. Elle donne naissance à des tiges d'une coudée ou d'une demi-coudée, fer-mes, inclinées, foliées par en bas, sans poils, vertes, nues, ponctuées, rougeâtres, rudes.

Les *feuilles* qui entourent la tige sont alternes, pinnées, com-posées de trois *folioles* de chaque côté, ou quatre avec une im-paire, sublancéolées, courtement pétiolées, légèrement den-tées, fermes, lisses, d'un vert vif, et couvertes de ponctuations pellucides.

Les *fleurs* d'aspect très élégant, d'une odeur pénétrante, sont superposées en grappes au sommet des tiges sur des *pé-doncules* alternes, rougeâtres, stipulés. Le *calice* est composé de cinq sépales petits, rudes, grisâtres ; la *corolle* est formée de cinq pétales beaucoup plus longs que le calice, larges, iné-galement placés, ovales, lancéolés, acuminés, pourvus d'un onglet, roses, parsemés de veines rouges affectant les disposi-tions d'une lyre. Les *étamines*, au nombre de dix, ont des *fi-*

lets subulés, rouges, ponctués, déclinés, inégaux ; *des anthères* jaunes, tétragones, dressées. L'*ovaire* est à cinq carpelles, élevé sur un réceptacle, surmonté d'un *style* simple,
court, déchiré, incurvé et terminé par un *stigmate* pointu. Le
péricarpe qui en dérive comprend cinq *capsules* bivalves, rudes,
réunies en dedans par leurs bords, comprimées, acuminées,
contenant des *graines* noires, brillantes, ovillées, renfermées
deux par deux dans une gaine commune et bivalve.

Cette plante croît abondamment sur le mont-Cenis, dans les
forêts des montagnes voisines, et çà et là sur les collines (1).

Ses propriétés paraissent surtout appartenir à la racine que
l'on emploie en poudre ou dont on prépare une essence (teinture) :

B. Racine fraîche de dictamne blanc et finiment divisée..   2 onces
Esprit de vin rectifié..................................... 14 onces
Mêlez et faites digérer, jusqu'à ce qu'on ait obtenu une essence bien
saturée et en agitant de temps en temps.

Le vin de racine de *dictamne blanc* est souvent utile dans
la chlorose et la rétention des règles.

(1) Il ne faut pas confondre le Dictamne blanc (*fraxinelle*), dont il
est seulement question ici avec le Dictamne des anciens, *Dictamnus de
Crète*, lequel est une Labiée (*Origanum dictamnus*), faux dictamne.
Les anciens employaient les feuilles de ce dernier pour certaines bles-
sures ; il entre dans la composition du *Diascordium*, et avait la réputation d'être *emménagogue*.
Le vrai Dictamne blanc, dont parle Störck, est l'espèce unique du
genre *Dictamnus*, famille des *Rutacées*. L'odeur très forte des feuilles
et des fleurs est due à l'abondance de *l'huile essentielle* que sécrètent
leurs glandes spéciales. Il en résulte, au moment de la floraison, une
atmosphère de vapeur qui s'enflamme, dit-on, au contact d'une bou-
gie allumée, surtout dans les soirées chaudes (V. Duhamel, *Phys.
des arbres*, T. I, p. 150 ; Nollet, *Cours de phys.*, vol. I, p. 300).
Mais le phénomène n'a pas été souvent vérifié. Ainsi Biot n'a pu enflammer que les glandes à essences, et non l'atmosphère ambiante ;
Fée (*Encyclopédie méth.*, Botan., t. IX, p. 658) nie complètement le
phénomène.
On a retiré de la plante une *huile volatile* qui abonde dans toutes
les parties vertes, une résine et une substance amère.

R. Poudre de racine de Dictamne blanc..... 1 once.
Limaille de fer rouillée.................... 3 drachmes.
Vin d'Autriche généreux................. 1 livre.

Mêlez et faites digérer pendant 24 heures, et passez pour l'usage.

On en donne une cuillerée toutes les deux heures.

Cas I.

Un enfant de dix ans était sujet depuis quelques années à une attaque très violente d'épilepsie, tous les trois ou quatre jours. La cause de la maladie était inconnue.

Je lui donnai au début un purgatif de racine de jalap et de sel polychreste. àà 20 grains, qui procura des selles nombreuses. Je donnai ensuite vingt gouttes d'essence (teinture) de racine de *dictamne blanc*, et autant vers le midi et le soir.

Le premier accès, qui se montra le troisième jour après qu'on eût commencé le médicament, fut beaucoup plus violent que n'avaient été d'ordinaire les précédents ; l'enfant demeura toute la journée privé de sentiment, et sa mère crut qu'il allait mourir. Aussi vint-elle me trouver le lendemain et me fit part, en pleurant à chaudes larmes, de la triste situation de son enfant ; je m'efforçai de la consoler par de bonnes paroles et lui conseillai de donner trois fois le jour trente gouttes de la même teinture.

D'après les expériences de Hill (*Virtues of Sage Vers. germ.*, p. 56), la résine serait très énergiquement diurétique.

On n'a guère employé que l'écorce de la racine qui arrive du midi en rouleaux blancs. Neumann, cité par Murray, prétendait que plus la racine est grêle, plus elle est efficace.

La fraxinelle entre dans la préparation de l'*Orviétan*, de l'*Opiat de Salomon*, de la *poudre de guttète*, du *baume de Fioraventi*, de la *confection d'hyacinthe*, etc. On l'a beaucoup vantée comme anthelmintique, V. Geier (*Dictamnographia*) ; Betuchius, (*Diss. inaug. de Fraxinella*, præses A. E. Buchner). Elle a été employée encore contre la scrofule, le scorbut, la peste. Enfin, d'après Gmélin, ses feuilles servent de succédané au thé, en Sibérie.

Aucune étude moderne des propriétés de la plante. Noack et Trink en ont donné une courte pathogénésie, d'après Störck, et Allen n'a fait que la transcrire.

Quelques jours après, la mère revint me dire que l'accès avait reparu le quatrième jour, mais beaucoup plus léger : je prescrivis de continuer la même dose. Il arriva que les intervalles des accès s'allongèrent beaucoup, en même temps que leur violence allait en décroissant considérablement. L'enfant prit donc le même remède, à la même dose, pendant deux mois et demi, après quoi il était tout à fait bien portant. Il ne sentit aucun trouble fonctionnel que l'on pût attribuer au médicament, si ce n'est qu'il survint, pendant son emploi, une très abondante diurèse (1).

Cas II.

Une jeune fille de 15 ans était affectée, depuis plus de deux ans, d'une violente épilepsie, dont les attaques se répétaient tous les jours. Elle prit, trois fois par jour, trente gouttes de teinture de racine de *Dictamne blanc* : le mal sembla diminuer, et la malade resta trois, puis quatre jours, sans avoir d'accès.

On augmenta alors la dose du remède, en en donnant chaque jour trois fois cinquante gouttes ; les forces gagnèrent un peu, et l'on pouvait concevoir de grandes espérances de guérison ; mais tout empira tout d'un coup, les attaques revinrent, aussi violentes qu'auparavant.

Cas III.

Une femme de 36 ans tomba dans la plus sombre mélancolie, désespérant de son salut éternel, croyant à tout instant qu'elle allait être enlevée par d'horribles spectres et des légions de démons ; les nuits étaient sans sommeil et l'appétit perdu ; de plus, l'amaigrissement se prononça et les règles devinrent irrégulières.

Elle était, depuis sept mois, dans cette lamentable situation,

(1) Je crois que la diurèse est universellemet admise ici. On remarquera la faible dose de la teinture de dictamne : 90 gouttes (0,45) par jour, et cette teinture est assez faible, au 7°.

lorsque je lui fis prendre, trois fois le jour, cinquante gouttes de teinture de racine de *dictamne blanc*. L'urine fut expulsée avec une abondance inaccoutumée, et la malade sentit, au bout de quelques jours, un grand soulagement : pendant plusieurs heures de suite, elle était pleine d'entrain et causait joyeusement avec ses amis et ses enfants sans aucun trouble d'esprit. L'anxiété et les idées déchirantes ne revenaient plus que par intervalles ; l'appétit reparut et les nuits devinrent plus tranquilles.

On donna ensuite quotidiennement soixante gouttes de la même teinture, et il survint alors un très abondant flux de sang par l'utérus, suivi d'un grand apaisement de l'état morbide. Le médicament fut continué à la même dose : le neuvième jour, le flux sanguin s'arrêtait, et l'urine augmentait beaucoup de quantité ; la maladie se calma tout à fait, et l'on n'en observa bientôt plus que quelques traces.

Dix jours plus tard, l'écoulement de sang par l'utérus reprit violemment, ce qui affaiblit un peu la malade, mais elle ne persévéra pas moins dans le traitement. Au bout de quelques jours, le sang s'arrêta, et cette pauvre femme avait repris la pleine possession de son intelligence, ayant recouvré également les forces, le sommeil et l'appétit. Je voulais cependant continuer le médicament pendant quelques semaines pour empêcher une rechute facile ; mais l'utérus laissait échapper trop de sang, je craignais de déterminer une hémorrhagie grave, de sorte que je crus en définitive devoir m'abstenir. Toutefois la maladie ne demeure pas moins parfaitement éteinte, et voilà plus de huit mois que la santé ne laisse rien à désirer.

Cas IV.

Un petit garçon de dix ans, étant affecté d'une fièvre tierce, on lui donna un purgatif de sel polychreste et de sirop de manne, mais la fièvre n'en fut pas modifiée.

Il prit alors, trois fois par jour, cinq grains de poudre de racine de *dictamne blanc* dont l'usage le délivra de la fièvre en douze jours. Depuis longtemps, il avait le ventre volumineux et tendu et, sous l'influence du même remède, il revint à l'état naturel (après expulsion bruyante d'une étonnante quantité de vents d'une extrême fétidité). On vit disparaître également la cachexie dont l'enfant était affecté depuis longtemps.

Cas V.

La même poudre vint encore à bout de la fièvre intermittente chez deux enfants.

Cas VI.

Une petite fille de six ans avait, depuis plus d'un an, le ventre dur et volumineux, et expulsait de temps en temps par l'anus des vers longs et arrondis ; le corps était très émacié. On lui fit prendre trois fois par jour neuf grains de poudre de racine de *dictamne blanc* : bientôt l'appétit devint meilleur, l'enfant rendit beaucoup de vers, et la santé se rétablit avec cette seule poudre.

Cas VII.

Chez un enfant de huit ans, atteint aussi d'affection vermineuse, j'essayai le même remède ; mais il échoua, l'intestin en étant plutôt resserré, alors que dans le cas précédent il était relâché par la poudre. J'eus alors l'idée de composer la poudre suivante :

> R. Racine de *dictamne blanc*........ . 7 grains.
> Racine de jalap............... .... 3 grains.
> Donner trois fois le jour une dose semblable.

Son usage eut pour effet de faire sortir par l'anus une grande quantité de matières muqueuses et visqueuses renfermant beaucoup de petits vers ; puis il fut expulsé deux grands lombrics. Comme les selles devenaient trop fréquentes, on donna une seule dose de poudre, chaque jour, et en un mois l'enfant fut parfaitement guéri.

J'ai employé plusieurs fois la même poudre avec succès dans les affections vermineuses.

Cas VIII.

Une femme de 35 ans n'était plus réglée depuis deux ans, ce qu'elle attribuait à une frayeur qu'elle avait éprouvée pendant une époque dont l'écoulement sanguin s'arrêta brusquement. Elle eut recours aux bains et aux emménagogues les plus variés, sans aucun effet ; elle éprouvait un sentiment de tension continuelle à l'hypogastre, et le toucher permettait de constater une grande obstruction dans l'utérus et les parties voisines.

J'employai alors vingt grains de poudre de racine de *dictamne blanc* le matin, et autant le soir. Il y eut les premiers jours un grand flux d'urine, et une sensation de violent prurit dans la région des vaisseaux hémorrhoïdaux. Enfin il commença à s'écouler par le vagin du mucus visqueux en grande abondance, brunâtre au début, puis blanc, en dernier lieu strié de sang ; la tension du ventre diminua, et l'obstruction disparut ; la malade, de triste et morose, devenait vive et gaie. Après six semaines de traitement, elle se portait bien. A la fin, on lui donna un purgatif, et le flux menstruel reparut.

Cas IX.

Une femme âgée de 27 ans souffrait de flueurs blanches fort anciennes, et se plaignait d'une tension forte et douloureuse à l'hypogastre ; les règles étaient peu abondantes et tout à fait irrégulières. Elle prit vingt grains, matin et soir, de poudre de racine de *dictamne blanc*.

L'écoulement blanc fut bientôt augmenté, et l'urine sortit extrêmement abondante, avec un ténesme très pénible. Au bout de quelques jours, le ténesme cessa, mais la sécrétion leucorrhéique demeura excessive, en devenant plus irritante

et érodant la vulve ; la brûlure qui en résultait était toutefois
calmée par le lait et l'eau tiède, dont on arrosait souvent les
surfaces malades.

On continua cependant le même médicament, les flueurs
blanches cessèrent peu à peu, et la malade n'éprouva plus de
sensation incommode à l'hypogastre ; mais la menstruation
ne put être régularisée (1).

APPENDICE.

Les observations, que, dans mes autres opuscules, j'ai faites
sur la *ciguë* se trouvent chaque jour confirmées par de nouvelles expériences.

Nous l'avons vue guérir de nouveaux cancers du sein, de
nature maligne, exulcérés, du plus mauvais aspect. Quelques
goutteux ont été guéris, d'autres considérablement améliorés.

La ciguë fait résoudre des squirrhes ; elle fait très souvent
disparaître les douleurs goutteuses et rhumatismales ; elle

---

(1) Là se bornent les Observations et, en l'absence de toute vérification
contemporaine, nous ne la ferons suivre que d'une sorte de résumé,
exempt de réflexions.

1° Les effets physiologiques observés par STÖRCK sont :

La *diurèse*, souvent excessive (passim) ;

La *métrorrhagie* (obs. III) ;

Un *écoulement muqueux par le vagin* (obs. VIII) ;

L'*aggravation de la leucorrhée* (obs. IX) ;

Une abondante émission *de gaz par l'anus* (obs. IV).

2° Les affections traitées par le dictamne sont les suivantes :

ÉPILEPSIE : 2 cas, dont 1 guérison (*obs.* IX), 1 échec complet (*obs.* II) ;

FOLIE LYPÉMANIAQUE : 1 cas guéri (*obs.* III) ;

FIÈVRE INTERMITTENTE, à la *période cachectique* : 3 cas suivis de guérison (*ob.* IV et V) ;

AMÉNORRHÉE : 1 cas guéri (*obs.* VIII) ;

LEUCORRHÉE : 1 cas de guérison, après considérable *aggravation*
(*obs.* IX) ;

AFFECTION VERMINEUSE (*Lombrics*) : 2 cas guéris (*obs.* VI et VII).

rend de grands services dans les affections des yeux et conserve la vue à quelques vieillards. Parmi les cures qu'elle opère fréquemment, je citerai encore la phthisie et les ulcères serpigineux, envahissants.

L'illustre Van Swieten avait, il y a quelques années, au pied gauche, une ulcération serpigineuse ; les symptômes fâcheux qui survinrent nous inspiraient des inquiétudes vives et fondées. Ni l'écorce du Pérou, ni aucun autre remède ne furent assez efficaces pour soulager même cette affection ; le danger s'accroissait donc chaque jour, ce qui, en face de ce péril extrême, nous décida à avoir recours à la *ciguë*. L'amélioration ne tarda pas à se montrer, toute crainte disparut, et en dix semaines la convalescence de cet homme remarquable fut complète. Depuis plusieurs années, il jouit d'une bonne santé et montre une verte vieillesse.

Etait-il possible de faire connaître au monde savant un résultat plus éclatant ? J'ai conservé à nos souverains et à toute la famille royale un *homme* auquel ils confient entièrement le soin de leur santé, qu'ils aiment et qu'ils vénèrent. Pour moi-même, j'ai conservé un *père* auquel je dois tout ce que je sais. Plût au ciel que la ciguë pût le rendre immortel !

Que la *ciguë* enlève de suite un mal rebelle aux autres moyens ; que, d'autre part, elle agisse plus lentement chez un autre malade atteint de la même maladie, et ne modifie que peu son état ; que chez d'autres enfin elle reste complètement inefficace, cela paraît devoir être attribué à la diversité des espèces morbides, à celle des symptômes qui surviennent.

Si nous connaissions parfaitement le diagnostic différentiel des genres morbides, il nous deviendrait facile de déterminer dans quel cas tel ou tel remède réussirait sûrement et vite, et dans quel cas il n'aurait qu'une utilité restreinte ou nulle. Quel beau rôle aurait le praticien, s'il s'efforçait de connaître exactement et d'enseigner au lit du malade la distinction et les différences des espèces morbides ! Les connaissances qui ornent seulement l'art médical sont moins utiles et presque superflues ; mais celles qui ont pour objet la connaissance et la guérison des maladies sont essentielles et nécessaires au plus haut point, et ce sont elles qui constituent les vrais médecins.

Au sujet de l'extrait de *napel* ou *aconit* à fleurs bleues, je dois aussi remarquer que les nouvelles expériences n'ont pas cessé de montrer son extrême efficacité.

Il est extrêmement résolutif ; il provoque la transpiration et les sueurs profuses. On le trouve toujours utile dans la vérole négligée, la goutte et la podagre, le rhumatisme, l'amaurose, la cataracte, la céphalalgie, la paralysie, partout, en un mot, où il est besoin d'un médicament résolutif et pénétrant.

Les médecins qui, au lieu de l'aconit napel à fleurs bleues, se servent de l'aconit à fleurs pâles, ont un remède moins efficace.

L'extrait de *jusquiame* et de *stramoine* est employé, et souvent avec un grand succès, dans l'épilepsie, les convulsions et les spasmes, dans la manie et la fureur.

Avec le *colchique d'automne*, on a aussi guéri beaucoup de cas d'hydropisie grave et d'asthme. Mais le vinaigre de colchique doit être préparé avec le bulbe frais et chargé de suc ; car s'il est farineux, il est dépourvu de propriétés médicamenteuses. Si l'on désire obtenir une préparation plus énergique, on prend deux onces de bulbes frais de colchique pour une livre de vinaigre.

Nous avons donc maintenant de nouveaux médicaments dont par mes travaux, à mes risques et périls, et avec de grands sacrifices, j'ai enrichi l'art médical. J'ai démontré en effet, par des expériences nombreuses et répétées, que la *ciguë* vulgaire ou *conium maculatum* de Linné, *l'aconit* à fleurs bleues ou *napel*, la *jusquiame*, le *stramoine*, le *colchique d'automne*, la *Flammule de Jupiter* ou *clématite droite* de

Linné sont des médicaments inoffensifs, et très efficaces, quoiqu'on les ait toujours pris et décrits comme poisons violents. Grâce à eux, j'ai rétabli et rendu à la vie plusieurs malades qui très certainement étaient voués à une mort misérable. Mais il ne semble pas possible de guérir et de conserver tout le monde. Je n'en ai pas moins de satisfaction et de joie de ce que j'ai fait, et si mes forces et ma santé me le permettent, je continuerai assidûment mes travaux pour le bien du genre humain.

PETIT TRAITÉ

SUR L'USAGE EN MÉDECINE

DE LA

PULSATILLE NOIRATRE

PAR

ANTOINE DE STÖRCK

PRÉFACE

Bien que la *Pulsatille noirâtre* n'ait pas pris place jusqu'ici parmi les plantes officinales, les expériences qui seront exposées dans ce Traité vont convaincre le lecteur qu'elle doit être comprise au nombre de ces plantes. Nos recherches serviront à prouver, en effet, que c'est un médicament tout à fait inoffensif, qu'on peut le faire prendre aux malades avec pleine sécurité, et qu'il sera utile dans un grand nombre de maladies très rebelles.

Plût à Dieu que nos ancêtres en médecine, que nos plus anciens auteurs de matière médicale n'eussent point imposé à tant de plantes le nom de *poison* ! Car il en résulte que presque tous les médecins, jusqu'à nos jours, ont scrupuleusement évité de les employer, laissant ainsi de côté, sans l'étudier, une des parties les plus importantes de la médecine. Ce mot de poison terrifie les malades et les ignorants ; mais qu'il en soit de même des médecins, je ne le comprends pas en vérité.

Voici cependant ma pensée. C'est qu'entre les mains d'un médecin prudent, aucune substance n'est poison. Instruit, en effet, par la réflexion et l'expérience, il doit connaître la méthode pour préparer, et la dose à laquelle employer les médicaments efficaces. Il importe qu'il sache, de plus, dans quelles maladies convient et réussit tel médicament, quels sont les symptômes qui le réclament et quelle est l'époque, le stade de la maladie où il est indiqué (1). Ces connaissances empêchent le médecin de se tromper jamais ni de causer des accidents.

La *pulsatille noirâtre* semble posséder un grand pouvoir pour guérir les maladies chroniques des yeux. Son emploi a fait recouvrer la vue à beaucoup de personnes qui l'avaient

(1) On ne saurait poser, en meilleurs termes, la nécessité de la recherche de l'*indication clinique*.

perdue depuis plusieurs années. D'autres ont été améliorées, sans qu'on pût réussir complètement. Chez un petit nombre seulement, le mal est resté stationnaire ; mais aucun n'en a éprouvé d'inconvénients.

En multipliant les expériences, j'aurais pu sans doute arriver à des résultats plus importants encore. Mais voici qu'approche le printemps, époque où la plante pousse et fleurit. J'ai donc cru que c'était le moment de faire connaître ses propriétés aux médecins, afin qu'ils puissent faire la récolte en temps utile, préparer le médicament et le faire prendre aux malades suivant les règles requises.

J'ai été aidé dans mes recherches par Ferdinand *Leber*, professeur de Chirurgie, M. *Fauken* (1). médecin de l'hôpital Saint-

---

(1) Aucune plante dont l'histoire soit moins connue que celle de la *Pulsatille*, parce que ses usages, en dehors de l'école homœopathique, ont été totalement oubliés. Elle était autrefois le *symbole* de la fragilité et de la brièveté de la vie humaine, ainsi que de l'amitié disparue.

Les renseignements les plus complets se trouvent dans un petit in-4° que l'on cite partout, sans paraître l'avoir lu : *Georges André* HEL-WING, *Florae campana, seu Pulsatilla, cum suis speciebus et varietatibus methodice considerata ; et interspersis variis observationibus oculis curiosorum exposita, cum XII iconibus, quarum nonnullæ nunquam antehac æri incisæ*. Leipzig (sans date), 1719 ou 1720. Le seul auteur moderne qui me paraisse avoir tiré parti de ce curieux ouvrage est REIL de Hall (*Historique de l'emploi de la Puls. avant Hahnemann, in Revue trim. de Leipzig*) dont l'*Art médical* a publié des extraits (T. V, p. 73).

Ce n'est pas par suite d'une terreur irraisonnée que l'on redoutait la pulsatille du temps de Störck, mais parce que, au contraire, on s'en était beaucoup servi, et peut-être sans mesure. Aussi voyons-nous Helwing être déjà très réservé dans son emploi.

Cependant STÖRCK, comme on pourrait l'inférer de son texte, est bien loin d'avoir inauguré l'usage médical de la coquelourde. La preuve en est qu'Helwing cite *85 auteurs* (je les ai comptés) qui en ont parlé avant lui. Ainsi GALIEN (*De simpl. medic.* lib. 6) dit que les propriétés de la pulsatille sont celles de toutes les *anémones*, lesquelles propriétés sont de déterger et d'attirer, de resserrer les bouches vasculaires, en vertu de leur âcreté. On trouve d'assez nombreux renseignements dans PAUL D'EGINE (*Op. omn.*, Bâle, 1538 in f°). Au sei-

Marc, M. *Rechberger*, chirurgien du même grand hôpital.

zième siècle, il faut particulièrement citer Bock (*Kräuterbuch*, Strasbourg, 1546) ; *Math.* de Lobel (*Stirpium hist.* Anvers, 1576) ; *André* Césalpin (*de Plantis*, Florence, 1583) ; Tragus, *Jérôme* (*Krauterbuch*, 1595) ; Mathiole (*Opera*, ed. Bauhin, 1598, in-f°).

Au XVII° siècle, ce sont : Ray (*Jean*) (*Historia plantarum*, Londres, 1628) ; *Joachim* Camerarius (*Krauterbuch* de *Mathiole*, Francfort, 1628) ; Bauhin (Hist. plantarum univ. 1650-51, 3 V, in f°) ; Jacques Theod. Tabernæmontanus (*Kräuterbuch* de *Gasp. Bauhin*, 1664) ; *Simon* Pauli (*Quadripart. botan.* Strasbourg, 1667) ; *Jean* Schrœder (*Pharmacopæia*, Francfort, 1677).

Au commencement du XVIII° siècle, nous trouvons Chomel J.-B.(*Abrégé de l'histoire des plantes usuelles.* 1712), puis Helwing (cité plus haut), et enfin les contemporains de Störck : Bergius (*Materia medica e regno vegetabili...* Stockholm, 1782) ; Zimmermann, Jean-Jacques (*Diss. obs. circà virt. Mercur. Extr. cicut. et puls.* 1779 ; Strasbourg) Rode et Nielsen (*Diss. de prœstant. rat. illustrandi mat. med.*) Consulter aussi Murray (*Apparatus*, t. III. 1784). Et je n'indique que les auteurs anciens qu'il est absolument indispensable de consulter, lorsque l'on veut étudier l'histoire de la pulsatille.

Störck a puisé dans la tradition ici comme toujours, on ne saurait le nier ; mais il a été guidé aussi souvent par des raisons particulières. Ainsi il essaie l'anémone dans les maladies des yeux, beaucoup plus sous l'influence de l'expérience sur lui-même (laquelle lui causa une vive douleur à l'œil) que prévenu par les tentatives bien vagues des anciens. C'est presque toujours la loi de *l'électivité médicamenteuse*, sinon la *loi de similitude* qui le détermine, lorsque, comme pour la ciguë, il ne s'en tient pas aux propriétés *altérantes* du médicament. Nous pourrons mesurer le chemin parcouru, la profondeur du fossé qu'il a franchi depuis Helwing (50 ans auparavant), en transcrivant à cette place les motifs d'indications que ce dernier auteur trouvait à la *Pulsatille*. Ses propriétés doivent dériver — dit-il — de son *odeur* et de sa *saveur*. Son *âcreté*, qui l'indique dans les maladies externes, doit la rendre dangereuse pour les internes. Et il ajoute qu'elle rentre dans l'ordre 4° de Mathiole, dont celui-ci dit : « *incidunt, attrahunt, attenuant, digerunt, expurgunt, exulcerant.* »

Où sont les *empiriques* purs ? L'expérience vient après coup, et on est toujours guidé par quelque chose, avant d'expérimenter. Autrefois c'étaient les qualités physiques des drogues, quand ce n'était pas moins que cela. Aujourd'hui ce sont les hypothèses pathologiques et physiologiques. Hahnemann a cependant appliqué et rendu applicable la seule *loi positive* d'indication connue. Mais Störck avait fait de remarquables tentatives.

DE LA PULSATILLE NOIRATRE

—

Pulsatilla nigricans officinale.

Anemone pratensis. LINNÉ (Syst. nat. t. II, p. 375); JACQUIN, (Enum. stirp. Vindob. p. 97).

Pulsatilla flore minimo nigricante. BAUHIN.

Pulsatilla flore clauso. LOBEL (Icones stirp., p. 283).

Pulsatilla secunda. BOERHAAVE (Ind. plant. 2, p. 1, page 39).

FRANÇAIS : *Coquelourde noirâtre.* — ANGLAIS : *Blackish Anémone,* or *Wind Flower.* — HOLLANDAIS : *Keuken Schell.* — ALLEMAND : *Schwarʒliche Küchenschelle* ; *Schwarʒliche Windblume.*

DESCRIPTION DE LA PLANTE.

Racine épaisse, oblongue, d'épaisseur inégale, persistante, fibreuse. Dès le commencement du printemps, elle donne naissance à des feuilles toutes radicales, bipinnées, composées de folioles très étroites, allongées, acuminées, laciniées, d'un vert foncé. Auparavant que les folioles aient pris tout leur développement, il pousse une ou deux tiges cylindriques, vert glauque, entourées d'un involucre monophyle, dont les divisions sont profondes, très nombreuses, irrégulières. La partie de la tige qui déborde l'involucre porte une *fleur* nue, à six pétales, presque complètement close, de couleur foncée, tirant sur le noir. Les étamines occupent le fond de la fleur, avec leur *filets* très nombreux, jaunes, d'une finesse extrême, longs comme la moitié de la corolle, leurs *anthères* didymes, dressées. Les *carpelles*, réunis en capitule, sont surmontés de *styles* acuminés, pourpre foncé, et se séparent plus tard à l'état de *graines* en pointes, terminées par de longues aigrettes plumeuses.

Cette plante croît çà et là dans les endroits exposés au soleil, et fleurit en avril.

Toutes ses parties, mâchées quelques instants, impriment à la langue une saveur très âcre, brûlante et longtemps persistante ; seule, la racine est d'une saveur plus douce.

Il existe encore une autre espèce de pulsatille : *Puls. vulgaris, Anémone puls.* de Linné. Celle-ci est abondamment revêtue de longs poils qui lui donnent une teinte d'un vert blanchâtre. Ses *folioles* sont plus larges, sa *fleur* plus grande, dressée, plus ouverte, d'un violet pâle. D'autre part, aucune des parties de la plante, si longtemps qu'on la mâche, n'a d'âcreté : c'est seulement une saveur nauséeuse et légèrement amère. C'est à peine si l'eau distillée qu'on en retire n'est pas tout à fait insipide (1).

(1) Les caractères botaniques des deux pulsatilles sont très exactement donnés par Störck. Aussi Murray (*Apparatus medicaminum*, t. III, 1784, p. 93) dit, en parlant de la puls. de Störck (qu'on appellera plus tard *Puls. Storckii*): « Similis primo aspectu anemoni pulsat. *Linnœi* quæ vero altior, hirsutior, flore majori petalis rectis. » Helwing (*loc. cit.*) distingue nettement aussi, de la puls. vulgaire, la puls. *flore minimo nigricante, nigricans* (non niger), vel *flore clauso*. Il rappelle que Varron (*Marcus Terentius*) appelait *lettres lugubres* les taches noires de ses pétales, et que Festus Pompeius croyait que les âmes des morts habitaient ses corolles.

C'est à cause de la forme à demi-fermée de sa corolle que la pulsat. de Storck aurait été employée jadis dans les affections des yeux, la structure de sa fleur rappelant celle d'un œil à demi-ouvert, conformément à la *doctrine des Signatures (Oswald* Crollius, *Tractatus de Signaturis,* Lipsiae, 1624, petit in-4°, relié à la suite de la *Basilica chymica* du même auteur : *biblioth. roy.*). Cette même fleur affectant également la forme d'une cloche, doit être efficace dans les *tintements d'oreilles,* la *léthargie.* Sa couleur foncée la rend éminemment propre aux *affections de la rate,* à la *mélancolie.* Quand on pense que de pareilles billevesées tiennent une place considérable dans l'histoire de la thérapeutique ! Cela n'est que curieux. Mais ce qui est triste, c'est de penser que la thérapeutique moderne n'a pas encore abandonné les indications tirées des qualités physiques des médicaments, saveur, etc. Ne voyons-nous pas encore, autour de nous, prescrire les *amers,* les *astringents,* les *narcotico-âcres,* les *acides,* les *alcalins,* etc... ?

On recommandait encore la pulsatille (pour en finir avec la doctrine des signatures) dans la *calvitie,* la *canitie.* Mais c'était certainement la *Puls. vulgaire,* avec ses poils blanchâtres et serrés (J. B. Porta, *Phytognomia,* Francfort, 1603). Les deux étaient recommandées dans les maladies des mains et des doigts, à cause de la forme digitée de leurs feuilles.

Cazin (*Plantes médicinales indigènes,* 5° éd. p. 884), ne donne que deux caractères botaniques distinctifs entre la puls. de Störck et celle

C'est lorsque la *pulsatille vulgaire* a achevé sa floraison, que commence celle de notre *pulsatille noirâtre*, que j'engage les récolteurs à bien distinguer de la première, parce que leurs propriétés sont loin d'être équivalentes.

Le distingué et savant *Jacques* WELL, apothicaire (à l'enseigne de l'*Ours noir*), a préparé pour moi, avec la puls. noirâtre, une *eau distillée* et un *extrait*. Il s'est servi de la plante entière avec sa fleur, ne rejetant que la racine. Après l'avoir concassée, il l'a placée dans un alambic de verre avec huit parties d'eau de fontaine, et a distillé sur un bain de sable. Le liquide retiré a pris le nom d'*eau distillée de pulsatille* : il est tout à fait âcre et pénétrant (1).

de Linné : la plus grande élévation de la tige, et la rectitude des pétales de la dernière. Il ne saurait donc y avoir de doutes sur l'espèce employée par Störck.

Une autre question, c'est celle de savoir s'il existe, entre les deux plantes, une différence d'activité ou de propriétés.

On vient de voir que notre auteur se prononce pour l'affirmative, et cette opinion a été adoptée par FONSSAGRIVES (in *Dict. encycl. des sc. méd.*). D'après Störck, l'anémone des prés serait plus âcre et plus irritante que la puls. commune. Si j'ai soutenu à tort l'opinion inverse (in. JOUSSET, *Mat. méd.* t. II, 520), c'est qu'à l'instar de DUJARDIN-BEAUMETZ (in. Dict. de thérap. t. 1, p. 222), j'ai confondu les propriétés de la pulsatille commune avec celles de l'*anémone némorosa* (Sylvie, Coqueret blanc). Cazin (*loc. cit.*) incline à penser que les deux espèces principales que nous comparons ont une égale activité.

(1) La préparation de l'*eau distillée de pulsatille* est fort anciennement connue, et les divers procédés en sont décrits avec les plus grands détails, par HELWING (loc. cit.), d'après BAUHIN, TRAGUS, TABERNÆMONTANUS, CAMERARIUS (loc. cit.). On se sert tantôt de la plante entière, tantôt des feuilles seules. Cette eau distillée provoque la *sueur* (MATHIOLE) la *diarrhée* et le *vomissement* (Tabernæmontanus). En instillations dans les narines, elle provoque un *flux nasal* muqueux très abondant (id). On l'emploie, à l'intérieur, comme fébrifuge, contre la *peste* ; en frictions dans la *goutte*, les *paralysies*, les *tremblements* (Camerarius).

Les anciens, d'ailleurs, se servaient, à l'extérieur aussi, de la *plante fraîche pilée*, cherchant à déterminer la vésication : dans la *fièvre tierce*, on l'appliquait aux poignets (LOBEL) ; sur les seins, elle passait pour capable d'augmenter la sécrétion lactée ; à l'intérieur, du *sirop de*

Le résidu a été soumis à un court supplément d'ébullition, puis exprimé légèrement, passé, filtré, et le liquide obtenu a été réduit, sur un feu très doux, à la consistance d'*extrait mou* (1).

pulsatille (employé surtout par les apothicaires pour frauder le sirop de violettes), donné en Lithuanie dans la péripneumonie, la phthisie, l'asthme, de la *conserve de racines*, du *vin* fait avec les racines (contre les empoisonnements et la peste), des *semences* dans les calculs de la vessie, l'aménorrhée (TRAGUS loc. cit.), enfin d'un *esprit* de puls.

Qu'on veuille bien remarquer que l'*Eau distillée* de puls. est très âcre, tandis qu'on va voir que l'*extrait* l'est à un moindre degré, du moins tel que le préparait Well (*à l'Ours noir*),sous les yeux de Störck. De nombreuses expériences viendront confirmer la différence d'action des deux médicaments. La raison *chimique* du fait a été trouvée, dès le siècle dernier, par HEYER (*in Journal de Chimie de Crell*, cité non par Störck, comme Cazin le dit à tort, mais par *Murray*, loc. cit. 1784). Et voici comme s'exprime Heyer : « Au bout de plusieurs semaines, ou de quelques mois, l'eau distillée de pulsatille laisse déposer des cristaux blancs, *volatils*, inflammables, analogues au *camphre.* »

Or cette substance, que sa volatilité empêche de se trouver en forte quantité dans l'extrait, jouit, à un plus haut degré bien entendu, des propriétés de la pulsatille elle-même. Murray (loc. cit.) rapporte en effet deux expériences faites avec 1/2 grain de cette sorte de camphre broyé avec du sucre ; *la miction devint aussitôt copieuse et fréquente, et il se déclara une céphalalgie violente*. Cette substance a été étudiée de nouveau par JACQUIN (1809), ROBERT, *de Rouen* (1814), VAUQUELIN, GMÉLIN. Ce dernier auteur l'a décrite sous le nom de *camphre de l'anémone pulsatille*, et on lui a donné enfin le nom d'*anémonine*. Elle est neutre, et peu soluble dans l'eau, l'alcool et l'éther, du moins à froid. Par conséquent, notre *teinture alcoolique* doit en retenir fort peu.

On sait, d'autre part, que l'*adonis vernalis* est une anémone. Il serait donc très intéressant de rechercher si l'*adonidine* est identique à l'*anémonine* et de comparer les propriétés des deux substances.

(1) CAZIN, et après lui DUJARDIN-BEAUMETZ, disent que STÖRCK préparait l'*extrait* avec le suc non dépuré. C'est une erreur, et le texte ne prête nullement à l'ambiguïté. Voici le texte latin, et l'on jugera que ma traduction est littérale : *Reliquum* (après la distillation) *adhuc paulisper decoxit, herbam aliquantulum expressit, percolavit, et colaturam ad extracti mollioris*....... Non seulement *reliquum* est clair à la place où il se trouve, mais cet « adhuc paulisper decoxit » leverait tous les doutes, s'il pouvait y en avoir.

C'est BERGIUS qui a commencé à préparer l'extrait avec le suc : « Extractum e succo inspissato paratur » (p. 517).

Nous verrons, en étudiant les observations qui vont suivre, que l'extrait est beaucoup mieux supporté, beaucoup moins toxique que l'eau

Déposé sur la langue, cet extrait semble tout d'abord peu astringent, mais il excite ensuite des douleurs lancinantes et produit à la fin une ardeur de longue durée.

Avec l'extrait, j'ai préparé deux sortes de *poudres*. La première, celle qui contient la plus faible dose, je l'ai appelée poudre **A** ; la seconde, poudre **B**, reçoit le double d'extrait.

> (A)   R. Extrait de *puls. nig.* .... 7 grains
>   Sucre blanc................. 1 drachme.

M. et f. une poudre très fine, en triturant longtemps dans un mortier de marbre.

> (B)   R. Extrait de *Puls. nig*...... .. 14 grains
>   Sucre blanc .... 1 drachme
>   Préparez de la même manière (1).

De la poudre **A**, j'ai pris cinq grains matin et soir pendant 3 jours, puis, l'effet étant nul, dix grains.

A cette dose, j'ai toujours ressenti, quelques minutes après l'avoir prise, une douleur lancinante dans l'œil droit, œil qui avait éprouvé une violente contusion lorsque, deux années anparavant, j'avais été renversé d'une voiture traînée par deux

---

distillée de la plante, qu'il produit moins d'effets physiologiques ou pathogénétiques appréciables. Rien de plus réel cependant que ses effets thérapeutiques. L'*anémonine* est-elle donc le seul principe actif de la pulsatille ? Il semble bien que non, puisque la distillation dans l'alambic a dû la dépouiller de toute son anémonine. D'où vient qu'elle n'est pas inerte, si elle ne contient pas, en plus, quelque autre principe actif ? La question mérite à coup sûr d'être étudiée, et il faudrait commencer par expérimenter l'anémonine pure, pour la comparer aux préparations usitées de pulsatille, à la *teinture* par exemple, faite avec la plante fraîche entière. Mais ce que je puis dire dès aujourd'hui, c'est que j'ai obtenu dans un cas d'asystolie cardiaque, une diurèse forte (2 litres au lieu de 1/2 litre) après 48 heures d'usage de teinture de pulsatille, à la dose de 10 gouttes par jour.

(1) *Poudre A* : 35 centigrammes d'extrait, et 4 gram. de sucre, soit une atténuation à 1 pour 11,42, c'est-à-dire quelque chose d'un peu plus faible qu'une atténuation au 10ᵉ

Poudre B : atténuation à un peu plus de 1 cinquième.

Quand donc STORCK éprouve une douleur dans l'œil, après avoir pris 10 grains de la poudre A, il n'a pris approximativement que 5 centigrammes d'un très mauvais extrait.

chevaux emportés. Mais, dans le reste du corps, je ne ressentis aucune incommodité (1).

Après avoir pris, pendant cinq jours, vingt grains par jour de cette poudre, sans remarquer en moi aucun trouble fonctionnel, aucune lésion, je devins persuadé que l'on pouvait légitimement, et en toute sécurité, l'employer chez les malades.

Tous les traitements ont été commencés avec une petite dose de la poudre **A**, et des expériences multipliées m'ont appris par la suite qu'on pouvait faire supporter, par degrés, de grandes quantités du médicament, sans aucun trouble ni inconvénient.

Lorsqu'ainsi on est arrivé à faire prendre une demi-drachme ou une drachme de la poudre **A**, on passe à la poudre **B**, pour réduire la même dose de remède à un plus petit volume.

Avec la plante sèche, j'ai fait préparer une infusion de la manière suivante :

(1) Un organe est plus ou moins prédisposé à éprouver l'effet physiologique d'un médicament, tout aussi bien qu'à subir l'influence d'une occasion morbide, et c'est le cas de l'œil droit de l'auteur.

Rien de plus connu et de mieux constaté que les *symptômes oculaires* de la pulsatille, et parmi eux les douleurs profondes dans l'œil qui sont généralement qualifiées de *térébrantes* (V. *P.* Jousset : *Traité él. de matière médicale*). On verra ces douleurs se reproduire si souvent chez les malades de Störck qu'il en était arrivé à les considérer comme un signe d'un augure favorable pour la guérison (*Corollaire* 8). Ce sont vraisemblablement ces douleurs oculaires qui l'ont déterminé à essayer la *puls.* dans des affections réputées incurables des yeux. Et il dira dans ses corollaires que, pendant la cure d'une de ces affections par la *puls.*, la production pathogénétique de douleurs semblables est d'un excellent augure. A qui fera-t-on croire qu'il n'était pas guidé et appuyé par la connaissance de la *loi d'électivité médicamenteuse* ?

Une remarque en passant. Störck a noté, sur les malades dont il rapporte l'histoire, d'assez nombreux symptômes produits par la pulsatille, symptômes bien manifestement pathogénétiques et non pathologiques. Aussi Hahnemann, qui ne négligeait jamais rien, lui en emprunte-t-il 23 ! (V. *Fragm. de vir. med. pos.*, p. 224).

R. *Puls. nig*...... .... 1 drachme

Concassez, et faites infuser, en vase clos, pendant 1/4 d'heure dans q. s. d'eau chaude, pour retirer *une livre de liquide.*

Ajoutez du sucre, au goût du malade.

A prendre, chaque jour, trois ou quatre tasses de trois onces chacune.

D'autres fois, j'ai augmenté la force de cette infusion en employant, pour la même quantité d'excipient, deux ou trois drachmes de pulsatille sèche, et les malades l'ont parfaitement supportée.

Employée à l'intérieur, et appliquée à l'extérieur, dans des cas d'ulcères de mauvais aspect, l'infusion produit quelquefois d'excellents effets. Je l'ai même essayée dans une teigne très ancienne du cuir chevelu ; mais la peau s'enflammait, il survenait de violentes douleurs à la tête, et je dus cesser les essais de ce genre (1).

----

(1) L'action locale de la pulsatille sur la *peau* est très irritante. On la trouve bien décrite par CAZIN (*loc. cit.*, p. 885) : par application plus ou moins prolongée de la plante pilée fraîche, érythème, vésication et même sphacèle, d'après le témoignage de BULLIARD, qui rapporte l'observation d'un vieillard dont une partie de la jambe se mortifia, à la suite d'une application semblable sur le mollet.

Nous avons déjà dit que les anciens produisaient la vésication par des applications de la plante fraîche pilée, sur le front par exemple dans les *maladies des yeux* (V. HELWING), sur la hanche dans la *coxalgie* (id.). On l'employait comme modificatrice des *plaies gangréneuses,* des *ulcères scorbutiques* (BAUHIN et TRAGUS) des *marisques,* des *verrues,* des tubercules de la *lèpre* (PAUL D'EGINE).

EXPÉRIENCES

—

Exp. I.

Une femme de 35 ans était, depuis cinq ans et demi, privée de tout mouvement du bras gauche, lequel était rigide et émacié. Elle en attribuait la cause à une affection rhumatismale. qui avait envahi le corps entier : c'est quand elle disparut que le bras commença à perdre ses mouvements et à se contracturer. Les remèdes internes et externes, appliqués jusqu'ici, l'avaient été sans profit ; l'électricité même produisit de grandes douleurs, sans aucune amélioration.

Je donnai donc, matin et soir, deux drachmes d'*eau distillée de Puls.* Les deux premiers jours se passèrent sans aucune modification. Aussi conseillai-je, le troisième jour, de faire prendre une demi-once trois fois par jour.

La malade ressentit alors, dans les bras, des douleurs lancinantes mobiles, et un prurit nocturne intense. Au bout de huit jours, elle commença à mouvoir légèrement les doigts, en même temps que les douleurs devenaient plus rapprochées.

Je donnai ensuite, trois fois par jour, une once entière de cette eau. et recommandai de pratiquer matin et soir, sur tout le bras, des frictions énergiques avec un tissu de laine, puis de le laver de temps en temps avec la même eau distillée.

Deux semaines plus tard, cette femme put lever le bras et mouvoir plus aisément les doigts. Le flux menstruel reparut à l'époque accoutumée, mais en beaucoup plus grande abondance qu'auparavant. Pendant toute la durée des règles, elle ne ressentit pas de prurit dans le bras ; mais sitôt qu'elles furent terminées. le prurit se montra de nouveau. plus incommode que jamais, et l'on vit apparaître des pustules rouges, très nombreuses qui se remplirent ensuite de pus. Quand les premières furent desséchées et réduites à l'état de squames, il se fit une nouvelle éruption aussi abondante, suivie de plusieurs autres qui toutes eurent la même marche. Il en résulta, chaque fois, un nouveau soulagement, de sorte que, dans l'espace de trois mois, la malade put mouvoir librement le bras dans tous les sens, et s'en servir, dans la perfection, pour ses travaux habituels.

Jusqu'à la fin du traitement, elle continua à prendre la même dose du médicament, sans l'interrompre à l'époque menstruelle. On ne cessa pas davantage de faire des lotions et de douces frictions sur le bras, malgré la douleur causée par les pustules en suppuration et l'inflammation superficielle de la peau ; cette excitation de la peau parut toujours, en effet, contribuer à l'étendue et à la facilité des mouvements, et cela donnait à la patiente le courage nécessaire pour endurer ses souffrances.

Les premiers jours de l'usage du remède, l'urine coulait abondamment ; on remarqua aussi de légers efforts pour vomir ; mais, par la suite, il ne lui arriva plus aucune incommodité (1).

(1) Contracture et atrophie du bras gauche, probablement d'origine périphérique, guérie complètement en 3 mois par l'eau dist. de puls. : guérison assez frappante, si l'on songe que l'affection datait de 5 ans.

Symptômes pathogénétiques et effets du médicament : au début, *diurèse* ; *vomissements* (à peu près propres à l'eau distillée) ; *prurit nocturne* intense ; *éruption pustuleuse,* par poussées successives, sur le bras malade (due aux lotions avec l'eau distillée); douleurs lancinantes mobiles dans le bras ; règles plus abondantes (mais nous sommes dépourvus de renseignements sur l'état antérieur de la menstruation).

La *diurèse* est un symptôme tout à fait fréquent de la pulsatille. Elle doit être surtout considérable avec l'eau distillée, bien que nous la retrouvions encore souvent avec *l'extrait* de Störck, si dépouillé qu'il soit d'anémonine. On sait l'usage que l'on fait aujourd'hui de *l'adonidine*, sa congénère ou son identique. HAHNEMANN (*Mat. méd.,* t. III), considère la diurèse comme étant ici un effet consécutif qu'il oppose au ténesme et à la dysurie (effets primitifs).

Mais ce sont des symptômes d'ordre différent, qui sont loin de

Exp. II.

Chez un ecclésiastique, âgé de 63 ans, affecté depuis dix ans, d'une paralysie du bras et de la jambe droite, j'eus recours également à l'Eau distillée de *Puls. nig.* : une demi-once matin et soir, et dans la première semaine, on ne s'aperçut d'aucun changement.

Il répéta ensuite la dose trois fois par jour, mais il survint bientôt des nausées et des envies de vomir. Je conseillai alors de diminuer de nouveau la dose ; mais il ne fut plus possible d'en faire avaler la plus petite quantité, sans déterminer aussitôt des efforts de vomissement, et l'on fut obligé d'y renoncer (1).

s'exclure. Ainsi, il se peut que le ténesme soit un effet des très petites doses ; et ce qui est acquis, d'autre part, c'est que des doses minimes suffisent à augmenter la quantité des urines. Augmente-t-on les doses, ou prolonge-t-on l'usage (nous parlons de l'homme sain), on produit l'*ischurie* et même l'*hématurie* (un exemple avec 30 gouttes de teinture par jour : *Wenzel*, in ALLEN). Sans doute alors, l'abondance des urines est diminuée, et il a dû en être ainsi dans l'*Exp*. IV. (V. plus bas).

Dans tous les cas, il ne faudrait pas conclure de ce qu'un médicament produit la diurèse chez un sujet, dont la fonction urinaire est intacte, à son mode d'action chez un *anurique*. On sait qu'en pareil cas il faut forcer les doses, et rappelons-nous ce que nous avons prouvé pour le *colchique* qu'il faut, chez un hydropique, en administrer une quantité qui, donnée à l'homme sain, diminuerait souvent l'abondance des urines. (V. p. 231.)

On s'est servi, avant nous, de la *pulsatille* pour provoquer la diurèse chez des *hydropiques* oliguriques. (V. CAZIN, *loc. cit.* p. 886.) C'est sans aucun doute aussi à cause de ces vertus diurétiques, que TRAGUS (*loc. cit.*) recommandait les semences de la plante, cuites dans du vin, contre les calculs vésicaux.

Quant à l'*éruption pustuleuse,* on ne peut douter qu'elle soit pathogénétique : les vésicules et les pustules sont notées par tous les auteurs, ainsi que le *prurit* nocturne.

(1) L'idée d'atténuer les doses n'étant point venue à l'esprit de STÖRCK, le voici désarmé par l'intolérance de l'estomac pour l'eau distillée de puls. à dose massive. Cette intolérance est remarquable d'ailleurs, et va être cause que Störck abandonnera promptement l'eau distillée pour l'extrait. A partir de la 7e exp., il n'y reviendra plus en effet, dans aucune des 34 qui suivent.

Exp. III.

Une femme de 28 ans avait été guérie trois années auparavant d'ulcérations syphilitiques graves. Mais depuis cette époque, elle n'a pas cessé de ressentir, dans tous les membres et les articulations, des douleurs continuelles et déchirantes, qui s'exaspèrent violemment chaque matin, vers quatre heures. Elle a conservé cependant l'appétit et l'intégrité de toutes les fonctions, tout en restant faible et amaigrie. Ni les médicaments mis en usage, ni même les bains, n'apportèrent de soulagement. Je lui donnai, matin et soir, une demi-once d'Eau distillée de *Puls. nig.* qu'elle supporta fort bien. L'urine en devint plus abondante et, les premiers jours, il y eut un peu de diarrhée.

Le sixième jour, il survint, la nuit, des sueurs de mauvaise odeur. Mais les douleurs diminuèrent, et le sommeil fut excellent jusqu'à six heures du matin.

Le huitième jour, parurent les règles, beaucoup plus abondantes que de coutume, et les coliques, qui les précédaient d'ordinaire, firent complètement défaut. Le médicament fut donc continué, sans l'interrompre à l'époque menstruelle. Grâce à lui, les forces furent peu à peu restaurées et l'embonpoint reparut. Enfin, les douleurs cessèrent, de sorte qu'à la fin de la cinquième semaine la santé était parfaite (1).

(1) Douleurs aggravées la nuit : syphilis ? Quoi qu'il en soit, il y avait de l'amaigrissement, et la guérison (en 5 semaines) peut être mise sur le compte de la pulsatille. Les douleurs *nocturnes* sont une indication capitale, conforme à la *loi de similitude*, car, presque tous les effets physiologiques de la plante affectent le mode nocturne.

La disparition des douleurs qui accompagnaient ordinairement les règles est un effet *thérapeutique* de la pulsatille, entièrement concordant avec la *loi des semblables* ; son action *physiologique* étant de causer des coliques utérines, avec intermittences du flux menstruel. Si l'abondance se trouve augmentée, c'est par suite de la disparition de ces contractions de l'utérus, et parce que, sans doute, la quantité était

Exp. IV.

Un homme de 34 ans était affecté, depuis fort longtemps, d'une gonorrhée négligée et invétérée ; de plus, le testicule droit était induré et beaucoup plus gros que le gauche.

Il prit, matin et soir, une demi-once d'Eau distillée de pulsatille noirâtre. Le premier jour, il se déclara une ardeur presque intolérable en urinant. Cela continua le lendemain, en même temps que l'urèthre laissait écouler beaucoup d'ichor fétide. Et le troisième jour, la douleur éprouvée pendant la miction fut si violente qu'une sorte de lipothymie s'en suivit. Je prescrivis en conséquence une décoction saturée d'althæa, pour boire abondamment toute la journée, sans interrompre néanmoins l'autre médicament.

Le quatrième jour, la brûlure uréthrale avait beaucoup diminué ; mais l'écoulement était encore plus abondant que la veille. Le cinquième, tout était apaisé, l'appétit bon, la nuit tranquille.

Enfin, au bout de trois semaines d'usage non interrompu du médicament et de la décoction émolliente, la gonorrhée se trouva radicalement guérie, mais l'induration du testicule n'avait subi aucune modification (1).

insuffisante auparavant. Mais c'est une question que nous retrouverons avec celle de l'aménorrhée.

Comme effets pathogénétiques du médicament, nous retrouvons la *diurèse*, un peu de *diarrhée*, et il s'y ajoute des *sueurs* de mauvaise odeur.

(1) *Blennorrhée* et *orchite chronique.* Guérison de la première, après *aggravation.* Insuccès complet pour la seconde affection.

Ischurie et douleur brûlante dans l'urèthre : tel fut le premier effet de l'eau distillée de puls., et c'est un effet très connu ; le col de la vessie est particulièrement douloureux, avec ténesme très vif.

L'*écoulement purulent* par l'urèthre a été observé, chez l'homme sain, par HAHNEMANN. Rien d'étonnant donc dans l'aggravation signalée par Störck, sous forme d'une sécrétion extrêmement abondante de pus.

La douleur et le gonflement des testicules sont encore, dans certains

Exp. V.

Une veuve de 42 ans portait des tophus syphilitiques au front,
au sternum et sur les deux tibias, en même temps qu'elle ressentait, dans toutes les articulations, des douleurs violentes qui
s'exaspéraient toujours beaucoup vers le soir ; la vue de l'œil
droit était perdue depuis une vingtaine d'années, parce que la
cornée transparente était voilée d'un pannus, dans toute son
étendue ; les règles sont supprimées depuis deux ans et
demi.

Je m'adressai à la pulsatille, dont je donnai une demi-once
d'eau distillée pendant huit jours, sans aucun effet. Elle crut
cependant percevoir une lueur confuse de l'œil, dont elle ne
voyait rien depuis vingt ans. J'augmentai donc la dose, en
donnant la même quantité trois fois par jour.

Huit jours après, la malade vint me dire, toute radieuse,
que les douleurs nocturnes étaient moins fortes et qu'elle commençait déjà à distinguer les couleurs avec l'œil droit. Examinant alors les tophus, je trouvai ceux du front très diminués
et ramollis, sans que ceux des autres régions eussent subi aucune modification. Le pannus de la cornée était aminci, et
transparent par places.

J'ordonnai de continuer la même dose, et il arriva qu'après
trois mois de traitement, la vue, perdue depuis tant d'années,
était recouvrée complètement, les douleurs nocturnes avaient
cessé, les tophus du front avaient disparu. Il est vrai que ceux
du reste du corps n'avaient rien perdu de leur volume, ni de
leur dureté, tout en étant devenus indolents. Suffisamment

cas, au nombre des symptômes pathogénétiques de la drogue. Aussi
celle-ci procure-t-elle des guérisons rapides d'orchites blennorrhagi-
ques aiguës, lesquelles sont, par conséquent, *homœopathiques*. Nos
adversaires s'en sont servis avec succès, et mon ancien collègue d'in-
ternat, le Dr MARTEL (qui a une singulière idée de la priorité scientifique), peut en rendre témoignage. Notons qu'il s'agit ici d'un cas tout à
fait différent, chronique, où l'échec a moins lieu de nous surprendre.
Voir cependant plus bas l'*Exp.* XXVIII.

satisfaite du résultat obtenu, la malade cessa le médicament, dont elle n'avait jamais éprouvé rien d'insolite (1).

(1) Störck ne relate pas, dans cette observation, d'effets pathogénétiques.

Guérison des douleurs nocturnes, comme dans l'*obs.* III. Il n'est rien dit de l'*aménorrhée*. Mais voici le commencement de la magnifique série de guérisons de *kératites* chroniques, *pannus*, opacités de la cornée. La surprise sera grande, en voyant se dérouler sous nos yeux des guérisons incontestables, nombreuses, d'une des lésions les plus rebelles. Comment ces faits ont-ils été oubliés, et ne se sont-ils pas renouvelés ? L'*action élective* de l'anémone pulsatille sur les *yeux* est cependant bien manifeste : larmoiement ; douleurs oculaires (on a vu que Störck avait éprouvé lui-même ce phénomène) ; conjonctivite angulaire ; tache rouge dans le blanc de l'œil, autour de la cornée ; diplopie ; obnubilations passagères ; vision de cercles de feu, s'élargissant constamment, l'après-midi, et surtout vers le soir.

Nous voyons déjà dans Bergius (loc. cit.) une communication des plus intéressantes qui lui fut faite par *Charles* Saur. Il s'agit d'un enfant qui, en agitant avec une spatule le suc de pulsatille qu'on évaporait pour en faire en extrait, fut pris d'une *blépharo-conjonctivite* qui lui tint, durant plusieurs jours, les paupières closes, et guérit spontanément.

Voilà la preuve d'une électivité véritable, sinon d'une indication dans les suites ou reliquats des kératites, indication que l'empirisme cherchait depuis longtemps, à la suite des partisans de la doctrine des Signatures (Voir la *note* de la page 373). L'ancienne tradition, nous l'avons déjà dit, était d'employer la plante fraîche pilée, appliquée sur le front.

Störck trouve ici un *pannus* total de la cornée de l'œil droit, dont la vue était entièrement perdue depuis une vingtaine d'années et fut entièrement rétablie à la suite de l'eau dist. de puls., en 3 mois 1/2. Notons bien qu'il n'est pas dit que la cornée eût repris toute sa transparence (ce que nous verrons affirmer dans d'autres cas). Mais il nous suffit de constater le rétablissement complet de la fonction, pour qu'il ne soit pas possible d'invoquer une coïncidence, ni de croire à une illusion de l'auteur. Tout le monde sait qu'un pannus de 20 ans ne disparaît pas ainsi tout seul. Et ce n'est pas un fait unique, car nous en verrons plus loin 10 nouveaux exemples.

Les contemporains de Störck eurent, comme lui, des succès, et nous devons citer : *Jean-Jacques* Zimmermann (*loc. cit.*, 14), Mohrenheim (cité par Murray), Rode et Nielsen (loc. cit.) Vinrent les *insuccès*, célébrés bien haut par Schmücker (*Verm. chir. Schirfter*, II, p. 26) Bergius (*Mat. méd.*, p. 491), Richter (*Chir. Bibl.*, VI, 584), etc.... Quand donc sera épuisée la liste des sots qui abandonnent un traite-

Exp. VI.

Une servante de 26 ans, affectée, depuis cinq mois, de tophus vénériens très considérables sur les deux tibias, éprouvait des douleurs nocturnes atroces, et était épuisée par des

ment parce qu'il a des insuccès, au lieu d'imiter les physiologistes ?
Ceux-ci d'abord tiennent toujours un *fait positif* pour acquis, et s'appliquent ensuite à chercher la raison des *faits négatifs* : c'est la gloire
de Claude Bernard de l'avoir démontré. Aussi bien la pulsatille a
des *indications* d'ordre général, et il est remarquable que cette première observation de pannus nous offre précisément un des meilleurs
signes indicateurs de la pulsatille, à savoir l'aménorrhée.

Sans doute l'autorité de Bergius et surtout de Richter, fut une des
causes de l'abandon de la pulsatille dans le traitement des affections des
yeux. Mais il faut dire aussi que la main-mise exclusive des chirurgiens sur ces affections a porté de rudes coups à leur thérapeutique.
Il en est résulté le rejet complet des médicaments internes. Quoi de
plus propre cependant que l'action des collyres : *atropine, ésérine, pilocarpine,* etc..., à montrer les localisations médicamenteuses sur
l'œil, l'application locale produisant ici les mêmes effets que l'usage interne ?

Les homœopathes sont donc les seuls qui aient, de nos jours, repris la
tradition de l'usage de la pulsatille dans les lésions oculaires ; toutefois, moins versés que leur maître Hahnemann dans la littérature
ancienne, ils ne l'ont fait ni hardiment, ni avec persévérance. Il est
vrai que Allen et Norton en parlent avec éloge, mais sans paraître
avoir acquis sur le point qui nous occupe (pannus et opacités de la
cornée) une conviction bien énergique : « Elle (la *puls.*) a été employée
avec quelques succès — disent-ils — dans le trachome, habituellement
compliqué de pannus.......... Elle est particulièrement usitée dans
l'ophthalmie scrofuleuse, ou kératite et conjonctivite phlycténuleuse..
.....Elle a été donnée avec de bons résultats dans les ulcères de la
cornée, surtout s'ils sont superficiels et ont succédé à des phlycténules.
Nous avons dernièrement obtenu d'excellents effets de l'usage de la
Puls. dans ces petits ulcères si rebelles à la thérapeutique, qui se voient
près du centre de la cornée et sont dépourvus de vaisseaux, spécialement s'ils se rencontrent sur les sujets scrofuleux, avec phlycténules
de la cornée ou de la conjonctive, phothophobie considérable et douleur vive........ Les symptômes concomitants de désordres auricu-
laires, dérangement d'estomac, aménorrhée, etc... doivent être pris
en considération. » (*Ophthalmic Therapeutics*, 1876, pages 110-111.)

C'est tout (pour la *cornée*), et ce n'est pas assez. On doit engager les

fleurs blanches abondantes. J'essayai la même eau distillée : une demi-once matin et soir. Les huit premiers jours s'étant passés sans aucune amélioration, je lui conseillai de renouveler trois fois le jour la même dose. Les douleurs nocturnes semblèrent être plus supportables pendant quelques jours, pour reprendre bientôt toute leur violence première. On fit prendre alors une once entière le matin, le midi et le soir (trois onces par jour) ; mais le mal n'en fut en rien diminué, malgré la continuation exacte et persévérante du traitement, que je fis suspendre.

Je prescrivis ensuite une infusion saturée de fleurs de *Clématite droite*, avec laquelle, dans l'espace de trois mois, le rétablissement fut complet et le retour de l'embonpoint parfait. Aussi bien cette jeune fille se maria (1).

Exp. VII.

Une autre servante, de 14 ans, avait sur toute la face, sur le cou et la poitrine, des ulcérations de mauvais caractère, sécrétant un ichor fétide. J'essayai sur elle la poudre **A**, à la dose de dix grains trois fois par jour, et fis laver deux fois les plaies avec une infusion de fleurs de sureau, pour les recouvrir ensuite d'un emplâtre diapompholix.

Les quatorze premiers jours, tout parut s'améliorer : la sécrétion diminuait d'abondance, et les bords des ulcérations

ophthalmologistes (et l'école homœopathique française en compte un de premier ordre) à étudier comparativement l'usage interne des préparations de la plante et *l'action locale* (en collyre) de *l'anémonine* ou de *l'adonidine*, si celle-ci est identique à la première. Il y a là un champ de recherches, et une voie nouvelle, que M. PANAS vient d'inaugurer avec succès, pour le *glaucôme*, au moyen de la *pilocarpine*.

(1) La pulsatille est quelquefois indiquée dans la *leucorrhée* qu'elle produit elle-même à l'état physiologique. Mais il s'agissait peut-être, dans cette obs. VI, d'une vaginite blennorrhagique que la clématite est fort propre à guérir. Quant à la nature des tumeurs multiples, il est bien entendu impossible de savoir si c'étaient des *gommes* syphilitiques.

ébauchaient un liseré cicatriciel. Mais ces espérances s'évanouirent bientôt, et le mal redevint pire que jamais, bien que la malade eût pris chaque jour, durant un grand nombre de semaines, une drachme, puis une drachme et demie de la poudre.

J'en vins enfin à donner tous les jours, à trois reprises, trois tasses d'infusion saturée de *clématite droite*, en même temps qu'on recouvrait les plaies de la poudre de la plante, et qu'on appliquait par-dessus un emplâtre diapompholix. Ce dernier traitement fut couronné de succès : car, en deux mois, les ulcérations étaient recouvertes d'une cicatrice solide, et la santé ne laissait plus rien à désirer (1).

Exp. VIII.

Un jeune homme de 21 ans venait d'être guéri d'ulcérations syphilitiques graves du voile du palais et de la voûte palatine. Mais il persistait une ophthalmie tout à fait rebelle, avec opacité dans les deux yeux : le droit conservait toutefois une certaine vision confuse, mais la vue de l'œil gauche était totalement empêchée par un albugo. En outre, la parotide droite était, depuis longtemps, squirrheuse et augmentée de volume. Les mercuriaux de toute espèce, les antimoniaux et d'autres remèdes, employés avec soin et persévérance, n'eurent aucun résultat utile : il parut même que les forces diminuaient, que la vision s'affaiblissait encore, pendant que l'appétit se perdait et que les nuits devenaient agitées. C'est pourquoi l'on donna, matin et soir, vingt grains de la poudre **A**.

Il en résulta, les huit premiers jours, de grandes douleurs dans les yeux, avec un larmoiement abondant. On répéta ensuite la même dose de poudre trois fois le jour, et il s'en suivit beaucoup de salivation très épaisse. Celle-ci dura plusieurs

(1) Scrofulides ulcéreuses probables. Premier essai de la *puls.* pulvérisée et atténuée au 10e. Insuccès peu surprenant. Succès de la clématite.

jours ; mais la vue s'améliora à droite, et l'œil gauche commença à percevoir quelques faibles rayons lumineux.

La salivation cessa, pour faire place à une diarrhée abondante et fétide. Nous n'en continuâmes pas moins le médicament à la même dose, parce que le malade ne se sentait pas
affaibli, et qu'il éprouvait, du côté des yeux, un grand soulagement.

Puis la diarrhée cessa spontanément, et fut remplacée par
de violents maux de tête qui durèrent deux jours.

Au bout de cinq semaines, les objets étaient assez bien dis-
tingués de l'œil droit, qui était redevenu à peu près transparent. Le gauche percevait mieux la lumière, et l'albugo s'y
dissipait manifestement. Nous étions donc encouragés à augmenter la dose du remède, dont on fit prendre une demi-drachme trois fois par jour.

Cette dose fit reparaitre la douleur oculaire, que le malade
exprimait en disant qu'il lui semblait qu'on enlevait quelque
chose dans l'œil avec un couteau. Les yeux ne devenaient
point rouges, mais il y avait un larmoiement abondant et
une diurèse considérable.

Les douleurs cessèrent en quelques jours, la parotide squirrheuse commença à se ramollir, et à la fin du second mois, la
vue était très améliorée. A ce moment, on donna, trois fois
le jour, une demi-drachme de la poudre **B**, que nous continuâmes quatre mois : après quoi ce jeune homme put voir
distinctement les objets des deux yeux ; il était, en même
temps, complètement guéri du squirrhe de la parotide (1).

(1) Syphilis ??? Insuccès des mercuriaux. — Induration de la *parotide*. — *Opacité des deux cornées*, complète d'un côté : *Extrait*, de
0,20 à 1 gr. 20 ; guérison de la tumeur parotidienne, amélioration de
la vue sans détails précis. La matière médicale signale la production,
sur l'homme sain, de douleurs parotidiennes par *puls*.
  Les symptômes pathogénétiques produits par le médicament (ce sera
désormais toujours l'extrait), méritent davantage de nous arrêter.
  Larmoiement, douleurs oculaires. — *Salivation* (avec 0,30 centigr.
d'extrait), pendant plusieurs jours, remplacée par une *diarrhée* fétide,

Exp. IX.

Un homme de 35 ans est affecté, depuis longtemps, d'une paralysie des membres inférieurs et d'une forte douleur dans la région sacrée : les remèdes les plus divers et les plus vantés ont été inutiles. On lui donne, matin et soir, quinze grains de poudre **A**.

Les six premiers jours, des douleurs assez aiguës se font sentir dans le ventre, à chaque prise du médicament, sans que cette petite crise dure jamais plus d'une demi-heure. Le septième jour, la diarrhée met fin aux douleurs de ventre. Au bout de vingt jours de traitement, le malade perçoit de vives douleurs lancinantes et mobiles depuis les orteils jusqu'aux aines : par ailleurs, aucun changement.

Nous donnons alors, deux fois le jour, vingt grains de la même poudre : ce qui augmente les douleurs dans les cuisses, et surtout les orteils. Deux semaines plus tard, on peut faire quelques mouvements des jambes, se lever hors du lit, mais non marcher encore. Nous faisons prendre alors une demi-drachme, deux fois par jour, de la poudre **A**, et les souffrances des jambes augmentent de nouveau. Au huitième jour, les douleurs vers l'os sacrum sont même assez vives pour empêcher tout sommeil. Je m'adresse alors à la poudre **B** (20 grains, trois fois), et bientôt les hémorrhoïdes prennent à fluer, trois jours durant. Avec le flux hémorrhoïdal, les douleurs du sacrum disparaissent, en même temps que celles des membres inférieurs diminuent considérablement.

Le malade prend 30 grains de poudre **B** et continue cette dose pendant plusieurs semaines. Il cesse, par suite, de

laquelle cède à son tour pour faire place à de violents maux de tête. Les douleurs dans les yeux reparaissent avec l'augmentation de la dose (0,60), et *il semblait qu'on arrachait quelque chose de l'œil avec un couteau*; larmoiement sans rougeur conjonctivale. Enfin, *diurèse* considérable.

souffrir des jambes, se lève, marche sans appui, mais reste
encore affaibli (1).

Exp. X.

Un homme de 48 ans a la gorge et la langue couvertes d'ulcères syphilitiques, qui non seulement n'ont pas cédé aux remèdes antivénériens, mais continuent leur marche serpigineuse, en entamant chaque jour davantage les parties voisines, tant en largeur qu'en profondeur.

Nous essayâmes la poudre **A** en en donnant 20 grains
trois fois le jour. Aucune modification pendant cinq jours,
mais l'urine coule en plus grande abondance. On donna
alors 30 grains à chaque fois, et à partir de ce moment, les
ulcérations ne cessèrent pas de s'améliorer. Enfin, la dose fut
portée à 30 grains de la poudre **B**, trois fois par jour également, et c'est ainsi qu'en quatre semaines, la guérison fut
complète (2).

Exp. XI.

Un autre homme de trente ans, après qu'on lui eût ouvert
des tumeurs lymphatiques, conserva de larges ulcères à l'é-

(1) *Paraplégie douloureuse.* Dose maximum 0,90 centig. *extrait.*
Grande amélioration : le malade peut marcher et ne souffre plus.

Sympt. pathogén.: coliques de courte durée après chaque prise.
Augmentation des douleurs des membres inférieurs, au début.

Des signes de parésie douloureuse des membres inférieurs ont été
observés chez l'homme sain, parmi les effets de la *puls.* par HAHNEMANN
et par LEMBKE: exp. avec 2 à 60 gouttes de teinture. (V. ALLEN ; *The
Encyclopedia*). L'action thérapeutique obtenue est donc conforme à la
loi de similitude.

(2) Ulcérations (syphil.?) de la langue et de la gorge. Guérison en 4
semaines avec 0,90 d'*extrait.* L'action élective du médicament sur la
bouche et la langue est ici mise en évidence.

Sympt. pathogén. ; *diurèse.*

paule gauche et au coude droit ; le genou gauche se tuméfia et
perdit ses mouvements. Les plaies fournissaient une si grande
quantité de sérosité, que la cachexie s'en suivit, malgré les
médicaments les mieux choisis et la diète lactée. La douleur
du genou empêchait la station debout, et à plus forte raison la
marche. Nous lui fîmes prendre la poudre **A**, en commençant par 15 grains le matin, le midi et le soir, et nous éle-
vâmes peu à peu la dose, jusqu'à ce que chaque prise eût été
portée à une drachme entière.

Les premiers jours, la poudre produisit, aussitôt après son
absorption, quelques douleurs abdominales qui cessèrent bientôt, sans être remplacées par aucun autre accident. Dans l'espace de trois mois, les ulcères se cicatrisent, la tumeur du genou diminue considérablement, pendant que l'article recouvre
une certaine mobilité. Le malade peut marcher, et reprend ses
forces (1).

Exp. XII.

Une servante de 24 ans était affectée d'ulcérations de mauvaise nature à la langue, qui était érodée et fendue dans presque toute son épaisseur, jusque tout près de sa racine. Durant
de longs mois, elle eut recours aux remèdes les plus vantés ;
mais il fut impossible de diminuer l'étendue du mal, ni de lui
apporter aucun soulagement.

Mais cinq semaines de traitement par la poudre **A** furent suffisantes non seulement pour que l'aspect de la plaie
se modifiât, mais aussi pour qu'elle se remplît de bourgeons
charnus d'excellente qualité, et finalement se couvrît d'une
bonne cicatrice. Il ne subsiste plus qu'une légère excoriation
à la pointe de la langue, pour laquelle on continue l'usage

______

(1) *Scrofule, scrofulides* ulcérées, *arthrite* du genou: guérison des
plaies et grande amélioration du genou. On n'a pas oublié l'insuccès de
l'exp. VII. L'indication de ce médicament dans la scrofule ne doit pas
être très fréquente. Quelle est-elle ? Voilà ce que nous ne saurions dire
exactement.

d'une faible dose de la poudre. Mais les forces sont excellentes, et cette fille s'acquitte maintenant de son service domestique avec courage et gaîté.

Le début du traitement avait occasionné des coliques, suivies d'une diarrhée qui les fit cesser. La malade s'aperçut aussi d'une grande augmentation de la quantité des urines. Les règles parurent à l'époque fixe, beaucoup plus abondantes, et de plus longue durée (1).

Exp. XIII.

Une femme de 34 ans souffre d'un ulcère vénérien et d'une carie de l'os frontal : affection pour laquelle les antisyphilitiques n'ont été d'aucun secours. Cependant la poudre **B** détruisit la carie en trois mois, et détermina une cicatrice ferme et solide.

Exp. XIV.

Une domestique de 25 ans portait, depuis longtemps, une tumeur lymphatique à l'articulation du genou droit : un chirurgien l'ouvrit d'un coup de lancette, et il coula beaucoup de lymphe louche. Une incision provoqua l'affaissement de la tumeur ; mais l'écoulement de lymphe continua, les douleurs devinrent vives, et la malade s'émacia.

Sans compter les autres remèdes, elle prit l'*Ecorce du Pérou* dans du lait, pendant qu'on appliquait extérieurement des cataplasmes de plantes résolutives, et de l'eau végéto-minérale de Goulard ; mais il ne survint aucune amélioration, et le genou augmentait de volume. On donna donc la poudre **B** qui, en peu de jours, apaisa la douleur du genou et per-

(1) *Ulcérations* profondes de la *langue* : Guérison en cinq semaines par l'extrait.

Sympt. pathogén.: *diarrhée* précédée de coliques. — *Diurèse.* — Règles plus abondantes et plus longues (ce qui est vraisemblablement un *effet thérapeutique*).

mit le sommeil. Peu à peu, l'écoulement de lymphe diminua, l'articulation perdit de son volume, et les souffrances prirent fin. Deux mois plus tard enfin, l'ouverture était fermée, la marche s'effectuait sans douleur, et les forces avaient reparu ; mais il persistait un peu de gonflement du genou.

Une notable diurèse et de la diarrhée furent les deux seuls accidents à noter (1).

Exp. XV.

Une jeune servante de 17 ans est affectée de flueurs blanches vénériennes, de condylômes aux petites lèvres, d'ulcérations à la gorge et à la langue. Avec les remèdes accoutumés, les condylômes disparaissent et les flueurs blanches s'arrêtent ; mais les ulcérations persistent, revêtent un mauvais aspect et s'étendent sans relâche. On fait prendre la poudre **A**, et au bout d'un mois seulement, tout est admirablement cicatrisé et la santé excellente.

La malade n'observa aucun effet du médicament, si ce n'est une plus grande abondance d'urine, pendant les premiers jours (2).

Exp. XVI.

Une jeune femme de 28 ans a perdu, depuis quelques années, la vision de l'œil gauche, qui ne distingue plus la lumière, toute

---

(1) Hydarthrose du genou, arthrite consécutive à l'ouverture de l'articulation: guérison, en conservant un peu de gonflement du genou. C'est donc un second cas d'arthrite du genou guéri par la *pulsatille* (V. obs. XI). Aussi bien, la plante a-t-elle une action élective manifeste sur cette jointure.
Effets pathogén. : *diurèse* et *diarrhée.*

(2) *Vaginite blennorrhagique* ; *végétations :* guérison. Y avait-il en même temps de la syphilis secondaire ?
Précédemment (obs. VI), nous constations un insuccès dans un cas de leucorrhée. Les indications, en pareille circonstance, sont souvent données par l'*état* général, insuffisamment précisé par STÖRCK.
Effet pathog. : *diurèse* passagère.

la cornée étant recouverte d'un épais pannus. On n'obtient aucun résultat des médicaments internes et externes. Aussi lui donne-t-on 20 grains de la poudre le matin, le midi et le soir.

Dès les premiers jours, la malade accusait d'énormes douleurs dans l'œil affecté, à la suite de chaque dose de poudre **A** ; mais ces souffrances devinrent graduellement moins vives, pour disparaître définitivement.

Le quatorzième jour, le pannus paraissait plus mince, et le jour était distingué de l'obscurité. On s'adressa alors à la poudre **B** : 15 grains, trois fois le jour, et cette dose put suffire à achever la guérison. Le pannus mit environ deux mois à s'effacer, et l'œil malade pouvait voir et distinguer tout. Si l'on excepte les douleurs qui se firent sentir dans le globe oculaire, durant les premiers jours du traitement, on n'observa aucun trouble fonctionnel (1).

Exp. XVII.

Une domestique de 25 ans portait un tophus vénérien, vers l'articulation temporo-maxillaire du côté gauche : il suppura, et l'ulcération qui en résulta fut guérie par le traitement habituel. Ce qui persista, c'est un certain degré de tuméfaction, une grande douleur et les mouvements de la mâchoire à peu près impossibles.

On donna la poudre **A**, qui eut pour premier effet d'augmenter les douleurs, et de provoquer des besoins d'uriner presque continuels. Au bout de dix jours, la mâchoire devient plus mobile, mais non sans de grandes souffrances encore. Mais dans l'espace desix semaines, elle ont cessé, en même temps que la tuméfaction a disparu, que le maxillaire se meut plus libre-

(1) Nouveau cas de *pannus* total de l'œil gauche, dont la vision est complètement abolie. Date ancienne. Guérison en **2** mois. Observation très remarquable.

Effet pathog. : douleurs dans l'œil affecté.

ment, de sorte que les aliments solides peuvent être mâchés et
avalés sans difficultés (1).

Exp. XVIII.

Une jeune fille de 14 ans est affectée d'une amaurose double : elle ne voit rien qu'une lumière confuse, et les pupilles
sont dilatées, immobiles. On lui fait prendre, trois fois le jour,
15 grains de la poudre **A**, d'où résultent de vives douleurs
dans les yeux. Le quatorzième jour, les pupilles sont plus
mobiles, et les yeux peuvent distinguer quelque chose. Puis
deux mois suffisent pour que la vue soit entièrement rétablie,
les pupilles normales et très mobiles. Les trois premières semaines de ce traitement, il s'était produit deux ou trois garde-
robes liquides, sans affaiblissement consécutif, et il n'est rien
survenu de plus (2).

Exp. XIX.

Une autre jeune personne de 15 ans montre un *albugo*
aux deux yeux : elle voit cependant, mais ne peut distinguer ni les couleurs ni les objets. Les divers collyres, des to-
piques et résolutifs variés employés à l'intérieur sont restés

---

(1) *Arthrite temporo-maxillaire* unilatérale: guérison en 6 semaines.
Sympt. pathogén.: *Ténesme vésical.* — Accroissement de la douleur
articulaire.

(2) Cette observation, d'ailleurs très courte, conserve toute l'incertitude que donne, à lui seul, le mot *amaurose* qui englobe des lésions
diverses, curables ou incurables. Mais, en se tenant aux seuls symptômes
subjectifs, une telle guérison relève de la *loi de similitude.* Joignons
encore la *dilatation des pupilles*, observée sur l'homme sain par
Hahnemann et par Ruckert.
L'absence de diagnostic positif n'est pas, ainsi que nous nous en
sommes souvent expliqué, une raison suffisante pour rejeter une
observation qui, à tout prendre, peut malgré tout servir d'enseignement. Allen et Norton (loc. cit.) ont enregistré des succès dans l'*hypérémie de la rétine*, l'*hypérémie de la choroïde*, des cas de *vision
nuageuse*, avec *étincelles de feu*, l'*asthénopie accommodative*.

dépourvus de toute action. Je donnai enfin, à trois reprises dans la journée, 15 grains de la poudre **A.**, qui provoqua des douleurs oculaires intenses et une diarrhée légère. Quelques jours se passèrent, et la vision était déjà améliorée. Mais il fallut sept semaines pour que toute trace d'albugo disparût et que l'œil droit fût complètement guéri. Quant à l'œil gauche, il reste encore faible. Aussi continue-t-on toujours la poudre, dans l'espoir que la vue redevienne parfaite aussi de ce côté (1).

Exp. XX.

Il y avait quatorze ans que, chez une femme de 39 ans, l'œil droit était amaurotique, et depuis six mois, le gauche était pris de la même manière. Cette malheureuse ne pouvait rien voir, ni distinguer le jour de la nuit, ni marcher sans conducteur. Après avoir mis en usage beaucoup de remèdes sans profit, elle prit la poudre **A**, en désespoir de cause.

Le médicament provoqua au début, dans les yeux, des douleurs considérables, déchirantes, térébrantes et lancinantes, avec un larmoiement abondant.

Trois semaines après, paraissent avec abondance les règles qui étaient suspendues depuis plusieurs années. Au bout de six semaines environ, la malade commença à distinguer nettement la lumière, pendant que la mobilité reparaissait aux deux pupilles.

Voici actuellement cinq mois accomplis depuis le commencement du traitement par la pulsatille, et l'œil gauche voit les objets, distingue les couleurs, cette femme se promène toute seule dans les rues. Mais l'œil droit continue d'aller mal, bien que la pupille soit plus mobile, qu'il y ait des perceptions lu-

(1) *Albugo* aux deux yeux, vue non distincte: guérison complète de l'œil droit en 7 semaines, amélioration du gauche. Ces guérisons se multiplient, et il est impossible d'en nier l'importance.

Effets pathogén.: *douleurs oculaires intenses.* — *Diarrhée* légère.

mineuses : ni la couleur, ni la forme des objets ne peuvent être reconnues. Nous osons toutefois espérer qu'en persévérant dans l'usage de la pulsatille, cet œil deviendra bon à son tour, puisqu'on observe déjà une légère modification favorable. La malade est, pour le moment, aussi satisfaite que possible, attendu qu'elle voit suffisamment d'un œil pour se conduire seule.

Les règles reviennent toutes les trois semaines : par ailleurs, toutes les fonctions sont normales (1).

Exp. XXI.

Une femme de 33 ans éprouve, dès les premiers jours qui suivent son accouchement, de très vives douleurs dans le sein droit qui devient gonflé, dur et rouge. Des applications convenables font cesser la douleur, disparaître la rougeur et ramollir la glande ; mais voici que les deux oreilles sont prises d'une douleur extrêmement aiguë, laquelle cède le lendemain, lorsque le conduit auditif donne issue à un écoulement purulent, des deux côtés.

Cet écoulement dure cinq jours, puis s'arrête spontanément. Trois jours après, la malade accuse un sentiment de tension dans les yeux, avec une vision peu distincte. Finale-

(1) Voici encore un diagnostic indéterminé : *amaurose double*. Ce qu'il faut noter cependant, c'est que la malade ne distinguait plus le jour de la nuit. En 5 mois la vision de l'œil gauche se rétablit, mais n'est que peu modifiée à droite. Comme effet pathogénétique, les douleurs oculaires furent exceptionnellement intenses.

Guérison de l'*aménorrhée* (état qui ajoutait encore à l'indication). La diminution et la suppression des règles sont l'effet *physiologique* presque constant de la *pulsatille*. Le phénomène *thérapeutique* de leur retour est par conséquent conforme à la *loi de similitude*. Tout médecin expérimenté devra en convenir, s'il réfléchit qu'en pareil cas le flux sanguin n'a pas le caractère d'un accident provoqué, qu'il n'est pas accompagné de douleurs (quand même il en existait auparavant), qu'il revient avec régularité, que c'est en un mot une fonction qui se rétablit normalement. Il en est tout autrement si l'on provoque une métrorrhagie par l'action physiologique directe d'un médicament.

ment elle perd la vue, par suite du développement d'une amaurose double. Vésicatoires derrière les oreilles et à la nuque, purgatifs, dérivatifs de toutes sortes, résolutifs, incisifs, etc., tout est inutile ; et le mal dure depuis sept ans.

Depuis trois mois et demi, cette femme prend la poudre **A**, et déjà elle marche seule, commence à distinguer les objets, même très petits. Au commencement, elle a éprouvé, sous l'influence du médicament, de fortes douleurs dans les yeux. Le flux menstruel n'a pas cessé d'être excellent et régulier (1).

Exp. XXII.

Une servante de 20 ans avait été affectée, il y a six mois, d'une ophthalmie inflammatoire de l'œil gauche, laquelle se termina par suppuration. Le pus avait pénétré les lames extérieures de la cornée, et il en résulta une cicatrice épaisse, une opacité totale, si bien que la vue demeura, de ce côté, entièrement abolie.

Beaucoup de remèdes ayant été employés sans succès, on donna enfin la poudre **A**. Au bout de deux mois de traitement, la cornée redevint claire et transparente, la cicatrice disparut, et la vue fut recouvrée intégralement.

Chez cette malade aussi, les règles étaient retenues depuis une année presque tout entière ; mais l'usage de la pulsatille les fit revenir avec une abondance normale, et depuis lors leur cours régulier n'a pas cessé (2).

(1) Suites de couches : otite purulente remplacée par une *amaurose* double, perte complète de la vue. Retour d'une vision imparfaite en 3 mois.

Sympt. pathogén. : Fortes douleurs oculaires.

(2) *Opacité* complète de la *cornée* de l'œil gauche, à la suite d'une ophthalmie suppurée. Guérison complète en deux mois, avec retour de la transparence de la cornée. Il n'est pas noté de symptômes pathogénétiques.

Ce qui est très remarquable, c'est la coïncidence d'une *aménorrhée* que nous avons déjà relevée précédemment. ALLEN et NORTON, sont

Exp. XXIII.

A la suite d'un accouchement laborieux, une femme de 43 ans, fut atteinte d'une amaurose double, et voici déjà deux ans qu'elle ne voit plus absolument rien. On lui fait prendre la poudre **A**, qui produit au début de violentes douleurs dans les yeux, mais qui, en sept semaines seulement, fait tant de bien qu'elle peut déjà s'acquitter de ses travaux domestiques, et se guider seule dans les rues (1).

Exp. XXIV.

Une autre femme de 40 ans ne voit pas du tout de l'œil droit, parce que la lentille cristallinienne est grise et entièrement opaque. Depuis six semaines, on a recours à la poudre **A**. L'opacité s'éclaircit, et la malade voit et distingue quelques objets avec l'œil droit (2).

Exp. XXV.

Un jeune homme de 22 ans a la vue si affaiblie des deux côtés qu'il ne peut plus lire les caractères d'imprimerie, si gros qu'ils soient. On s'est adressé sans succès aux remèdes les plus résolutifs, et voici six semaines qu'on donne la poudre **A**. Déjà ce jeune garçon lit sans difficulté les caractères imprimés, et voit mieux les objets. (3)

donc parfaitement fondés à signaler ce symptôme comme une excellente indication de la *pulsatille* dans les affections des yeux (*loc. cit.*, p. 111). L'aménorrhée a été d'ailleurs parfaitement guérie ici.

(1) *Amaurose double*, perte totale de la vue : guérison certainement très incomplète en 7 semaines. Violentes douleurs oculaires pathogénétiques.

(2) Peu de choses à dire de cette cataracte mal décrite, et donnée comme améliorée en un court espace de temps.

(3) Ici, moins de diagnostic que jamais. Affaiblissement des deux yeux, lecture impossible. En six semaines, la lecture devient plus facile, et la vision plus distincte.

Exp. XXVI.

Un homme de 42 ans se fit accidentellement une blessure au milieu de la cornée de l'œil droit. Il s'en suivit une inflammation intense, qui fut améliorée par les saignées répétées, les dérivatifs et d'autres moyens antiphlogistiques ; mais il resta une horrible cicatrice et une opacité totale de la cornée. Divers médecins firent appliquer des collyres variés et d'autres remèdes, lesquels n'eurent d'autre effet que d'aggraver le mal. Il y a aujourd'hui trois mois que l'on fait usage de la poudre **A**, et c'est à peine s'il persiste une légère trace de la cicatrice : la cornée est transparente dans toute son étendue, et l'œil distingue les objets à merveille (1).

Exp. XXVII.

Il s'était déclaré chez un enfant de huit ans, dans la convalescence de la variole, une inflammation des deux yeux, après laquelle on s'aperçut d'une opacité totale de la cornée de l'œil droit. Il se forma peu à peu un pannus épais, tandis qu'on observait sur l'œil gauche plusieurs taches blanchâtres qui troublaient la vue. Après deux mois et demi de traitement par la poudre **A.**, les deux yeux ont été complètement guéris (2).

Exp. XXVIII.

Un jeune garçon de 22 ans était affecté, depuis sept mois, d'une induration, avec gonflement, du testicule droit, à la suite

---

(1) Nouvelle guérison très belle : *opacité totale* de la cornée droite, d'origine traumatique ; en trois mois, la cornée redevient transparente, et l'on voit à peine la cicatrice de la blessure ancienne.

(2) *Opacité* complète de la cornée droite, avec *pannus*, suite de variole. La guérison parfaite, en deux mois et demi, est bien faite encore pour nous frapper.

d'une gonorrhée supprimée par les astringents. Nous essayâmes la poudre **A**, et en deux mois le testicule fut ramené à
son état naturel (1).

Exp. XXIX.

Chez un homme de 31 ans au contraire, atteint de la même
affection, nous continuâmes longtemps un traitement semblable, sans aucune modification (2).

Exp. XXX.

Un jeune homme de 24 ans, fatigué d'une gonorrhée inter-
minable, se fait des injections d'une préparation saturnine,
après quoi l'écoulement virulent cesse tout à fait, ainsi que
l'ardeur en urinant. Il se félicitait fort d'avoir été guéri si tôt,
quand, au bout de douze jours, il ressent une douleur obtuse
au testicule droit et s'aperçoit, en touchant l'organe, qu'il est
très volumineux et très dur. Pendant plusieurs semaines, il
s'adresse sans succès aux purgatifs et aux mercuriaux.

C'est ensuite qu'il est venu me trouver et qu'après examen
attentif, j'ai employé la poudre **A** qui, en deux mois, lui a
procuré un grand soulagement ; la glande s'est ramollie en effet
et est beaucoup moins grosse. Aussi le malade se croit-il guéri
et s'abstient de tout traitement ultérieur. Il est arrivé cependant que, sans cause connue, le testicule s'est tuméfié considérablement et induré de nouveau, en même temps qu'il redevenait très douloureux. Le jeune homme revient donc vers
moi très inquiet, redemandant son médicament. Je lui prescris alors un purgatif de 40 grains de jalap et autant de crème

(1) *L'orchite* chronique, d'origine blennorrhagique, disparaît en deux
mois, ce qui n'a rien de merveilleux. Il est vrai qu'elle date de 7 mois.
Aussi on ne saurait rejeter l'influence de la *pulsatille.*

(2) Insuccès dans un nouveau cas d'orchite *chronique.* Nous avons
déjà dit que c'est dans l'orchite *aiguë* que le médicament est indiqué.

de tartre, et le lendemain 20 grains de poudre **B** le matin, le midi et le soir.

Par ce moyen continué scrupuleusement neuf semaines, le malade s'est parfaitement rétabli, le testicule ayant recouvré sa forme, sa consistance et son volume normal (1).

Exp. XXXI.

Un homme de 29 ans porte, à l'œil gauche, et depuis l'âge de 23 ans, un pannus épais qui couvre toute la surface de la cornée transparente : cette affection a succédé à une variole confluente.

Dans l'espace d'un petit nombre de jours, la poudre **B** a amené un changement manifeste : le pannus est devenu, par places, plus mince et transparent, et le malade a commencé à bien distinguer la lumière. En un mois, le pannus a disparu, et il ne subsiste plus, au côté gauche, qu'un léger nuage, lequel même s'éclaircit peu à peu. Dès le premier jour, j'avais donné quotidiennement un scrupule de la poudre **B**, dose qui n'eut pas besoin d'être augmentée (2).

Exp. XXXII.

Une femme de 50 ans est affectée, depuis plusieurs années, d'une amaurose à l'œil droit, et d'une cataracte à l'œil gauche. Voici maintenant trois mois qu'elle fait usage de la poudre **A** ; déjà l'iris droit est plus mobile, et la cataracte semble être moins opaque ; mais la malade ne perçoit encore aucune lumière.

____

(1) Ce troisième cas d'*orchite* tendrait cependant à démontrer une action thérapeutique de *pulsatille*, par cette rechute, lorsque le traitement fut interrompu. Il est possible toutefois qu'une reprise de la blennorrhagie ait entraîné une nouvelle poussée d'orchite aiguë. Dans tous les cas, la marche vers la guérison fut plus rapide après la rechute.

(2) Encore un pannus cornéen, suite de variole confluente, dont on ne pourra pas supposer la guérison spontanée.

Exp. XXXIII.

A la suite d'une maladie aiguë très grave, un homme de 40 ans perdit graduellement la vue des deux yeux : le droit fut pris d'amaurose et le gauche de glaucome. Des médications diverses, continuées pendant plusieurs années, demeurèrent sans résultat.

Depuis deux mois, il prend la poudre **A**, et le glaucome diminue, tandis que l'iris de l'œil amaurotique est plus mobile, que le malade distingue le soir une chandelle allumée (1).

Exp. XXXIV.

Un enfant de 6 ans ne voit presque rien de l'œil droit, parce que celui-ci est entièrement opaque et trouble, depuis la variole qu'il a eue deux ans auparavant. Voici deux mois et demi qu'il prend la poudre **A** : l'œil est clair et la vue bonne.

Exp. XXXV.

Dans le but de combattre une inflammation de l'œil droit, chez une petite fille de 9 ans, on appliqua des collyres d'eau de rose et de vitriol blanc ; mais l'inflammation oculaire en fut augmentée et rendue très douloureuse. Pour empêcher la suppuration, on fut contraint de recourir aux saignées et aux antiphlogistiques laxatifs. On se rendit maître ainsi de l'état inflammatoire, mais il persista une opacité de toute la cornée, et une telle sensibilité de l'organe qu'il ne pouvait supporter la plus faible lumière.

Je fis prendre, trois fois par jour, dix grains de la poudre **A**, et dès le lendemain l'œil, qui était auparavant sec et aride, se remplit de larmes. Au bout de huit jours, la petite malade

---

(1) En dehors de l'amaurose, voici un glaucome amélioré par la *puls.* Il est vrai que, vis-à-vis d'une simple diminution, on peut toujours invoquer l'illusion.

pouvait supporter assez bien la lumière. En un mois au total,
l'œil fut restitué à l'état normal, sans qu'il eût été nécessaire
d'augmenter la dose du médicament, tant la guérison fut rapide et parfaite (1).

Exp. XXXVI.

Un jeune homme de 13 ans est affecté, depuis six mois, d'un
gonflement rouge-livide à l'angle externe de l'œil, d'une opacité
totale de la cornée, qui est recouverte d'un albugo très épais.
Je lui conseillai de prendre, trois fois par jour, dix grains de
la poudre **A**, laquelle commença par exciter de grandes douleurs à l'œil, aussi bien que dans la partie tuméfiée. Mais en
huit jours, la tumeur s'abcédait, s'ouvrait spontanément et
donnait issue à une forte quantité de pus de bonne nature. Je
fis couvrir l'abcès d'un emplâtre de diachylon simple, et continuer la préparation de pulsatille, à la même dose. Un mois
fut suffisant pour faire disparaître entièrement le gonflement
et permettre à l'œil de recouvrer sa transparence naturelle.

Exp. XXXVII.

Un enfant de dix ans portait, à la jambe droite, un vaste
ulcère d'aspect sordide, et sur le cou et l'épaule droite, une
éruption exulcérée d'ancienne date. Il prit trois tasses par jour
d'une infusion légère de pulsatille, tandis qu'on lavait matin
et soir avec la même infusion et qu'on pansait avec de la charpie qui en était imbibée. Dans l'espace de deux mois, non
seulement l'ulcère fut parfaitement guéri, mais il en fut de

(1) On voit que ALLEN et NORTON ont parfaitement raison de recommander la *Pulsatille* dans *l'ophthalmie scrofuleuse*, mais qu'ils ne
vont pas assez loin en limitant son action aux variétés superficielles
et légères. Il s'agit, en effet, dans cette Obs. XXXV, d'une forme profonde et grave, avec reliquats plastiques considérables, photophobie
intense, vascularisation probable de la cornée. Amélioration en 8
jours, guérison complète en un mois ! Remarquons le *larmoiement*
au bout de 24 heures, avec 0,15 d'*extrait*.

même de l'affection chronique de la peau. Le traitement avait
provoqué un abondant flux d'urine (1).

Exp. XXXVIII.

La vue de l'œil droit était entièrement perdue, chez un
homme de 46 ans, par suite d'une cataracte très opaque. Depuis cinq semaines qu'il prend la poudre **B**, la cataracte sem -
ble moins épaisse, et le malade perçoit, dans sa chambre, la
clarté d'une chandelle allumée. Chaque prise du médicament
est toujours suivie de vives douleurs dans l'œil affecté.

Exp. XXXIX.

Une vieille femme de 65 ans a entièrement perdu la vue de
l'œil gauche, totalement désorganisé par une ophthalmie inflammatoire : il est déformé et augmenté de volume. On fit
prendre la poudre **A**, pendant deux mois, ce qui causa, au début, de violentes douleurs à l'œil. Au bout de quelques jours,
cette pauvre vieille rendait, en se mouchant, du pus par la
narine gauche ; puis la face interne des paupières suppura à
son tour ; les opacités épaisses, blanches ou diversement colo-
rées des membranes oculaires devinrent plus légères, pendant
que le volume du globe diminuait. Aussi la malade peut-elle
maintenant distinguer les objets (2).

Exp. XL.

Un homme de 62 ans a, depuis sept ans, une cataracte de
l'œil gauche, dont il ne voit plus du tout, tandis que le droit
s'est affaibli et peu à peu est devenu trouble, à tel point que

(1) *Ulcère* ; *Eczéma* chronique. La guérison est à retenir.
Effet pathogénétique : *diurèse.*

(2) Amélioration d une *hydrophthalmie* (?)
Remarquons ce phénomène vraisemblablement pathogénétique :
suppuration de la *pituitaire*, des voies *lacrymales* et de la *conjonctive*
palpébrale.

ce malheureux ne peut plus travailler, ni s'aventurer seul dans la rue.

Il prit, trois fois par jour, dix grains de la poudre **B**, et il lui fut bientôt possible de se guider lui-même, d'accomplir des travaux nécessitant une vision distincte (avec l'œil droit), et aussi de percevoir, de l'œil gauche, la lumière d'une chandelle. L'effet du médicament fut ici d'une promptitude extraordinaire, car c'est en huit jours que ces changements se produisirent (1).

J'ai encore maintenant sous les yeux de très nombreux malades qui prennent l'extrait de pulsatille, et déjà j'en observe, chez plusieurs d'entre eux, d'excellents effets.

Voici, par exemple, un homme de 35 ans, affecté d'une mélancolie tout à fait rebelle, et considérablement amaigri. Il a pris la poudre **B**, et en peu de temps il était rétabli, les idées délirantes avaient disparu, les forces et la santé étaient parfaitement restaurées (2).

J'étais ainsi porté à croire que le médicament serait peut-être profitable aux épileptiques et aux maniaques. Je priai donc MM. *Faucken* et *Rechberger*, d'instituer des expériences dans leur hôpital Saint-Marc, où sont réunis tant de suje's atteints de maladies de cette espèce. Mais ni dans l'épilepsie, ni dans la manie, ils ne purent remarquer aucun effet favorable de la pulsatille. On augmenta même la dose de la poudre **B** administrée à cette catégorie de malades, jusqu'à deux drachmes pour les épileptiques, et trois, pour quelques maniaques, sans qu'ils en fussent affectés, les uns ni les autres, d'aucune façon.

(1) La cataracte est difficile à modifier par les médicaments. Aussi voyons-nous, dans ce cas, la vue être presque exclusivement améliorée de l'œil droit qui n'a que des opacités en dehors du cristallin.

(2) Cette indication (excellente) de pulsatille dans la forme *lypémaniaque* de la *Folie* a été reprise par l'école homœopathique. (V. P. JOUSSET, *Mat. méd.*, t. II, 532.)

COROLLAIRES.

1. La *Pulsatille noirâtre* est un médicament innocent et efficace.

2. Les malades paraissent mieux supporter l'extrait de la plante que l'eau distillée : chez quelques-uns, celle-ci provoque, à dose forte, des nausées et des efforts de vomissement.

3. On rencontre néanmoins des malades qui supportent l'eau distillée sans inconvénients, et elle rend alors de grands services dans les douleurs articulaires nocturnes très violentes, les tophus vénériens, etc., et même dans quelques cas de paralysie.

4. L'extrait de pulsatille est un résolutif puissant, qui n'amène cependant aucun désordre fonctionnel.

5. Il provoque souvent une abondante émission d'urine.

6. Quand il détermine des coliques, suivies d'une légère diarrhée, il se montre presque toujours utile.

7. C'est dans quelques maladies chroniques des yeux, que le médicament compte le plus de succès, et il serait presque permis de l'y considérer comme spécifique.

8. Un signe favorable, c'est que les malades ressentent, comme effet du traitement, des douleurs aux yeux.

9. La pulsatille guérit quelquefois l'amaurose, et diminue la cataracte. Plus souvent, elle fait disparaître le pannus, le ptérygion et l'albugo, sans qu'il soit besoin d'applications externes.

10. L'infusion de la plante se donne aussi, tant à l'intérieur qu'à l'extérieur, pour les ulcères de mauvais aspect, la carie, les éruptions ulcérées.

11. Quelquefois enfin, le médicament rétablit et régularise, chez la femme, le flux menstruel anormalement supprimé (1).

(1) En laissant de côté les cas incertains, ou sur lesquels la lumière

APPENDICE

—

Deux années se sont écoulées depuis que j'ai publié mon Traité sur l'usage interne et externe de la CLÉMATITE DROITE.

ne peut être faite, nous pouvons dresser le tableau suivant des observations auxquelles la *Pulsatille* a donné lieu :

AFFECTIONS OCULAIRES : PANNUS DE LA CORNÉE : 4 cas, 4 guérisons.

—   —   OPACITÉS CORNÉENNES ; 8 cas, 7 guérisons, 1 amélioration.

—   —   AMBLYOPIE ET AMAUROSE ; 7 cas, 1 guérison, 6 améliorations.

AMÉNORRHÉE : 3 cas, 2 guérisons, pas de renseignements sur le troisième cas.

LEUCORRHÉE : 2 cas, 1 guérison, 1 insuccès.

BLENNORRHÉE : 1 cas guéri.

ORCHITE CHRONIQUE : 4 cas, 2 guérisons, 2 insuccès.

ARTHRITE DU GENOU : 2 cas, 1 guérison, 1 amélioration.

ARTHRITE TEMPORO-MAXILLAIRE ; 1 cas guéri.

TUMEUR DE LA PAROTIDE : 1 cas guéri.

PARAPLÉGIE DOULOUREUSE : 1 cas amélioré.

FOLIE LYPÉMANIAQUE : 1 guérison.

Ainsi STÖRCK n'a embrassé qu'une faible partie du vaste champ d'action de la *pulsatille*, dont l'étude de la matière médicale devait plus tard révéler l'étendue à HAHNEMANN. Mais ce qu'il a fait est très remarquable, et sera lu, je l'espère, avec plaisir par les rares médecins qui ne croient pas que la médecine date d'hier. Je ne reviendrai pas sur les sources où s'est inspiré le grand médecin de Vienne. Voici l'*aménorrhée*, par exemple: il a trouvé la tradition de notre médicament dans l'usage populaire, on n'en saurait douter. Mais que penser de nos modernes thérapeuthes qui n'ont pas su conserver cette tradition? De l'histoire de la thérapeutique, ils ne semblent parfois avoir retenu que la théorie de l'évacuation de la *matière peccante*, renouvelée par les microbes, à la grande joie des *Purgon* et des *Fleurant*.

Aujourd'hui que l'anémone des prés est devenue, grâce aux disciples de Hahnemann, le médicament classique principal de *l'orchite aiguë blennorrhagique*, nous considérons comme très curieux les essais que l'on a vus dans des orchites de date ancienne. Il n'a dépendu que des hasards de la clinique qu'il se présentât des cas aigus et récents.

Imbu de la vérité de la *loi des localisations médicamenteuses*, Störck ne s'effraie pas des *aggravations*, à l'instar de ses contemporains. V. en

27

et prouvé par de nombreuses expériences qu'elle est un remède souvent très efficace dans les douleurs de tête anciennes et rebelles, les douleurs ostéocopes nocturnes, la cachexie syphilitique, la gale, l'eczéma, les ulcères ichoreux, fongueux, cancéreux, la carie des os, etc...

De nouvelles expériences, faites depuis cette époque par moi et par d'autres médecins en grand nombre, confirment et attestent les mêmes succès. Ainsi plusieurs femmes, affectées de la plus sombre et excessive mélancolie, ont été intégralement rétablies par l'infusion de Flammule. Le chirurgien *Ferd.*

particulier l'Obs. IV (*blennorrhée*). Loin de l'arrêter, les douleurs oculaires, si vives qu'elles soient, que le médicament provoque, le soutiennent et l'encouragent à poursuivre la cure des maladies oculaires rebelles ; il en arrive à considérer ces douleurs comme d'un heureux augure (*Coroll.* 8).

Aussi quels merveilleux résultats dans le *pannus,* les *opacités cornéennes* anciennes! L'admiration n'est pas de trop ici pour la foi qui guide Störck, d'autant plus que l'on semble avoir perdu le secret de ces guérisons, faute de patience, d'étude et d'esprit scientifique. Cela est vrai : Bergius, Richter et d'autres ont eu des insuccès ; vite, le médicament est abandonné et oublié pendant un siècle ! *C'est à désespérer de la logique humaine.* Et tout est à recommencer sur ce point.

Il nous reste à rappeler les effets pathogénétiques de la drogue, qu'il a été donné à STÖRCK d'observer. On remarquera qu'il en cite beaucoup plus dans ses premières observations que dans les dernières, comme si dans celles-ci, il avait négligé de les rappeler, pour éviter des redites. Nous ne parlons pas des douleurs oculaires provoquées, que l'on retrouve dans presque tous les cas d'affections des yeux. Voici donc ces symptômes :

CÉPHALALGIE (VIII).

NAUSÉES (I et II).

COLIQUES ET DIARRHÉE (III, VIII, IX, XI. XIII, XIV, XVIII, XIX).

SALIVATION (VIII).

DIURÈSE (I, III, VIII, X, XIV, XV, XXXVII).

TÉNESME VÉSICAL (XVII).

URÉTHRITE PURULENTE (IV).

SUEURS (III).

PRURIT NOCTURNE (I).

ÉRUPTION PUSTULEUSE (I).

LARMOIEMENT (VIII, XX, XXXV).

RHINITE ET BLÉPHARITE PURULENTE (XXXIX).

Leber, professeur à l'Université, a guéri, avec ce seul médicament, un cancer exulcéré du sein, que n'avait pu améliorer
ni la ciguë, ni aucun autre remède. Cette guérison a eu pour
témoins ses élèves et plusieurs médecins.

Je crois inutile de parler encore de l'emploi et de l'utilité de
la CIGUE, lorsque je connais tant d'hommes de cœur et de médecins habiles qui lui rendent justice, et la donnent très souvent à leurs malades avec succès.

L'extrait d'ACONIT à fleurs bleues, ou *Napel*, se recommande de plus en plus par de nouvelles guérisons, et c'est en vérité un médicament excellent qui, à petites doses, rend de
grands services. C'est dans la syphilis qu'il se montre le plus
souvent utile, lorsqu'ont échoué les remèdes les plus vantés.
Souvent aussi il enlève les exostoses, et rétablit les mouvements
des articulations rigides. On a observé de nombreuses guérisons de goutte aux pieds, ou généralisée, ainsi que de rhumatismes chroniques. La fièvre, même intense, n'a pas été pour
moi un obstacle au traitement ; mais, dans ce cas, j'ai dû
ajouter une quantité convenable de sel de nitre. Et il est arrivé
parfois que par cette méthode, les douleurs rhumatismales les
plus violentes se sont dissipées en quelques heures, alors
qu'auparavant les plus fortes doses des autres médicaments
n'avaient pu les soulager en aucune façon. Presque toujours,
il se produisait une large sudation. On fait supporter aux malades, en fractionnant les doses, 2, 3, 4, 5 grammes et plus,
dans les vingt-quatre heures.

L'oxymel de COLCHIQUE D'AUTOMNE, préparé avec le bulbe
frais et chargé de suc, a pu guérir un certain nombre d'hydropisies graves et d'asthmes humides, en provoquant la diurèse,
ou une expectoration très abondante. Mais si la préparation est
faite avec des bulbes desséchés ou farineux, elle est dépourvue
de toute efficacité. Lorsque l'hydropisie procède d'une obstruction viscérale, on obtient souvent des effets merveilleux de l'association de l'extrait de ciguë et de l'oxymel de colchique.

Quant à l'extrait de JUSQUIAME, il arrête fréquemment les

spasmes et les convulsions, et rend parfois des services dans l'épilepsie, la manie, la fureur. Ainsi j'ai rencontré, les jours derniers, un ecclésiastique qui, grâce à ce médicament, se porte à merveille et remplit de hautes fonctions auxquelles est nécessaire l'intégrité des facultés mentales, quand, il y a deux ans, il était atteint de manie. Et il existe plusieurs autres cas analogues. Une femme de 38 ans, qui depuis trois années entières avait deux grandes attaques d'épilepsie chaque mois, a été guérie par la jusquiame seule, et il y a déjà plus d'un an qu'elle se porte très bien, qu'elle est gaie et délivrée de son mal.

Ce moyen soulage souvent mieux et plus vite la toux quinteuse des phthisiques que l'opium lui-même. A faible dose, l'extrait m'a donné les plus éclatants succès dans les convulsions des enfants, provoquées par une frayeur. Il n'est d'ailleurs jamais nuisible, si on l'administre avec prudence (1).

(1) Les observations de guérison par la *jusquiame*, données par Störck, dans ses deux Livres, sont si précises que j'ai négligé jusqu'ici de parler de ses contradicteurs, de ceux qui demandent aux médicaments plus qu'aucun d'eux ne peut donner, et les rejettent du moment qu'ils ne réussissent pas dans tous les cas, ce qui cependant est la règle pour les meilleurs. Or au premier rang des adversaires de Störck, nous trouvons ici Greding *Jean-Ernest*. (*De extr. hyosciami viribus, efficacia præsertim in melancholicis et epilepticis morbis*, in Ludwig, *Adversaria medico-practica*. T. I, pars I, p. 71, 1769).

Les essais de Greding ont été faits sur 40 malades : *mélancoliques, maniaques, épileptiques*. Pas de guérisons définitives, mais presque toujours une encourageante amélioration, caractérisée par un sommeil réparateur et profond, du calme d'esprit, de l'accroissement des forces et une gaieté beaucoup plus grande ; chez les femmes, régularisation et plus grande abondance des règles Voilà certainement des bienfaits, dit Greding ; mais ils ne sont pas comparables, ajoute-t-il, aux *sinistres effets* du remède qui *ne peut soulager qu'aux dépens, non seulement de la santé, mais de la vie.* Pour justifier cette proposition inattendue, il cite : 1° des *effets pathogénétiques* produits par la jusquiame : pesanteur de tête, céphalée, vertiges (n'ayant pas saisi la *loi d'électivité* si bien comprise de Störck, il ne comprend pas que le médicament puisse être utile dans les maladies de la tête) ; torpeur, exanthèmes variés, diurèse, diarrhée, nausées (rare), salivation, flux muqueux, douleurs rhumatoïdes, *toux sèche convulsive, quinteuse et très fréquente, quelquefois avec hémoptysie (ce qui empêcherait l'auteur d'o-*

J'ai par conséquent le droit de m'étonner que, dans son dernier ouvrage, un médecin d'une grande réputation ait avancé

ser recommander la jusquiame contre la toux quinteuse et l'hémoptysie), hoquet convulsif ; 2° des *accidents graves* : débilité générale, prostration excessive pouvant entraîner la mort.

De là il appert que *Greding* méconnaît les services que lui a cependant rendus la jusquiame ; 2° qu'il grossit les accidents produits (effets sinistres) dont aucune des observations, lues par nous dans son ouvrage, ne nous a offert la preuve ; 3° qu'il n'a pas entrevu la *loi de similitude,* même sous la forme de *loi des électivités médicamenteuses,* laquelle a si souvent servi de guide à *Storck.* Ce n'est pas ce dernier qui dirait qu'un médicament ne peut être employé contre la toux quinteuse, parce qu'il la produit chez un sujet qui ne l'avait pas auparavant. Quand ce grand, cet illustre médecin a recours à la jusquiame dans les affections cérébrales, il sait parfaitement qu'elle donne des maux de tête et des vertiges. Loin d'y voir une fin de non recevoir comme Greding, il comprend, au contraire, que c'est une indication précise. Rappelons-nous que c'est parce que le *stramoine* produit des symptômes de folie chez l'homme sain que Störck l'essayait chez les fous (V. plus haut, p. 4). Il ne pouvait donc être plus compris de ses contemporains que plus tard ne le fut HAHNEMANN, dont il a été le *précurseur* le plus clairvoyant, le plus pratique et le plus honnête. La contradiction qu'il ne faut jamais regretter, parce qu'elle est le meilleur stimulant des talents vigoureux, devait donc revêtir la forme de passions ardentes, et Greding ne trouvait rien de mieux, comme conclusion de son long mémoire, que de prendre le contre-pied du titre du 1er travail de Störck, c'est-à-dire que *la jusquiame ne peut être ni employée avec sécurité à l'intérieur, ni,* etc.

C'est ainsi qu'arrivé au terme de notre traduction (dont nous ne garantissons que la rigoureuse exactitude), nous pouvons être assuré que le lecteur (le lecteur bienveillant) emportera, avec nous, la conviction que non seulement Störck a honnêtement rapporté ce qu'il a vu, mais que, sans se dégager cependant des préjugés des médecins de son temps, il a vu beaucoup plus loin qu'eux, et soulevé un des coins du voile que devait déchirer HAHNEMANN. On ne pardonnait à Störck ni sa clairvoyance, ni sa persévérance dans la voie indépendante qu'il s'était tracée. A l'heure qu'il est, a-t-on pardonné à Hahnemann ? Pardonnera-t-on de si tôt à J.-P. Tessier ?

Mais qu'importe ? Est-ce l'opinion qui fait la vérité ? Il y a des tyrannies dans la science, comme ailleurs. Il ne dépend pas de nous de n'en être point victimes. L'important est de ne pas en être dupes, et de nous montrer supérieurs aux mesquines tracasseries. La vérité n'est pas toujours avec la foule, et la majorité des suffrages est, en toutes choses, un pitoyable argument.

que l'extrait de jusquiame était inutile ou nuisible : il s'appuie, non sur des observations personnelles, mais sur des relations qui lui ont été faites par d'autres. Pour moi, je suis persuadé que cet homme très distingué, pour lequel je professe une estime sincère, se ferait de la jusquiame une tout autre opinion, si avec sa prudence bien connue, il consentait à l'essayer sur ses malades.

TABLE DES TRAITÉS

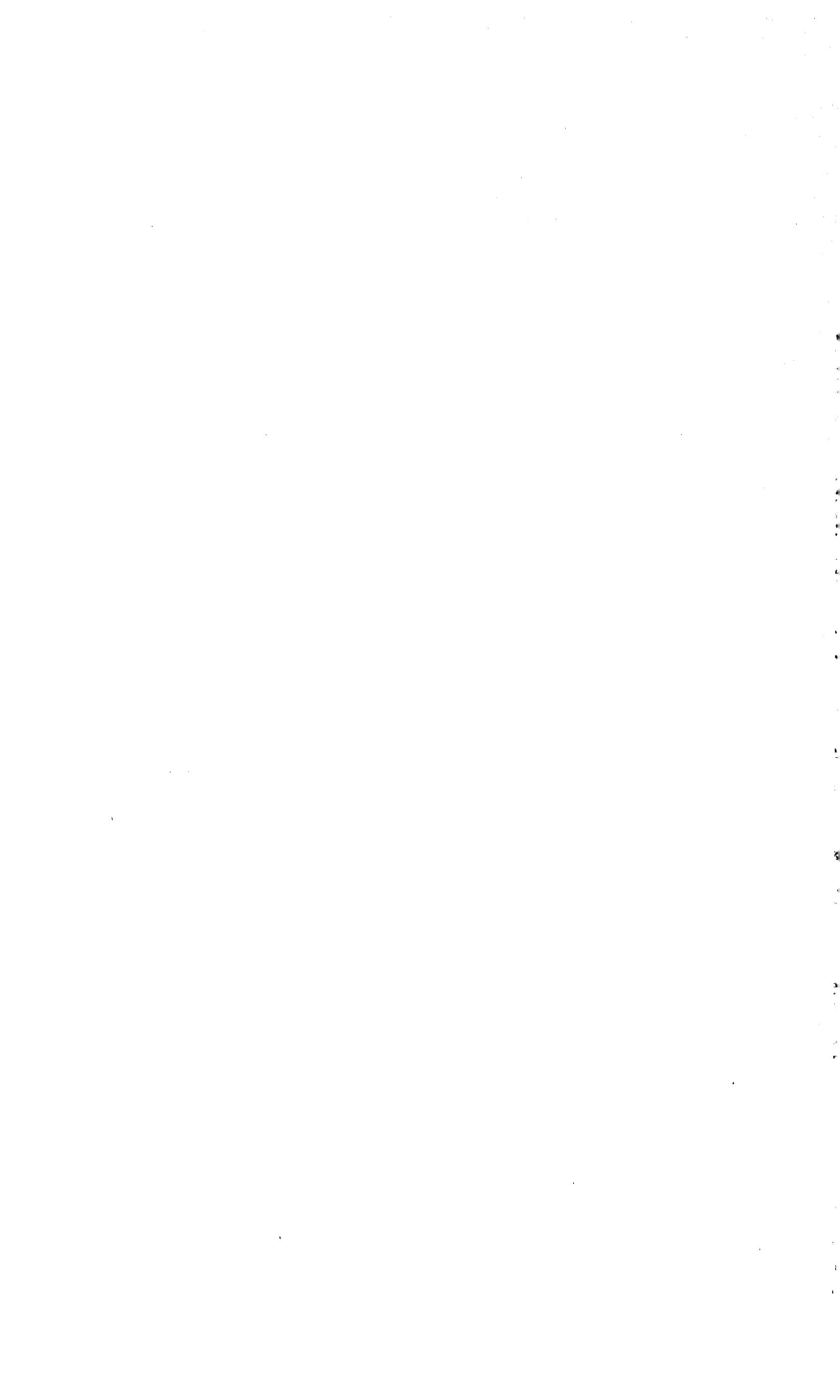

TABLE ALPHABÉTIQUE DES MATIÈRES